Aileen Burford-Mason

Was das Gehirn essen will

Mentale Power durch richtige Ernährung

Aus dem Amerikanischen von Maren Klostermann

Klett-Cotta

MIX
Papier aus verantwortungsvollen Quellen
FSC
www.fsc.org
FSC® C083411

Klett-Cotta
www.klett-cotta.de
Die Originalausgabe erschien unter dem Titel »The Healthy Brain. Optimize Brain Power at any Age« im Verlag HarperCollins Publishers Ltd, Toronto

Printed in Germany
Cover: Rothfos & Gabler, Hamburg
unter Verwendung von Fotos von © shutterstock
Gesetzt von C.H.Beck.Media.Solutions, Nördlingen
Gedruckt und gebunden von CPI – Clausen & Bosse, Leck
ISBN 978-3-608-96269-7

Zweite Auflage, 2018

Bibliografische Information der Deutschen Nationalbibliothek
Die deutsche Nationalbibliothek verzeichnet diese Publikation in der Deutschen Nationalbibliografie; detaillierte bibliografische Daten sind im Internet über http://dnb.d-nb.de abrufbar

Dem Andenken meiner Freundin und Mentorin
Dr. Ursula Martius Franklin (1921–2016)

Wir ertrinken in Information und dürsten nach Einsicht. Die Welt der Zukunft wird von Synthetisierern beherrscht werden, von Menschen, die in der Lage sind, sich die richtige Information zur richtigen Zeit und mit den richtigen Mitteln zu beschaffen, sie kritisch zu überdenken und dann einsichtige Entscheidungen zu treffen.

E. O. Wilson
Die Einheit des Wissens

Inhalt

Einleitung 11

Teil 1 Das Gehirn – eine Betriebsanleitung

1 Eine Zeitreise 21
2 Veranlagung oder Umwelt? 42
3 Der Zusammenhang zwischen Ernährung und Kognition 63
4 Vitamine, Mineralstoffe und Hirnfunktion 81

Teil 2 Wenn das Gehirn streikt

5 Alzheimer und Demenz: unsere größten Ängste 107
6 Wie das Gehirn auf Stress reagiert 131
7 Hirnverletzungen: Trauma und Schlaganfall 152

Teil 3 Zurück zum Anfang

8 Gehirn im Aufbau: Ernährung und Schwangerschaft 175
9 Supplemente und Schwangerschaft 192
10 Vorgeburtliche Planung: eine Checkliste 211

Teil 4 Wie das Gehirn ein Leben lang hält

11 Das lernende Gehirn: Ernährung und schulischer Erfolg 227
12 In der Arbeitswelt 242
13 Was tun, wenn das Gedächtnis versagt? 263

Teil 5 Strategieplanung
14 Kaufen mit Köpfchen: kostenbewusste Entscheidungen im Lebensmittelladen 285
15 Supplement-Protokolle........................ 304

Anhang Obst- und Gemüse-Tagebuch 331

Danksagung 335
Anmerkungen 336
Register 365

Einleitung

> Wenn das menschliche Gehirn so schlicht wäre,
> dass wir es verstehen könnten, wären wir so schlicht,
> dass wir es nicht könnten.
>
> *Emerson M. Pugh in G. E. Pugh,*
> *The Biological Origin of Human Values*

Man kann heute kaum noch eine Zeitung oder Zeitschrift aufschlagen, ohne auf einen Artikel über den angegriffenen Zustand unserer kollektiven psychischen Gesundheit zu stoßen. Autismus bei Kindern nimmt zu; immer mehr Jugendliche nehmen sich das Leben; Angststörungen und Depressionen sind zu Volkskrankheiten geworden. Die Angehörigen der Baby-Boom-Generation müssen die erschreckende Möglichkeit in Betracht ziehen, in nicht allzu ferner Zukunft dement zu werden. In Kanada wird einer von fünf Menschen im Laufe seines Lebens eine psychische Erkrankung entwickeln.

In anderen Berichten wird beklagt, dass unsere Nahrungsmittel immer schlechter werden und eine falsche Ernährung zu der enormen Belastung beiträgt, die unsere durch chronische Krankheiten strapazierten Gesundheitsbudgets bewältigen müssen. Doch nur selten wird in den Medienberichten eine Verbindung zwischen der sich verschlechternden mentalen Gesundheit und unserem Essen hergestellt. Als das stoffwechselaktivste Organ unseres Körpers hat das Gehirn einen zehnmal höheren Nährstoffbedarf als alle anderen Organe. Es ist daher das erste Organ, das schwächelt, sobald es zu einer Unterversorgung mit Nährstoffen kommt. Einige Störungen in der Hirnchemie sind vorübergehend und reversibel. Wenn wir zum Beispiel zu lange nichts gegessen haben und unser Blutzuckerspiegel fällt, lässt unsere Konzentration nach. In diesem Fall ist leicht Abhilfe zu schaffen: Wir müssen einfach nur etwas essen. Was das Gehirn jedoch nicht aushält, ist eine kontinuierliche Unterversorgung mit den Nährstoffen, die es braucht – mit den unabdingbaren Bestandteilen der Nahrung, die es am Laufen halten.

Laut Weltgesundheitsorganisation sind inzwischen weltweit 47,5 Millionen Menschen von Demenz betroffen, und durch die steigende Lebenserwartung werden die Zahlen weiter in die Höhe schießen.[1] In Kanada zeigen Statistiken der Alzheimer-Gesellschaft, dass mehr als eine halbe Million Menschen unter der Krankheit leiden und jedes Jahr 25 000 neue Fälle hinzukommen.[2] Wissenschaftler räumen jetzt allerdings ein, dass Demenz keine unausweichliche Begleiterscheinung des Alterungsprozesses ist. Sie ist eine Lifestyle-Erkrankung, und die Hauptrisikofaktoren sind schlechte Ernährung und mangelnde Bewegung. Medikamentöse Behandlungsansätze haben sich bislang als spektakuläre Fehlschläge erwiesen, was bedeutet, dass unsere beste Option darin besteht, präventiv Maßnahmen gegen den Ausbruch der Demenz zu ergreifen.

Derzeitige Anstrengungen zielen auf Personen, die an der Schwelle zur Krankheit stehen, also auf Menschen im mittleren Lebensalter, die gedrängt werden, das Rauchen aufzugeben, weniger Alkohol zu trinken, täglich Sport zu treiben und sich gesünder zu ernähren. Doch wenn wir wollen, dass unser Gehirn ein Leben lang funktioniert, müssen wir schon viel früher beginnen. Genaugenommen wird das Leistungsvermögen unseres Gehirns zu einem Gutteil bereits *in utero* festgelegt – in den neun Monaten vor unserer Geburt. Wie andere Alterserkrankungen auch ist Demenz möglicherweise eine Spätfolge der Unterernährung in früheren Lebensstadien, wobei die Schwangerschaft eine Phase erhöhter Anfälligkeit darstellt.

Auch wenn wir die Ernährung, die wir vor der Geburt erhalten, nicht beeinflussen können, lässt sich die Leistungsfähigkeit jedes Gehirns durch die richtige Ernährungsweise und angemessene Nahrungsergänzung steigern. Ungeachtet unserer frühen Ernährungsgeschichte gibt es viele Möglichkeiten, die Hirnleistung in späteren Lebensstadien zu fördern. Wir können den genetischen Einfluss unseres ernährungsbezogenen Erbes durchaus überwinden. Umgekehrt wird auch das intelligenteste Gehirn leiden, wenn es langfristig zu wenig von den Nährstoffen erhält, die es für seine Funktion braucht. Ganz gleich, mit wie viel Grips wir auf die Welt kommen, wird das Gehirn nicht ein Leben lang durchhalten, wenn wir es nicht anständig füttern.

Berücksichtigt man zudem die Hinweise darauf, dass Stress und intensive geistige oder körperliche Anstrengung den Bedarf an bestimmten Nährstoffen drastisch erhöhen, laufen wir alle Gefahr, von Zeit zu Zeit unter Nährstoffdefiziten zu leiden. Viele Menschen zwingen ihr Gehirn zu harter Arbeit und versagen ihm gleichzeitig die Versorgung, die es benötigt, um effizient zu funktionieren. Man denke an den Studenten, die ehrgeizige Führungskraft, den Sportler oder den »Wochenendkrieger«. Sie alle bleiben vielleicht unter ihren Möglichkeiten, weil ihnen Eiweiß, Vitamin C oder Magnesium fehlen. Wie Sie in diesem Buch sehen werden, können sowohl ein hart arbeitender Körper als auch ein aktives Gehirn von der Einnahme von Nahrungsergänzungsmitteln profitieren.

Eine Autobahnbrücke, die nicht regelmäßig kontrolliert und gewartet wird, wird wahrscheinlich irgendwann in sich zusammenbrechen, und gefährliche Betonbrocken werden auf die darunter hindurchfahrenden Autos stürzen. Auch beim Gehirn können wir nicht davon ausgehen, dass es ohne anständige Wartung und kontinuierliche Aufmerksamkeit, die sich auf seinen Nährstoffbedarf richtet, ordentlich funktioniert. Der kumulative Effekt einer jahrelangen falschen Ernährung führt schließlich zum Kollaps des Gehirns.[3]

Die Medizin steht im 21. Jahrhundert vor einem Dilemma. Obwohl eine schlechte Ernährung zum Anstieg von Fettleibigkeit, Diabetes und Herzerkrankungen führt, wird in der medizinischen Ausbildung wenig Gewicht auf dieses Thema gelegt. Im Durchschnitt erhalten Studenten während des Medizinstudiums kümmerliche 19,6 Stunden Unterricht in Ernährung.[4] Folglich entsprechen die Ernährungskenntnisse vieler Ärzte bei Abschluss des Studiums denen eines Highschool-Schülers. Zwischenzeitlich explodiert der gesamte Bereich der Ernährungsforschung. Die Forschungsliteratur ist inzwischen so umfangreich und komplex, dass es einen regelrechten Kraftakt bedeutet, die Wissenslücke zwischen jenen, die sich über Entwicklungen auf dem Laufenden halten, und jenen, die es nicht tun, zu schließen.

Doch obwohl Ärzte die Bedeutung der Ernährung für die Gesundheit ignorieren, haben die Patienten ihre Hausaufgaben gemacht und sich selbst via Internet aufgeklärt. Viele sind über neueste Forschungsergebnisse besser informiert als ihre Ärzte. Häufig finden sie eigenständig heraus, dass sich unerklärte Symptome, die sie an sich bemerken, durch eine Ernährungsumstellung und Nahrungsergänzungsmittel beheben lassen. Kein Wunder, dass diese Patienten frustriert sind, wenn die Rolle der Ernährung bei ihrer Behandlung ignoriert wird – wenn ihr Arzt die Forschungsdaten, die bedeutsam für ihre Therapie sind, entweder gar nicht kennt oder als irrelevant abtut.

Die berufliche Ausbildung von Ernährungsberatern ist ein weiteres Problem, da sie derzeit auf der Vorstellung gründet, dass eine ergänzende Aufnahme von Vitaminen in Form von Supplementen nicht notwendig sei. Wenn wir gut essen, so heißt es, sind wir gesund: Wer die offiziellen Richtlinien für eine gesunde Ernährung befolgt, erhält alle wichtigen Nährstoffe, die er braucht. Staatliche Statistiken in Kanada und den USA zeigen jedoch, dass eine Unterversorgung mit zentralen Nährstoffen in der Bevölkerung weit verbreitet ist, sogar bei Menschen, die sich gesund zu ernähren glauben.[5] In Kanada kam ein Senatsausschuss zu dem Ergebnis, dass die offiziellen Ernährungsrichtlinien des kanadischen *Food Guide* einer umfassenden Überarbeitung bedürfen und keine solide Anleitung für eine gesunde Ernährung bieten: »Kanadas Food Guide ist bestenfalls ineffektiv und schlimmstenfalls förderlich für den Anstieg der Fettleibigkeit und der ernährungsbezogenen chronischen Krankheiten in Kanada.«[6]

Seit den Anfängen der Vitaminforschung ist klar, dass sich der Bedarf an einzelnen Nährstoffen von Mensch zu Mensch – häufig extrem – unterscheidet. In dem 1959 erschienenen *Heinz Handbook of Nutrition* heißt es zum Beispiel: »In Anbetracht des heutigen genetischen und physiologischen Erkenntnisstands ist das typische Individuum wohl eher eine Person, die im Hinblick auf viele essenzielle Nährstoffe einen durchschnittlichen Bedarf hat, aber in Bezug auf einige wenige essenzielle Nährstoffe auch einen Bedarf zeigt, der alles andere als durchschnittlich ist. «[7]

Ist es eine überholte Vorstellung, dass jeder von uns seinen ganz eigenen, einzigartigen Vitaminbedarf hat? Ist es in Ordnung, zu glauben, dass die derzeit offiziell sanktionierten und empfohlenen Tagesdosierungen für Vitamine (RDA, Recommended Daily Allowance) allen Bedürfnissen gerecht werden? Nein. Im Gegenteil. Neu entstehende Wissenschaften zeigen, dass wir, wenn überhaupt, unterschätzt haben, wie individuell wir sind, was die Nährstoffbedürfnisse betrifft. Eine ganze Reihe neuer Disziplinen wie Nutrigenomik, Metabolomik und viele andere »-omiken« bestätigt, was wir seit Jahrzehnten wissen: Es gibt keine allgemeingültige Regel (oder Mengenangabe) für alle.

Um diese neuen Disziplinen zu verstehen, muss man sich gut in den komplexen Zusammenhängen von Biochemie, Genetik und Ernährung auskennen. In einem Bericht wurde kürzlich konstatiert: »Selbst gut ausgebildeten Spezialisten fällt es häufig schwer zu erkennen, wie relevant diese Disziplinen für praktische Präventionsmaßnahmen sind, durch die man die Gesundheit optimieren, Krankheitsausbrüche verzögern und den Schweregrad von Krankheiten verringern kann.«[8] Wie sollen dann erst Laien, die keine ernährungswissenschaftlichen Fachkenntnisse besitzen und nichts von der rasant voranschreitenden Forschung wissen, die Relevanz verstehen?

Ernährungsrichtlinien in allen Industrieländern haben es vermieden, sich mit dieser unbequemen Wahrheit auseinanderzusetzen. Stattdessen wird eine einzige Aufnahmemenge für jeden Nährstoff empfohlen und als allgemeingültiger Wert festgesetzt – mit geringfügigen Abwandlungen für Männer und Frauen und für unterschiedliche Altersgruppen. Doch die derzeitigen Empfehlungen gehen nicht nur weit an den Nährstoffbedürfnissen der meisten Menschen vorbei, sondern sind tatsächlich für alle suboptimal.

Auch wenn dieses Buch weder ein Lehrbuch über das Gehirn noch ein Ernährungsratgeber ist, möchte es dennoch zeigen, wie Gehirn und Ernährung zusammenwirken. Letztendlich sind alle Teile des Gehirns aufs Engste miteinander verknüpft und arbeiten harmonisch zusammen, um Stimmungen, Fokus und Aufmerksamkeit zu steuern. Alle sind an der Gedächtnisbildung sowie der Speicherung und dem Abruf von Erinnerungen beteiligt. In ähnlicher Weise müssen auch alle essenziellen Nährstoffe jederzeit in optimalen Mengen und in einem ausgewogenen Verhältnis im Körper vorhanden sein. Es gibt keine einzelne Nährstoff-Wunderpille.

Das klingt jetzt vielleicht kompliziert, aber das vorliegende Buch erklärt Schritt für Schritt, wie Sie Ihre Ernährung umstellen und angemessene Nahrungsergänzungsmittel auswählen können. Der sofortige Lohn für die Anwendung dieser Strategien ist ein merklicher Anstieg der Gehirnvitalität – eine Verbesserung der Stimmung, Konzentration, Kreativität und beruflichen Arbeitsleistung sowie der Fähigkeit, das Leben zu genießen, gut zu schlafen und Stress erfolgreich zu bewältigen. Und auf lange Sicht haben sich die Ernährungsumstellungen, die ich beschreibe, als besonders vielversprechend erwiesen, um vor der Alzheimer-Krankheit und anderen Formen der Demenz zu schützen.

Noch eine letzte Bemerkung: Leser, die mit aktuellen Trends in der Hirnforschung vertraut sind, wissen vermutlich um das rege Interesse am »Mikrobiom« – den vielen Billionen Mikroben, die in und auf unserem Körper leben. In den ersten Lebenstagen werden wir durch eine riesige Sammlung von Mikroorganismen besiedelt – von Bakterien, Viren und Pilzen. Obwohl das individuelle Darm-Mikrobiom bei jedem Menschen relativ stabil ist, treten Veränderungen auf, wenn wir anhaltendem Stress oder Medikamenten wie Antibiotika oder den Stoffen einer Chemotherapie ausgesetzt sind. Auch in Reaktion auf eine schlechte Ernährung, Magen-Darm-Erkrankungen und Reiseaktivitäten kann es schnell zu Verschiebungen beim Mikrobiom kommen.[9]

Veränderungen in der Zusammensetzung und Vielfalt dieser Mikroben beeinflussen nachweislich unsere Anfälligkeit für Herzerkrankungen, Autoimmunerkrankungen, Gewichtszunahme, das metabolische Syndrom und Typ-2-Diabetes. Da das Mikrobiom im Darm mit dem zentralen Nervensystem interagiert, wirkt es sich auch auf unsere Hirnfunktion aus. Wir wissen, dass ein gesundes Mikrobiom eine wesentliche Rolle für die normale Hirnentwicklung in der frühen Kindheit spielt. Die Hirnfitness des Erwachsenen wird ebenfalls beeinflusst: Die Forschung fängt an, Zusammenhänge zwischen dieser größtenteils verborgenen Welt der Mikroben und dem Angst- und Depressionsniveau und sogar Störungen wie Autismus, bipolarer Störung und Schizophrenie herzustellen.

Zur Zeit ist noch nicht ganz klar, wie wir diese komplexen mikrobiellen Gemeinschaften beeinflussen können. Es bedarf noch vieler weiterer Forschungsanstrengungen, bevor wir genau wissen, wie man sie für eine Verbesserung der mentalen und physischen Gesundheit nutzbar machen kann. Aus diesem Grund halte ich es für verfrüht, das Thema Mikrobiom in diesem Buch ausführlich zu erörtern. Doch wir sollten dranbleiben! Dieser komplexe Bereich schreitet in rasantem Tempo voran.

Teil 1

Das Gehirn – eine Betriebsanleitung

1. Kapitel

Eine Zeitreise

Ich, George Bush, Präsident der Vereinigten Staaten von Amerika, erkläre hiermit die Dekade, beginnend am 1. Januar 1990 zum Jahrzehnt des Gehirns. Ich rufe alle öffentlich Bediensteten und das Volk der Vereinigten Staaten dazu auf, es durch entsprechende Programme, Zeremonien und Aktivitäten zu begehen.

Es ist der 17. Juli 1990. Im Weißen Haus hat George H. W. Bush gerade die Präsidentielle Proklamation Nr. 6158 unterzeichnet, die das Jahrzehnt, das am 1. Januar 1990 begonnen hat, zum Jahrzehnt des Gehirns ausruft. In den vorangehenden 15 Jahren hat die bildgebende Technik zur Darstellung des Gehirns bahnbrechende Fortschritte gemacht. Es ist jetzt möglich, in ein lebendes Gehirn hineinzuschauen und Bilder davon zu machen, wie es arbeitet. In Anbetracht dieser innovativen Technik ist die Zeit reif für eine große politische Geste – eine Initiative, die einen nie dagewesenen Strom von staatlichen und privaten Geldern in die Hirnforschung fließen lassen wird.

Die neue Initiative findet großen Anklang. Ärzte erhoffen sich von den substantiellen Finanzspritzen für die Hirnforschung, dass man besser versteht, was bei einer Vielzahl von psychischen Störungen falsch läuft – von Depression und Autismus bis zu Schizophrenie, Epilepsie, Drogensucht und Demenz –, und dass man neue und verbesserte Behandlungs- und Präventionsmethoden entwickeln wird. Und da psychische Krankheiten einen substantiellen und wachsenden Teil der Gesundheitskosten verursachen, gehören auch staatliche

Stellen und Gesundheitsökonomen zu den eindeutigen Befürwortern dieses Programms.

Für den Rest von uns markiert dieses Jahrzehnt den Beginn einer anhaltenden Begeisterung für die Hirnforschung. Verglichen mit der gesamten früheren Geschichte verdoppelt sich im Jahrzehnt des Gehirns das Wissen um das Gehirn und seine inneren Mechanismen. Die Medien berichten begeistert und häufig sensationsheischend von neuen Forschungsergebnissen. Wissenschaftler reagieren auf das gestiegene Medieninteresse, indem sie populärwissenschaftliche Bücher verfassen, in denen sie ihre hochtechnologische Arbeit erklären – Bücher, die wiederum ein besser informiertes Laienpublikum schaffen, das begierig auf weitere Erkenntnisse wartet.

Unsere Neugier ist geweckt. Wie steuert das Gehirn unsere Handlungen, Gedanken und Gefühle? Können diese neuen wissenschaftlichen Erkenntnisse uns klüger machen oder den Verlauf einer lebenslangen Depression oder Angststörung verändern? Werden wir endlich ansatzweise verstehen, was im Kopf eines geliebten Freundes oder Familienangehörigen vor sich ging, der sich das Leben nahm? Kann die wachsende Sammlung der Informationen über das Gehirn und seine Mechanismen vielleicht dazu beitragen, dass wir endlich verstehen, was den Menschen ausmacht?

Die Kommandozentrale

Das Bestreben, das menschliche Gehirn zu verstehen und zu begreifen, wie es unsere physische und psychische Funktionsweise steuert, ist so alt wie die dokumentierte menschliche Geschichte. Die alten Griechen verstanden wenig von grundlegender Hirnphysiologie und -anatomie, und die Argumente ihrer Zeit waren hauptsächlich philosophischer Art: Welcher Teil des Gehirns beherbergt den »gesunden Menschenverstand«? Welche Bereiche steuern Erinnerung, Vernunft und Vorstellungskraft? Welche Beziehung besteht zwischen Kopf und Herz, Geist und Seele? Wo sitzt die Seele?

Hippokrates (460-um 370 v. Chr.) glaubte, das Gehirn sei der Sitz der Intelligenz und zuständig für all unsere Sinne. »Die Menschen sollten wissen, dass aus nichts anderem als dem Gehirn Freuden, Wonnen, Gelächter, Spott sowie Kummer, Leid, Verzweiflung und Wehklagen hervorkommen«, erklärte er. Doch nicht allzu lange danach setzten sich die Ansichten eines anderen prominenten und einflussreichen Griechen durch: Nach Auffassung von Aristoteles (384–322 v. Chr.) und seiner Anhänger bestimmt nicht das Gehirn, sondern das Herz über unser innerstes Wesen: Unsere Intelligenz entspringe einzig dem Herzen, das Gehirn sei lediglich ein Kühlsystem, nützlich nur als eine Art Sicherheitsventil für die aufwallende Hitze, die von unserem heißen Herzen produziert werde.

Überflüssig für die Reise

Die alten Ägypter legten ebenfalls wenig Wert auf das Gehirn. Wie viele frühe Zivilisationen konservierten die Ägypter die Körper von Verstorbenen durch Mumifizierung. Sie glaubten, dass der Körper im Leben nach dem Tod wieder auferstehen würde, deshalb musste er so perfekt wie möglich erhalten bleiben.

Der Mumifizierungsprozess war aufwändig und langwierig. Zuerst wurden die inneren Organe entnommen, weil sie schnell verwesten, und gesondert einbalsamiert. Das einzige Organ, das völlig unberührt im Körper belassen wurde, war das Herz. Da es als Sitz des Geistes und der Empfindungen galt, wurde ihm eine entscheidende Bedeutung für das Leben nach dem Tod zugeschrieben. Dann wurde der Körper, zusammen mit dem unangetasteten Herzen, entwässert und einbalsamiert. Die anderen inneren Organe wurden später an ihren ursprünglichen Platz zurückgesetzt und der Körper mit zahlreichen Schichten von Leinenbahnen umwickelt. Zwischen die Schichten steckte man Amulette, um den Körper auf seiner Reise ins Jenseits zu schützen.

Das einzige Organ, das im Laufe dieses Prozesses, entsorgt wurde, war das Gehirn. Die alten Ägypter waren überzeugt, dass sie im Leben nach dem Tod ausgezeichnet ohne Gehirn auskommen würden.

Abkehr vom Aberglauben

Die Blütezeit des Islam (vom 7. bis zum 13. Jahrhundert) brachte viele neue Ideen in Technik und Medizin hervor, und an die Stelle fantasievoller Spekulationen trat allmählich ein eher systematischer und wissenschaftlicher Ansatz zur Entschlüsselung des Gehirns und seiner Geheimnisse. Der bedeutende arabische Arzt und Wissenschaftstheoretiker Alhazen (965–1040), der vor allem dafür bekannt ist, dass er beschrieben hat, wie das Auge Bilder ans Gehirn übermittelt, vertrat als Erster die Auffassung, dass alle Theorien über die Funktionsweise des Gehirns verworfen werden sollten, wenn sie nicht durch Beobachtungen und Experimente belegt werden könnten. »Der Wahrheitssuchende ist nicht jeder, der die Schriften der Alten studiert und, seiner natürlichen Neigung folgend, sein Vertrauen in sie setzt, sondern der, welcher seinem Vertrauen in sie misstraut und fragt, was er aus ihnen gewinnt, der, welcher sich Argumenten und Nachweisen unterwirft, nicht aber den Aussagen von Menschen, deren Natur mit allen möglichen Unvollkommenheiten und Mängeln behaftet ist«, schrieb er.

Das war der Anfang dessen, was wir heute als wissenschaftliche Methode bezeichnen.

Während der Renaissance waren viele Wissenschaftler gleichzeitig begnadete Künstler. Als akribische Leichensektionen allmählich immer mehr Details der menschlichen Anatomie enthüllten, musste jede neue Entdeckung dokumentiert und illustriert werden. So florierten Kunst und Wissenschaft Seite an Seite. Das berühmteste Beispiel für die Verbindung von Kunst und Wissenschaft ist der Maler und Erfinder Leonardo da Vinci (1452–1519). Da Vinci war Autodidakt, betrieb zunächst intensive Studien der Physiologie und Anatomie, um den Aufbau des menschlichen Körpers in seinen Gemälden möglichst naturgetreu darstellen zu können. Doch er interessierte sich auch für den Aufbau des Gehirns und fertigte detaillierte und wunderschöne Zeichnungen davon an.

Zu dieser Zeit erhielten die verschiedenen Teile des Gehirns bestimmte Bezeichnungen, die wir bis heute benutzen. Das Cerebrum (lateinisch für »Gehirn«), das vorn im Schädel sitzt, nimmt etwa zwei Drittel der Gesamtmasse des Gehirns ein. Es besteht aus der rechten und der linken Hemisphäre und steuert höhere Hirnfunktionen wie Denken und Handeln. Das Cerebellum (lateinisch für »Kleinhirn«) sitzt hinten im Schädel und steuert Bewegung und Gleichgewicht. Die Medulla oblongata liegt vor dem Cerebellum und reguliert die unwillkürlichen Vorgänge im Körper, wie Blutdruck, Herzschlag, Verdauung und Atmung.

Wenn Falten etwas Gutes sind

Zu den frühesten und bekanntesten Lehrbüchern der Anatomie gehört das 1543 erschienene *De humani corporis fabrica* (Über den Bau des menschlichen Körpers) von Andreas Vesalius. In diesem Werk wurde erstmals klar zwischen zwei verschiedenen Arten von Hirngewebe unterschieden, die eine unterschiedliche Färbung aufwiesen, nämlich zwischen der grauen Substanz oder der äußeren Schicht des cerebralen Cortex und der inneren weißen Substanz.

Dieser Text umfasst auch die ersten korrekten Zeichnungen von der Oberfläche des Gehirns – von den vielen in Furchen (Sulci) und Windungen (Gyri) verlaufenden Falten auf der Außenseite. Die frühen Anatomen hatten diese Hirnwindungen für etwas Willkürliches gehalten, vergleichbar mit den wurmartigen Schlingen des Darms, die aus dem Bauch quollen, wenn sie ihn aufschnitten. Vesalius selbst hielt diese Erhebungen und Täler für nichts Besonderes: »Am Gehirn des Menschen ist nichts Ungewöhnliches, und diese Windungen, die in seiner Substanz auftauchen, finden sich auch im Gehirn von Esel, Pferd, Ochse und anderen Tieren, die ich untersucht habe.«

Ende des 16. Jahrhunderts jedoch war klar, dass sich Vesalius in dieser Hinsicht geirrt hatte. Die Oberflächenwindungen sind weder etwas Zufälliges noch lose Schlingen, sondern fest verbunden mit den tieferen Teilen des Gehirns. Und sie sind bei den höheren Säugetieren tatsächlich umfangreicher als bei anderen Tieren. Vergleicht man die Gehirne verschiedener Spezies, wird das Faltenwerk mit zunehmender Größe des Cerebellums immer komplexer. Alte Stiche aus jener Zeit zeigen eine klare evolutionäre Weiterentwicklung: Das Bibergehirn ist glatt, das Fuchsgehirn hat fünf Windungen, das Gehirn des Pferdes hat mehr Vertiefungen als das des Schafes und das Elefantengehirn mehr als das des Pferdes. Doch kein Gehirn im Tierreich weist komplexere Windungen auf als das menschliche.

Dellen, Knubbel und Persönlichkeit

Zu Beginn des 19. Jahrhunderts war der Name des deutschen Anatoms Franz Joseph Gall (1758–1828) in aller Munde. Ausgebildet in Anatomie und Sektion entdeckte er als Erster die Hirnnerven – zwölf Nervenpaare, die direkt aus dem Gehirn entspringen. Einige dieser Nerven, so zeigte er, steuern Sinnesorgane, andere kontrollieren Muskeln, und wieder andere sind mit Drüsen oder inneren Organen wie Herz oder Lunge verbunden. Diese Entdeckung war ein wichtiger und dauerhafter Beitrag, den Gall zu der entstehenden Wissenschaft der Neurologie leistete.

Doch Galls Erforschung der Hirnnerven war nicht das, was die größte Aufmerksamkeit erregte – was ihn vielmehr berühmt und in der breiten Öffentlichkeit ungeheuer populär machte, war seine Lehre der Phrenologie. Nach Galls Theorie war das Gehirn kein einzelnes Organ, sondern setzte sich aus vielen verschiedenen Organen zusammen, die alle ihren bestimmten Platz in den Windungen des Gehirns hatten und jeweils für unterschiedliche Empfindungen und mentale Funktionen zuständig waren. Weil die Form des Schädels den Windungen des Gehirns folgte, so Galls Überzeugung, konnte man die Größe und Form des Schädels – seine Dellen, Knubbel und Vertiefungen – nutzen, um bestimmte Charaktereigenschaften und geistige Stärken und Schwächen zu ermitteln.

Gall untersuchte die Köpfe von Personengruppen, die seiner Ansicht nach für gesellschaftliche Verhaltensextreme standen – Kriminelle und Geistliche zum Beispiel – und kartographierte die Regionen, die seines Erachtens bestimmte Eigenschaften wie Hinterlist und Kriminalität, Ehrlichkeit und Pflichtbewusstsein und sogar künstlerische Begabungen wie Musikalität steuerten. Das gegenseitige Abtasten und Deuten von Schädeldellen und -knubbeln wurde zu einer beliebten Freizeitbeschäftigung – zum sonntäglichen Gesellschaftsspiel. Sogar Queen Victoria soll einen Phrenologen eingeladen haben, der die Köpfe ihrer zahlreichen Kinder in Augenschein nehmen und so Erkenntnisse über ihre Talente und Charaktermerkmale gewinnen sollte.

Mitte des 19. Jahrhunderts war die Phrenologie zu einem Big Business geworden, insbesondere in den USA, wo Phrenologie-Institute in den meisten größeren Städten gegründet wurden. Phrenologen behaupteten, sie könnten Krankheiten diagnostizieren und das künftige Krankheitsrisiko berechnen. Paare nutzten die »Schädellehre«, um vor der Ehe ihre Verträglichkeit testen zu lassen, und Unternehmen, um Stellenbewerber zu überprüfen. Es wurde sogar vorgeschlagen, dass Politiker durch Phrenologen begutachtet werden sollten, bevor sie sich um ein öffentliches Amt bewarben. Aus jener Zeit stammen einige heute noch gebräuchliche Ausdrücke wie »Denkerstirn«, oder »Du solltest mal deinen Kopf untersuchen lassen«.

Der Niedergang der Phrenologie und die Geburtsstunde der Psychologie

Das einzige Problem war, dass Gall trotz seiner ganzen Sezierfähigkeiten kein guter Wissenschaftler war. Bei seiner ursprünglichen Arbeit war er höchst selektiv vorgegangen, hatte nur von denjenigen Personen berichtet, die seine Theorien bestätigten, und war über alle Gegenbeweise hinweggegangen. Der französische Physiologe Marie-Jean-Pierre Flourens (1794–1867) übte öffentlich Kritik an Galls Thesen, die er für eine Täuschung der Öffentlichkeit und eine Pseudowissenschaft hielt. Er wurde schließlich von Napoleon Bonaparte beauftragt, Galls populäre Theorien zu überprüfen. Flourens widerlegte Galls Thesen durch Tierversuche, und die Phrenologie wurde als Hokuspokus entlarvt.

Letztendlich führten die öffentlichen Streitigkeiten über die Phrenologie und über den Zusammenhang zwischen Schädelform und Hirnfunktion allerdings dazu, dass Wissenschaftler noch einmal über das Wesen der vielen faltigen Windungen auf dem cerebralen Cortex nachdachten. Warum waren sie beim Menschen, verglichen mit anderen Säugetieren, so zahlreich und komplex? Welche evolutionären Zwänge hatten dazu geführt, dass sie sich herausbildeten? Carl Wernicke (1848–1905) vertrat die Auffassung, dass sie ein Ergebnis der zunehmenden Gehirngröße waren. Als der Mensch schlauer und sein Gehirn größer wurde, wurde das Hirnwachstum durch die Größe des Schädels begrenzt. Als das Gehirn sich aufgrund dieses Platzmangels nicht nach außen ausdehnen konnte, erweiterte es sich nach innen.

Gegen Ende des 19. Jahrhunderts erschienen allmählich detaillierte Abbildungen, die den Aufbau und die Funktion verschiedener Hirnregionen zeigten. Gefühle, Lernen und Erinnerung wurden dem Vorderhirn, das den cerebralen Cortex umfasst, zugeordnet. Informationen von den Augen, Ohren und anderen Sinnesorganen wurden zunächst vom Mittelhirn verarbeitet und dann an das Vorderhirn weitergeleitet. Die Sprache wurde in der linken Hemisphäre verortet und vegetative Funktionen wie Atmung und Verdauung im »Hinterhirn«, wo sich die meisten Hirnnerven befinden.

Das erneute Interesse an der Frage, wie das Gehirn unser Verhalten beeinflusst, führte im späten 19. Jahrhundert zur Entstehung einer neuen Disziplin – der Psychologie. Der deutsche Physiologe Wilhelm Wundt (1832–1920) gehörte zu den Ersten, die einen systematischen Ansatz bei der Erforschung anomaler psychischer Zustände anwandte, indem er messbare Phänomene wie Aufmerksamkeitsspanne und Reaktionszeit nutzte. Mentale Prozesse, so argumentierte er, könnten genauso analysiert und tabellarisch dargestellt werden wie chemische Verbindungen in den Naturwissenschaften.

Wundt leistete auch einen wichtigen Beitrag zu der sich entwickelnden wissenschaftlichen Methodik. Nach seiner festen Überzeugung sollten alle Experimente unter sorgfältig kontrollierten Bedingungen durchgeführt und ausführlich beschrieben werden, damit sie später von anderen Wissenschaftlern wiederholt werden könnten: Sei ein Ergebnis nicht reproduzierbar, sei es wahrscheinlich falsch.

Interessanterweise deuten neuere Wissenschaftsanalysen darauf hin, dass bis zu 50 Prozent der heute veröffentlichten wissenschaftlichen Forschungsergebnisse – sogar in führenden medizinischen Fachzeitschriften – möglicherweise nicht reproduzierbar und damit irreführend sind.[1]

Ein unbeabsichtigtes Experiment

Im Warren Anatomical Museum auf dem Campus der Harvard University Medical School befindet sich in einem Glaskasten eine seltsame Sammlung von Gegenständen: ein menschlicher Schädel, die eiserne Gesichtsmaske eines Mannes und ein langer Metallstab. Der Schädel und die Gesichtsmaske gehörten Phineas Gage, einem Bauarbeiter. Bei dem Metallstab handelt es sich um eine Stopfstange, mit der man das Dynamit in die Spalten und Löcher drückt, die man zuvor ins Gestein gebohrt hat, wenn man für ein Bauvorhaben Felswände sprengen will.

Im Jahr 1842 ist der 25-jährige Phineas Gage Vorarbeiter eines Bautrupps, der eine neue Eisenbahnstrecke durch die felsige Hügellandschaft von Vermont verlegt. Als Gage die Metallstange benutzt, um das Dynamit ins Gestein zu stopfen, kommt es plötzlich zu einer Explosion, die die Stange hoch durch die Luft fliegen lässt. Sie durchbohrt die Wange von Gage, dringt durch den Frontallappen ins Gehirn, durchschießt den Schädel, tritt schließlich wieder aus und landet einige Fußbreit entfernt senkrecht in der Erde.

Phineas Gage bleibt wie durch ein Wunder am Leben. Sofort nach dem Unfall kann er gehen und sprechen und begibt sich zurück in sein Hotel, wo ihm ein Arzt später die Splitter seines geborstenen Schädels aus dem Gehirn zieht und die Wunde verbindet. Anfangs überlebt er ein Koma, eine Hirninfektion und Phasen des Deliriums, alle unterbrochen von Phasen geistiger Klarheit. In den folgenden vier Jahren erholt er sich allmählich, doch die Genesung verläuft langsam und unstet. Dass Gage überhaupt überlebt, ist seinem behandelnden Arzt Dr. John Martin Harlow zu verdanken: Nur wenige Ärzte jener Zeit wären kompetent genug gewesen, um einen Hirnabszess erfolgreich zu drainieren.

Physisch erholt sich Phineas Gage relativ gut, obwohl er auf einem Auge blind ist und eine Gesichtshälfte gelähmt bleibt. Doch vom Temperament her ist er allen Berichten zufolge ein völlig anderer Mensch geworden. Vorher stets ein pflichtbewusster, ruhiger und fleißiger Arbeiter, ist er jetzt missgelaunt und streitsüchtig. Nachdem seine Arbeitgeber ihn entlassen haben, fällt es ihm schwer, einen Job längere Zeit zu behalten. Seine berühmte Geschichte, die sich heute in zahllosen neurologischen Lehrbüchern findet, war ein wichtiger Meilenstein in der Erforschung der Hirnanatomie und ihrer Verbindung zum Verhalten. Sie zeigte nicht nur, dass die Persönlichkeit mit dem Frontallappen zusammenhängt, sondern verdeutlichte, wie die Persönlichkeit sich ändern kann, wenn diese Hirnregion geschädigt wird.

Kürzlich rollten Wissenschaftler der UCLA den Fall von Phineas Gage noch einmal auf und nutzten dazu Bildgebungsdaten von seinem Schädel. Wie sie feststellten, muss die Stopfstange wohl ausgedehnte Schädigungen der weißen Substanz-Verbindungen im gesamten Gehirn verursacht haben. Da man heute weiß, dass die weiße Substanz verschiedene Hirnregionen verbindet, die zusammenarbeiten müssen, damit Verstand und Erinnerung funktionieren, vermuten die Wissenschaftler, dass die Zerstörung dieser weißen Substanz die Vernetzung der verschiedenen Hirnregionen behinderte. Diese Schädigung verursachte die Verhaltensveränderungen, die bei Phineas Gage beobachtet wurden.[2]

Phineas Gage starb im Alter von 37 Jahren, zwölf Jahre nach seinem Unfall, nach einem epileptischen Anfall in San Francisco.

Das Mikroskop enthüllt weitere Geheimnisse

Inzwischen deckte die sich entwickelnde Wissenschaft der Mikroskopie weitere Geheimnisse des Gehirns auf. Mitte des 17. Jahrhunderts hatte der englische Universalgelehrte Robert Hooke (1635–1703) ein Vergrößerungsglas benutzt, um ein kleines Stückchen Kork zu untersuchen. Was er sah, deutete darauf hin, dass der Korkstoff ganz und gar mit Luft gefüllt war, die in kleinen, voneinander getrennten Kammern vollkommen eingeschlossen war. Da diese Kammern von der Form her so ähnlich aussahen wie die kleinen Räume oder Zellen, die von Mönchen in Klostern bewohnt werden, bezeichnete Hooke diese Gebilde als »Zellen«.[3] Ohne es zu wissen, hatte er gerade den Grundbaustein aller Lebensformen, von Pflanzen bis hin zu Tieren und Menschen, entdeckt.

Als die Optik sich weiterentwickelte, wurde das Vergrößerungsglas durch das Mikroskop ersetzt. Selbst diese anfangs noch groben Geräte offenbarten so viele Feinheiten und Details der Hirnanatomie wie nie zuvor. Mit neueren Methoden wurde das empfindliche, geleeartige Hirngewebe »fixiert«: Man tränkte es in Alkohol oder Formaldehyd, um es haltbarer zu machen und um es in dünne, fast durchsichtige Scheiben schneiden zu können. Eine Vielzahl von Färbetechniken wurde entwickelt, um verschiedene innere Strukturen der Zellen hervorzuheben und sichtbar zu machen.

Doch die Wissenschaft schreitet selten auf so direktem Wege voran, dass sie quasi einfach die Punkte wie beim Malen nach Zahlen verbindet. Sehr häufig führen widersprüchliche Auffassungen dazu, dass sich gegnerische Parteien bilden, die alle behaupten, dass ihre Deutung der wissenschaftlichen Beobachtungen die korrekte sei. Obwohl die Wissenschaftler sich einig waren, dass die Zelle die Grundeinheit aller Lebensformen bildete, wurde bezweifelt, dass die Zelltheorie auch auf das Gehirn und das Nervensystem zutraf. Der spanische Pathologe Santiago Ramon y Cajal (1852–1934) vertrat als Erster die Ansicht, dass die im Gehirn beobachteten Zellen, die sogenannten Neuronen, die grundlegenden Funktionseinheiten des Gehirns und des Nervensystems seien, und eine wachsende Zahl anderer Wissenschaftler teilte diese Auffassung. Eine andere Gruppe war jedoch überzeugt, dass nicht diese Zellen, sondern das unter dem Mikroskop sichtbare dichte Netz (Retikulum) feiner Fasern für die Funktionsweise des Gehirns zuständig war.

Gib es weiter

Heute wissen wir, dass es sich bei diesen Fasern um Fortsätze der Neuronen handelt, die nicht unabhängig von ihnen existieren. Jedes Neuron hat drei verschiedene Bereiche. Der größte und offensichtlichste Zentralteil ist das Soma oder der Zellkörper, der den Zellkern beherbergt. Davon gehen zahlreiche dürre Zweige, die sogenannten Dendriten, nach außen ab, die sich selbst wiederum – häufig weitreichend – verzweigen und in ihrer Gesamtheit als Dendritenbaum bezeichnet werden. Dendriten nehmen chemische Signale von anderen Neuronen auf und transportieren sie zum Zellkörper, der sie dann zu anderen Zellen weiterleitet. Ein völlig anderer Fortsatz des Zellkörpers, das Axon, das zusammen mit seiner Umhüllung auch als Nervenfaser bezeichnet wird, hat die Aufgabe, die Impulse von der Zelle wegzuleiten.

Jede Nervenzelle besitzt zahlreiche Dendriten, aber nur ein Axon, das zum Teil sehr lang sein kann – so ist eine Nervenfaser, die Nachrichten von der Wirbelsäule zum kleinen Zeh überträgt, unter Umständen bis zu einem Meter lang. Die graue Substanz im Gehirn enthält den überwiegenden Teil der Zellkörper und Dendriten ebenso wie einige Axone, wohingegen sich die weiße Substanz größtenteils aus den informationsbearbeitenden Axonen zusammensetzt und weniger Zellkörper umfasst. Die Tatsache, dass der Zellkörper, die Dendriten und das Axon alle zu einer einzigen Zelle gehören, war das ganze 19. Jahrhundert hindurch noch weitgehend unbekannt, weil die Teile alle einzeln und getrennt voneinander erforscht wurden.

Da das ausgereifte Gehirn unter dem Mikroskop so unglaublich komplex aussieht, hatte Cajal die Idee, dass es einfacher sein könnte, es in früheren Entwicklungsphasen zu untersuchen. Mittels einer kurz zuvor entwickelten neuen und verbesserten Färbetechnik behandelte er das Hirngewebe von Hühnerembryonen und wies nach, dass Zellkörper, Dendriten und Axon alle zur selben Zelle – dem Neuron – gehörten. Cajal hatte viel mit Leonardo da Vinci gemeinsam: Auch er war nicht nur ein begabter Wissenschaftler, sondern auch ein begnadeter Künstler. Seine wunderbar detailgenauen Federzeichnungen kann man heute im Cajal Institute in Madrid bewundern.

1906 erhielt Santiago Ramon y Cajal den Nobelpreis für Medizin gemeinsam mit dem italienischen Pathologen Camillo Golgi, dem Erfinder der Silberfärbung, die Cajal verwendet hatte.

Hirnwellen

Dass man versuchte, die Hirnanatomie zu verstehen, indem man Exemplare durchs Mikroskop betrachtete, war zwar eine feine Sache, aber die statischen Bilder gaben keinen Aufschluss über die Hirnaktivität. Im späten 19. Jahrhundert wurden dann spontane elektrische Signale beobachtet, die vom Gehirn ausgingen. Sie ließen sich aufzeichnen, indem man Elektroden direkt auf die freigelegten Gehirne von Kaninchen und Hunden aufsetzte. Da die Signale in ihrer Stärke variierten, nannte man sie Hirnwellen.

Der deutsche Physiologe und Psychiater Hans Berger (1873–1941) erfand die erste Maschine, die Hirnwellen beim Menschen aufzeichnete: den Elektroenzephalograph (EEG). Dazu musste man das Gehirn nicht freilegen, wie er feststellte. Man konnte die Elektroden direkt auf die Kopfhaut setzen. Die vom EEG aufgezeichneten Veränderungen der elektrischen Spannung waren gering – zehntausend Mal geringer als die einer einzelnen AA-Batterie –, doch endlich war es möglich, die Aktivität des Gehirns zu erfassen. Man konnte anfangen, dieses komplexe und geheimnisvolle Organ bei der Arbeit zu beobachten.

Das Elektroenzephalogramm bedeutete einen wichtigen Fortschritt in der Neurologie und ist heute noch genauso nützlich wie am Tag seiner Erfindung. Tierversuche zeigten, dass die Hirnwellen, kurz bevor ein epileptischer Anfall einsetzt, eine Spitze erreichen. Deshalb nutzte man das EEG im Zweiten Weltkrieg, um Piloten auf Epilepsie zu untersuchen und ihre Flugtauglichkeit zu überprüfen. In den 1950er Jahren zeigte das EEG erstmals, dass die Hirnwellen während des Schlafs jenen von wachen Probanden sehr ähnlich waren. Bis dahin war man der Auffassung gewesen, dass das Gehirn während des Schlafs, der einfach als Ausfallzeit für das müde Gehirn betrachtet wurde, inaktiv sei. Doch das EEG besagte etwas anderes. Während des Schlafs war das Gehirn genauso rege wie in jeder wachen Phase.

In späteren Kapiteln werden wir uns ausführlicher mit dem Schlaf befassen, da man heute weiß, dass eine gesunde Nachtruhe entscheidend für eine Fülle von metabolischen und kognitiven Funktionen, einschließlich Lernen und Gedächtnis, ist. Außerdem werden wir sehen, dass ein gesunder Schlaf davon abhängt, wie unser Gehirn ernährt wird.

Der Krieg der »Funken und Suppen«

Eine wichtige Frage blieb unbeantwortet: Wie kommunizieren die Neuronen? Mitte des 20. Jahrhunderts herrschte generell Einigkeit darüber, dass Neuronen voneinander getrennt und nicht in kontinuierlichen Netzwerken verbunden sind, wie die Retikularisten des 19. Jahrhunderts geglaubt hatten. An den Verbindungsstellen von Nervenzellen, den sogenannten Synapsen, liegt ein Zwischenraum zwischen dem Axonenende des Neurons und dem Dendriten des nächsten Neurons. Die entscheidende Frage war, wie Signale diesen synaptischen Spalt überbrückten. Wie wurden Informationen von einer Nervenzelle an eine andere weitergegeben? War das Signal elektrischer oder chemischer Art?

Pharmakologen glaubten, dass Nerven durch die Freisetzung einer chemischen Substanz an der Synapse kommunizieren, während Neurophysiologen glaubten, dass ein elektrischer »Funke« von einem Neuron zum anderen springt und dadurch Informationen übermittelt. Wie sich herausstellte, hatten beide recht. Die Übertragung zwischen Nerven erfolgt tatsächlich durch direkte Bewegung von Molekülen von einem Neuron zum anderen. Otto Loewi und Henry Dale erhielten 1936 den Nobelpreis, weil sie zeigten, dass chemische Botenstoffe (Neurotransmitter) vom hinteren Ende des Axons in die Synapse entleert werden und dass diese Messengermoleküle eine schnelle Nachrichtenübertragung ermöglichen, sowohl zwischen Neuronen als auch zwischen Gehirn und Organen und Muskeln.

Doch die Pharmakologen hatten kaum ihren Siegeszug beendet, als man elektrische Synapsen entdeckte. Erstmals in den 1950er Jahren im primitiven Gehirn des Flusskrebses identifiziert, stellte man später fest, dass sie in allen Nervensystemen vorhanden sind. Obwohl elektrische Synapsen klar in der Minderheit sind, haben sie unverkennbar Merkmale, die sie von ihren chemischen Verwandten abheben. Erstens sind sie auf Geschwindigkeit angelegt, und die Übertragung erfolgt außerordentlich schnell – im Bruchteil einer Millisekunde. Elektrische Synapsen sind notwendig für blitzschnelle Reaktionen wie Reflexhandlungen. Zweitens steuern elektrische Synapsen die Synchronizität, wobei Neuronengruppen gleichzeitig feuern, um eine Reaktion zu verstärken. Elektrische Synapsen stimmen die Ausschüttung von Hormonen wie Adrenalin oder Cortisol ab, die in unser Kreislaufsystem strömen, wenn wir unter Stress stehen.

Die elektrische und die chemische Kommunikation zwischen den Neuronen sind beide von essenzieller Bedeutung. Sie ergänzen sich, arbeiten Seite an Seite, um eine normale physiologische Funktionsweise zu gewährleisten.

Die anderen Gehirnzellen

Die Neuronen galten zwar als Hauptakteure im Gehirn, auf die sich der Großteil der Aufmerksamkeit konzentrierte, aber es wurde auch noch eine weitere Zellart gesichtet. Anfangs wurden diese Zellen gar

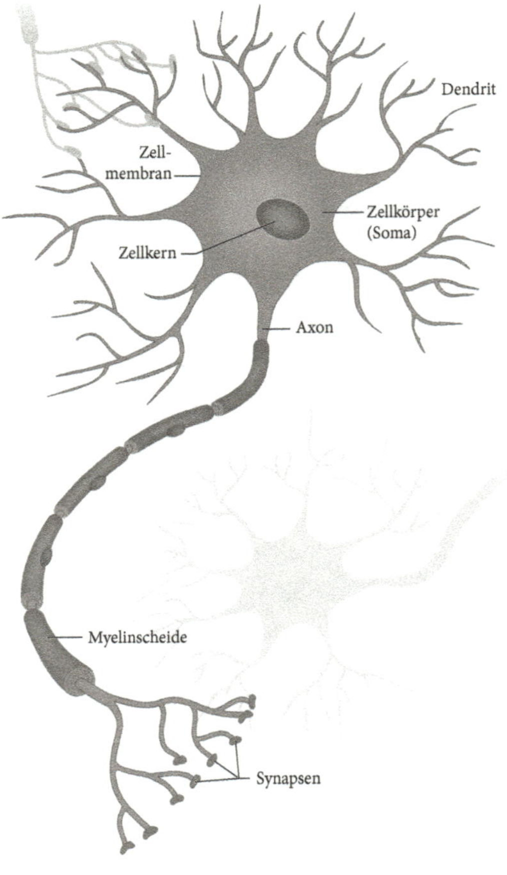

Darstellung einer Nervenzelle

nicht als solche erkannt, weil sie wie ein öliger Schlick aussahen, der die Lücken zwischen den Neuronen füllte. Unter Verwendung spezieller Fixierungen und Färbungen konnte man dann später nachweisen, dass es sich um eigenständige Zellen handelte. Da man ihnen keine große Bedeutung für die Hirnfunktion beimaß und der Ansicht war, dass sie lediglich dazu dienten, die Neuronen zu stützen und an ihrem Platz zu halten, bezeichnete man sie als Gliazellen (Glia ist das griechische Wort für »Leim«).

Doch frühe Neurowissenschaftler unterschätzten die Rolle der Gliazellen. Einige Arten – die Oligodendrozyten – entwickeln Fortsätze, die sich um Axone wickeln und eine Isolierschicht, die sogenannte Myelinscheide, bilden. Diese Isolierung ermöglicht eine schnellere Übertragung von elektrischen Signalen von einem Neuron zum anderen und dient als Schutzschicht für das Axon. Die weiße Substanz des Gehirns besteht größtenteils aus myelinisierten Axonen, die unterschiedliche Teile der grauen Substanz miteinander verbinden. Myelin ist der Stoff, der der weißen Substanz ihre charakteristische Farbe verleiht.

Die Oligodendrozyten sind dafür zuständig, das Axon in einem guten Betriebszustand zu halten, es mit Nährstoffen zu versorgen, Abfall zu beseitigen und das Myelin zu reparieren und zu ersetzen. Wenn das Myelin verloren geht, wird das Axon geschädigt. Es bilden sich Narben, die die Effizienz, mit der das Axon die verschiedenen Teile des Gehirns verbindet, verringern. Ein Verlust oder eine Beschädigung der Myelinscheide – Demyelinisierung – spielt eine große Rolle bei verschiedenen chronischen neurologischen Erkrankungen, zum Beispiel bei Parkinson oder Multipler Sklerose.

Die Blut-Hirn-Schranke

Gliazellen sind ein wichtiger Bestandteil der Blut-Hirn-Schranke. Diese Barriere wurde vor mehr als hundert Jahren entdeckt, als wissbegierige Forscher blauen Farbstoff in den Blutkreislauf von Tieren injizierten. Durch die Substanz verfärbte sich jedes Gewebe außer dem Gehirn und dem Rückenmark, die beide irgendwie fähig waren, die Aufnahme des Farbstoffs zu blockieren. Heute weiß man, dass die Blut-Hirn-Schranke eine halbdurchlässige Membran ist, die einigen Molekülen den Zugang zum Gehirn verwehrt und andere hereinlässt. So werden Giftstoffe, die das Gehirn schädigen könnten, Hormone und Neurotransmitter aus anderen Teilen des Körpers sowie einige Medikamente blockiert, während Nährstoffe und andere Medikamente mühelos Zugang erhalten.

Die Gliazellen sind von wesentlicher Bedeutung für die Integrität der Blut-Hirn-Schranke. In anderen Teilen des Körpers können Moleküle problemlos aus kleinsten Blutgefäßen (Kapillaren) in das umgebende Gewebe eintreten, indem sie kleine Zwischenräume zwischen den Zellen der Blutgefäßwände durchdringen. Im Gehirn ballen sich die Gliazellen dicht an den Kapillaren entlang und verhindern, dass bestimmte große Moleküle die Blutbahnen verlassen und ins Gehirn eindringen. Neuere Forschungen deuten darauf hin, dass die Gliazellen mehr als reine Wächter und Reinigungskräfte sind. Sie sind aktiv an der Synapsenbildung beteiligt, und eine Fehlfunktion der Gliazellen spielt möglicherweise eine wesentlich wichtigere Rolle bei der Entwicklung neurologischer Störungen wie Multipler Sklerose als bisher angenommen.

Albert Einstein war einer der bedeutendsten Wissenschaftler aller Zeiten – so brillant, dass sein Name heute zu einem Synonym für den Begriff »Genie« geworden ist. Wenige Stunden nach seinem Tod im Jahr 1955 wurde ihm das Gehirn entnommen und in ein Gefäß mit Formaldehyd gelegt. Wissenschaftler auf der ganzen Welt erhielten Proben davon, damit sie Untersuchungen vornehmen konnten. Es hatte viele Spekulationen darüber gegeben, was Einsteins Gehirn zu etwas so Besonderem machte. War es größer? War sein frontaler Cortex umfangreicher oder enthielt, verglichen mit Durchschnittsmenschen, mehr Neuronen? Nein. Tatsächlich waren die Regionen, die mit Sprache und Sprechen zusammenhängen, kleiner als erwartet (offenbar hatte Einstein erst im Alter von vier Jahren zu sprechen begonnen). Die Wissenschaftler waren verwirrt.

Doch in den 1980er Jahren machte man eine unerwartete Entdeckung. Einsteins Gehirn enthielt keine größere Anzahl von Nervenzellen als die Gehirne von Nicht-Genies, mit denen es verglichen wurde, aber es wies mehr Gliazellen auf, vor allem in den Regionen, die an Kreativität und komplexen Denkprozessen beteiligt sind. Wie es scheint, haben wir die wichtige Rolle, die die Gliazellen insbesondere im Hinblick auf die Intelligenz spielen, noch nicht ansatzweise verstanden.

Moderne bildgebende Verfahren für das Gehirn

Dank der hochentwickelten Technik des 21. Jahrhunderts ist es Wissenschaftlern heute möglich, weniger offensichtliche und subtilere Aspekte der Hirnfunktion, wie Kreativität und logisches Denken, zu erforschen. Diese neuen Untersuchungsmethoden machen sich den Umstand zunutze, dass jede aktive Hirnregion mehr Glukose und Sauerstoff verbraucht. Dieser Anstieg im Verbrauch lässt sich durch verschiedene neue Formen von Hirnscans sichtbar machen. Bereiche mit höherem Sauerstoff- oder Glukoseverbrauch leuchten auf, während Hirnregionen, die nicht aktiv an einer bestimmten Aufgabe beteiligt sind, dunkel bleiben. Außerdem kann eine neue Art von quantitativem EEG (qEEG) elektrische Aktivität in verschiedenen psychischen Zuständen deutlich machen. Solche Techniken haben eine neue Ära des Brainmappings eingeläutet, in der Eigenschaften wie Stimmung, Kreativität, Verlangen oder Ekel bestimmten Hirnregionen zugeordnet werden können.

Für das Brainmapping gibt es zahlreiche Anwendungsmöglichkeiten. Da man jetzt ins lebende Gehirn schauen kann, ist es möglich, Aufnahmen vom Gehirn depressiver Patienten zu machen und sie mit jenen von gesunden Personen zu vergleichen, um präzisere und spezifischere Diagnosen zu stellen. Diese Informationen können wiederum dazu beitragen, die besten Behandlungsoptionen und ihre jeweilige Wirksamkeit beim einzelnen Patienten zu ermitteln. Das Brainmapping ist nicht nur für die medizinische Wissenschaft von Interesse, sondern hat auch kommerzielle Anwendungsbereiche. Im letzten Jahrzehnt haben Universitätswissenschaftler angefangen, mit Marktforschern zusammenzuarbeiten, um Unternehmen dabei zu helfen, genauer herauszufinden, auf welche »Knöpfe man drücken« muss, damit die Kunden in Kauflaune kommen; erforscht wird dabei nicht nur, *ob* Kunden auf Werbung reagieren, sondern auch *warum* sie es tun.

Die Begriffe »Neuromarketing« und »Neuroökonomie« gehören mittlerweile zum Wortschatz von Wirtschaft und Wissenschaft und erweitern die Werbestrategien um eine ganz neue Dimension.

Neuromarketing: Manipulation unseres Gehirns?

Eine bekannte Geschichte aus der Welt der Werbung veranschaulicht, wie nützlich das Brainmapping für Industrie und Handel wird. Im Jahr 2008 wollte das Fastfood-Unternehmen Frito-Lay den Marktanteil für seine Cheetos, ein Snackprodukt, ausweiten. Dieses von Ernährungsexperten oft geschmähte Käseknabberzeug war bei Kindern heiß begehrt. Nun wollte Frito-Lay auch in den Erwachsenenmarkt expandieren. Deshalb beauftragte es ein Neuromarketing-Unternehmen herauszufinden, was Erwachsene motivieren würde, mehr Cheetos zu kaufen. Eine Tüte Cheetos zu verzehren kann eine Riesenschweinerei sein. Den meisten Kindern macht es nichts aus, wenn Hände und Gesicht am Ende mit einer klebrigen, orangefarbenen Masse beschmiert sind, aber Frito-Lay fürchtete, dass Erwachsene sich davon möglicherweise abgeschreckt fühlten.

Doch das Brainmapping erzählte eine andere Geschichte: Die Schweinigelei war genau das, was die Erwachsenen ansprach. Das Ablecken des pikanten, klebrigen Stoffs von den Fingern aktivierte Hirnregionen, die etwas mit Subversion zu tun haben, und führte offenbar dazu, dass sie sich wieder wie unartige Kinder fühlten. In Anbetracht dieser Information entwickelte das Unternehmen eine Reihe von TV-Werbespots, die Erwachsene dabei zeigten, wie sie Cheetos naschten und kindischen Schabernack trieben. In einem Werbespot reagiert ein Flugzeugpassagier auf einen laut schnarchenden Sitznachbarn, indem er ihm zwei der wurmförmigen Snacks in die Nase steckt. In einem weiteren nimmt eine Frau in einem Waschsalon Rache, indem sie der Weißwäsche ihres Opfers eine Tüte der grellorangefarbenen Snacks hinzufügt.

Herkömmliche Zielgruppen lehnten diese, wie sie fanden, fiesen Werbespots ab. Doch das Brainmapping bestätigte die früheren Ergebnisse – unbewusst weckten die Spots eine starke positive Reaktion. Also strahlte Frito-Lay die Werbespots aus, was dem Unternehmen ein Umsatzplus von glatten 47,6 Millionen Dollar einbrachte.

Was wir von der Dekade des Gehirns gelernt haben

Der Dekade des Gehirns verdanken wir mehr Informationen über den Aufbau und die Funktion des Gehirns als je zuvor, doch trotz der zahllosen neuen Studien, die in relativ kurzer Zeit veröffentlicht wurden, und der eindrucksvollen Fortschritte in unserer Fähigkeit, lebende Gehirne auszukundschaften, wissen wir immer noch sehr wenig darüber, wie man das Gehirn glücklich, gesund und leistungsfähig erhält.

Während unser Wissen über das Gehirn explosionsartig zugenommen hat, scheint unser kostbares Denkorgan gleichzeitig immer fragiler zu werden. Demenz – der ultimative Kollaps des Gehirns und die am meisten gefürchtete Alterserkrankung – ist ein enormes öffentliches Gesundheitsproblem. Und wir fangen gerade erst an, die Riesenkrankheitsbelastung zu erkennen, die Depressionen in vielen reichen Ländern der ganzen Welt darstellen.

Am anderen Ende der Lebensspanne werden offenbar auch die Gehirne unserer Kinder anfälliger für psychische Probleme: Bei immer mehr Kindern wird eine Aufmerksamkeitsdefizitstörung oder eine Autismus-Spektrum-Störung diagnostiziert. Die wirtschaftlichen, sozialen und psychologischen Kosten für diese Erkrankungen sind hoch. Der Suizid, vor hundert Jahren noch eine seltene Todesursache, gehört heute zu den Top Ten. Nicht nur ältere Erwachsene, auch Kinder und Jugendliche nehmen sich immer häufiger das Leben. Die Dekade des Gehirns hat an diesen Zahlen wenig geändert.

Trotz all der neuen Technik, die uns zur Verfügung steht, scheint die medizinische Wissenschaft keine neuen Erkenntnisse darüber gewonnen zu haben, wodurch Fehlfunktionen unserer neuronalen Netzwerke ausgelöst werden. Könnte das vielleicht damit zusammenhängen, dass man den Ernährungsbedürfnissen des Gehirns und der Frage, was es für eine normale Funktion und für die Bewahrung seiner Leistungsfähigkeit braucht, bislang nur wenig Beachtung geschenkt hat?

2. Kapitel

Veranlagung oder Umwelt?

– Sie, Ihre Freuden und Leiden, Ihre Erinnerungen und Ziele, Ihr Sinn für Ihre eigene Identität und Willensfreiheit – bei alledem handelt es sich in Wirklichkeit nur um das Verhalten einer riesigen Ansammlung von Nervenzellen und dazugehörigen Molekülen.

Sir Francis Crick
Was die Seele wirklich ist

So wie das anhaltende Interesse an der Funktionsweise des Gehirns im 19. Jahrhundert die beiden Disziplinen Psychologie und Psychiatrie hervorbrachte, entwickelte sich als nächster großer Fortschritt Mitte der 1950er Jahre die Kognitionswissenschaft. Dieser interdisziplinäre Bereich vereint die Forschungsbemühungen von Neurowissenschaftlern, Psychologen, Psychiatern, Anthropologen, Philosophen, Linguisten und Fachleuten für künstliche Intelligenz.

Gemeinsames Ziel der Kognitionswissenschaftler ist es, die grundlegenden geistigen Fähigkeiten, die wir zum Leben brauchen, besser zu verstehen und herauszufinden, wie wir sie erwerben, weiterentwickeln und ihrer Verschlechterung vorbeugen können. Schwerpunkt der Forschung ist weniger, wie viel wir wissen, sondern vielmehr, wie wir lernen; daher konzentriert sich die Kognitionswissenschaft darauf, wie wir Probleme lösen, uns an neue Herausforderungen anpassen und emotional im Alltag reagieren. Sie erforscht das Lang- und Kurzzeitgedächtnis, das logische und vernunftbegabte Denkvermögen und wie gut und wie schnell wir Informationen verarbeiten, die wir hören (auditive Verarbeitung) oder sehen (visuelle Verarbeitung) – also genau die Fähigkeiten, die im Alter nachlassen.

Die Gesamtheit dieser Fähigkeiten macht unseren Intelligenzquotienten oder IQ aus. Schon bei kleinen Kindern lassen sich außergewöhnliche kognitive Fähigkeiten ohne aufwändige Testverfahren erkennen. Kinder im Vorschulalter, die neugierig sind, gut argumentieren können, Probleme lösen, ohne frustriert zu werden, zuhören und Anweisungen befolgen, haben von Natur aus eine gute Kognition. Sobald diese Kinder in die Schule kommen, blühen sie auf und eignen sich erfolgreich Grundfertigkeiten wie Lesen und Schreiben an. Diese Kinder lernen schnell und haben Spaß daran.

Kinder mit schlechter angeborener Kognition hingegen lassen sich leicht ablenken; ihnen fällt es schwer, sich zu konzentrieren oder sich an den Stoff zu erinnern, der am Tag zuvor oder in der letzten Woche unterrichtet wurde. Ihnen macht die Schule weniger Freude. Hier kann allerdings gute Pädagogik viel bewirken, denn kognitive Fähigkeiten sind erlernbar. Mit Übung und Geduld können sie häufig enorm verbessert werden. So wie schwache Muskeln durch Übung stärker werden, lassen sich auch angeborene kognitive Fähigkeiten durch Übung und Ausdauer stärken. Unser Gehirn ist unglaublich anpassungsfähig.

Gute Verbindungen sind das A und O

Obwohl die meisten Organe und Gewebe des Körpers sich ständig selbst erneuern, sind die meisten der 100 Milliarden Neuronen des Gehirns schon vor der Geburt vorhanden. Einige Hirnregionen produzieren bis etwa zum zweiten Lebensjahr weiterhin neue Nervenzellen. Doch danach gibt es nur noch zwei Hirnstrukturen, die sich selbst ständig erneuern: der Hippocampus, der besonders stark an Lernen und Erinnerung beteiligt ist und für die Verbindung von Lernen und Gefühlen sorgt, und der Riechkolben, der über der Nasenhöhle sitzt und wichtig für den Geruchssinn ist. Die Neurogenese in diesen Regionen setzt sich bis ins hohe Alter fort, nimmt aber im Laufe der Jahre stetig ab.[1]

Obwohl das Gehirn von Neugeborenen über eine größere Zahl an

Neuronen verfügt als das Erwachsenengehirn, sind diese wesentlich kleiner – nur etwa ein Viertel so groß wie im erwachsenen Gehirn. Der zunehmende Gehirnumfang während der Kindheit hängt größtenteils mit Veränderungen in der Größe und Komplexität einzelner Neuronen zusammen, die immer weiter sprießen und neue Dendriten bilden. Ungefähr in der fünften Woche nach der Empfängnis beginnt die Synapsenbildung der Neuronen. Bis zum Alter von etwa zwei Jahren tauchen rasch immer mehr neue Synapsen auf; im Gehirn eines Kleinkinds bilden sich mitunter bis zu 40 000 neue Synapsen pro Sekunde.[2] Diese Phase der Überproduktion von Synapsen (Blooming) wird angetrieben durch das Bedürfnis des Kindes nach neuen Erfahrungen und Anreizen und vor allem durch seine Interaktionen mit der Umwelt. Bei Säuglingen und Kleinkindern, die ohne körperlichen oder sozialen Kontakt aufwachsen, wird dieses rege Wachstum gehemmt. Die Zahl der im cerebralen Cortex gebildeten Synapsen erreicht ihren Höhepunkt innerhalb der ersten zwei bis drei Lebensjahre und nimmt dann zwischen früher Kindheit und Jugend um etwa ein Drittel ab.

Dieser Rückgang hat seinen guten Grund: Eine Vielzahl von Synapsen sorgt zwar für ein großes Lernpotential, doch ein Gehirn mit so vielen möglichen neuronalen Leitungsbahnen ist desorganisiert und reagiert langsam. Stellen Sie sich vor, Sie müssten Ihren Weg zu einem neuen Ziel unter Verwendung einer Landkarte finden, auf der alle erdenklichen Routen – von Autobahnen über Nebenstrecken bis hin zu Wanderwegen – in einem Wust von gegenseitigen Verbindungen verzeichnet sind. Sie würden viel Zeit brauchen, um überhaupt einen Weg auszutüfteln, und die Strecke würde sich möglicherweise als ziemlicher Umweg erweisen. Genauso ist es beim Gehirn, wenn es mit überschüssigen Synapsen überladen ist. Signale brauchen länger, um eine Hirnregion mit einer anderen zu verbinden, und das Denken wird verlangsamt. Glücklicherweise setzt im weiteren Verlauf der Hirnreifung ein Prozess des »Zurückstutzens« ein (Pruning): Synapsen in wenig genutzten Nervenbahnen werden beseitigt, während Vernetzungen, die durch Lernen und Erfahrung verstärkt werden, erhalten und ausgebaut werden.

Blooming und Pruning (Blühen und Stutzen) erfolgen in unterschiedlichem Tempo in unterschiedlichen Hirnregionen. Hirnbereiche, die am sensorischen Input – Berührung, Geschmack, Sehen und Hören – beteiligt sind, wachsen in den ersten Monaten nach der Geburt sehr schnell, während Hirnregionen, die am logischen Denken, Planen und Schlussfolgern beteiligt sind, sich in gleichbleibendem Tempo bis zur Adoleszenz weiterentwickeln. Nach und nach nimmt die Hirnarchitektur Gestalt an, und unter idealen Bedingungen entsteht eine effiziente Denkmaschine.

Alkoholkonsum und Rauchen während der Schwangerschaft können die Bildung und Verdrahtung fötaler Hirnzellen beeinträchtigen. Auch Strahlenbelastungen, Infektionen und einige chemische Substanzen können sich negativ auf die fötale Hirnentwicklung auswirken.

Wer rastet, rostet

Vor nicht allzu langer Zeit dachte man, dass die Fähigkeit, neue neuronale Verbindungen herzustellen – der Normalfall bei Säuglingen und Kleinkindern – in älteren Gehirnen verloren geht. Wenn demzufolge ein Teil des Gehirns geschädigt wird, ist die Verbindung zwischen dieser Region und den Funktionen, die von ihr gesteuert wurden, für immer dahin. Heute weiß man, dass diese Annahme falsch ist. Das erwachsene Gehirn ist nichts Statisches, sondern formt sich selbst ständig neu, baut weiterhin neue Verbindungen zwischen Neuronen in Reaktion auf Erfahrung, und beseitigt zu wenig genutzte Verbindungen. Diese Fähigkeit des Gehirns, sich ein ganzes Leben lang zu verändern, wird als Neuroplastizität bezeichnet.

Veränderungen im Gehirn können entweder positiv oder negativ sein. Die graue Substanz kann sich ausdehnen oder schrumpfen. Die Nervenzellen können ihre Dendriten verlängern, um neue Verbindungen zu schaffen, oder sie können schrumpfen, was die Vernetzung verschiedener Hirnregionen verringert. Diese physiologischen Veränderungen im Gehirn spiegeln sich in deutlichen Veränderungen unserer kognitiven Fähigkeiten wider. Wir können klüger und empathischer werden, in größerem Einklang mit unserer Umwelt leben, weniger ängstlich und geistig flexibler werden. Wir können aber auch depressiv und einsam werden und insgesamt weniger gut funktionieren.

Neuere Studien deuten darauf hin, dass Erinnerungen nicht nur, wie ursprünglich angenommen, in Synapsen gespeichert werden. Während des Lernprozesses kommt es zu Veränderungen in den Neuronen selbst, die wahrscheinlich im Zellkern, in seiner DNA, bewahrt bleiben. Diese Veränderungen scheinen dauerhaft zu sein, so dass – vorausgesetzt, die Hirnzellen selbst überleben – neue Synapsen gebildet und Erinnerungen abgerufen werden können, wenn Axone Schaden nehmen oder Dendriten schrumpfen.[3] Das ist eine gute Nachricht für alle, die einen Schlaganfall oder ein Schädel-Hirn-Trauma erleiden.

In seinem 2007 erschienenen populären Buch *The Brain That Changes Itself: Stories of Personal Triumph from the Frontiers of Brain Science (Neustart im Kopf)* schildert der kanadische Psychiater Norman Doidge an Beispielen aus der Praxis die Fähigkeit des Gehirns, sich durch die Bildung neuer neuronaler Schaltkreise anzupassen und zu verändern. Diese Fähigkeit, neue Synapsen zu bilden und sie neu anzuordnen, nennt sich Neuroplastizität. Doidge zeigt, wie Therapeuten dieses Phänomen nutzen können, um Patienten dabei zu helfen, ihr Gehirn neu zu verschalten und sich von Hirnschädigungen nach einem Trauma oder Schlaganfall zu erholen. Laut Doidge können Techniken zum Training der Neuroplastizität den Patienten helfen, Depressionen, Ängste und sogar Lernschwächen zu überwinden.

Annas Geschichte

Meine Freundin Anna sprühte vor Temperament und Lebensfreude. Als sportbegeisterte Draufgängerin war sie immer auf der Suche nach körperlichen Herausforderungen. Im Sommer lief sie Wasserski, im Winter fuhr sie Abfahrtsrennen. Im Urlaub war sie diejenige, die zum Tauchen ging, das Gleitschirmfliegen ausprobierte oder eine Fahrt mit dem Heißluftballon unternahm. Sie war die geborene Abenteuerin.

Als Kind war sie leidenschaftlich gern geritten und als sie in den Vierzigern war, beschloss sie, wieder damit anzufangen. An ihrem ersten Tag im Reitstall wurde sie aufgefordert, sich ein Pferd auszusuchen. »Aber nehmen Sie nicht die kleine schwarze Stute da drüben«, warnte der Besitzer. »Sie ist launisch und unberechenbar.« Doch Anna schlug die Warnung in den Wind. »Her damit! Ich werd' sie schon bändigen«, beharrte sie. Zuerst ging alles gut. Das Pferd schien einen Narren an Anna gefressen zu haben und kam jedes Mal zur Begrüßung angetrabt, wenn seine neue Freundin auftauchte. Dann ritt Anna eines Tages mit der Stute aus, und ein Auto in der Nähe hatte eine laute Fehlzündung. Das erschrockene Pferd bäumte sich auf, ging durch und warf Anna ab. Sie erlitt eine schwere Rückenmarksverletzung, die die Axone und Nervenfasern durchtrennte, die das Gehirn mit ihrer unteren Körperhälfte verbanden. Anna war querschnittsgelähmt.

Nach einem einjährigen Aufenthalt in einer Reha-Klinik teilte man ihr mit, ihr Zustand habe sich im Rahmen des Möglichen optimal verbessert und weitere Fortschritte seien nicht mehr zu erwarten. Geistig war sie klar wie eh und je. Sie konnte eigenständig essen, wenn jemand die Nahrung zerkleinerte und ihr einen Löffel an die Hand band. Doch für alle anderen Aufgaben war sie vollständig auf die Hilfe anderer angewiesen. Die Ärzte meinten, sie würde nie wieder laufen können. Für den Rest des Lebens würde Anna einen Rollstuhl brauchen.

Doch jetzt setzte dieselbe eigensinnige Entschlossenheit ein, die sie dazu veranlasst hatte, das unberechenbarste Pferd im Stall zu wählen. Sie musste ihre Unabhängigkeit zurückgewinnen. Sobald sie wieder zu Hause war, startete sie unter Anleitung eines Physiotherapeuten ein rigoroses Trainingsprogramm. Die erste Herausforderung bestand darin, mittels der Arme und eines Krankenbettgalgens allein ins Bett und wieder herauszukommen. Sie übte dieselbe Bewegung immer wieder, Tage und Monate, bis es ihr schließlich gelang.

Als Nächstes wollte sie unbedingt die Kontrolle über Blase und Darm zurückerobern und arbeitete daran, die entsprechenden Muskeln an ihre frühere Funktionsweise zu erinnern. Nach monatelangen Anstrengungen gewann sie schließlich die Kontrolle zurück und war nicht mehr inkontinent. Zwei Jahre nach dem Unfall konnte sie sich allein anziehen und ausziehen, aufstehen und wieder ins Bett gehen und sich ohne fremde Hilfe zwischen Küche und Bad bewegen – Riesenschritte in Richtung Selbstständigkeit. Obwohl es quälend langsam voranging, machte sie weitere Fortschritte, absolvierte tagtäglich sechs bis acht Stunden ein spezielles Übungsprogramm.

Fünf Jahre später ist sie in der Lage, nur mit Hilfe eines Gehstocks eineinhalb Kilometer am Stück zu laufen, auch wenn sie es ermüdend findet und auf Reisen oder beim Einkaufen einen Rollstuhl nutzt. Sie fährt einen kleinen Sportwagen, der speziell für ihre Bedürfnisse umgerüstet ist, und nutzt ihn, um Familie und Freunde zu besuchen. Lachend erklärt sie, dass sie gänzlich unabhängig wäre, wenn sie bloß in der Lage wäre, ihren Rollstuhl allein zusammenzuklappen und im Kofferraum ihres Autos zu verstauen. Ihre erstaunliche Genesung hat alle medizinischen Prognosen widerlegt.

Auch wenn Annas Entschlossenheit und Beharrlichkeit sicher außergewöhnlich sind, ist ihre Geschichte ein perfektes Beispiel dafür, wie lange Erinnerungen in den Neuronen bewahrt bleiben. Mit der richtigen Stimulation können alte Nervenbahnen reaktiviert und neue gebildet werden.

Das Kurzzeitgedächtnis ermöglicht es uns, Informationen für kurze Zeiträume (eher Sekunden als Minuten) im Kopf zu behalten – und hängt stark von unserer Konzentrationsfähigkeit ab. Es ist ein wichtiger erster Schritt im Lernprozess. Zum Langzeitgedächtnis gehört jede erlernte Information oder Fähigkeit, die für die Zukunft gespeichert wird, auch wenn wir sie erst vor einigen Augenblicken erworben haben.

Am Kurzzeitgedächtnis ist hauptsächlich der präfrontale Cortex – die Hirnregion hinter der Stirn – beteiligt, obwohl auch noch andere Regionen mitwirken. Der präfrontale Cortex ist zuständig für die exekutiven Funktionen, koordiniert die Aufgaben der verschiedenen Hirnteile und die Nachrichten, die vom Gehirn zu verschiedenen Körperteilen gesendet werden. Er ist eine der letzten Regionen, die bei der Hirnentwicklung ausgereift sind und ist erst mit etwa Mitte zwanzig voll entwickelt. Da das Kurzzeitgedächtnis mittels biochemischer Veränderungen im Gehirn arbeitet, erfordert es das Vorhandensein von Glukose ebenso wie von Hormonen und Neurotransmittern wie Dopamin, Noradrenalin, Serotonin und Acetylcholin.

Nachdem wir neue Informationen aufgenommen haben, müssen wir sie so speichern, dass sie zu einem künftigen Zeitpunkt abrufbar sind. Zu diesem Prozess gehört, dass Erinnerungen aus dem Kurzzeitgedächtnis ins Langzeitgedächtnis überführt werden und dort für einen späteren Abruf abgelegt werden. Während das Kurzzeitgedächtnis vorübergehend, fragil und größtenteils biochemischer Natur ist, beruht die Umwandlung neuer Informationen ins Langzeitgedächtnis auf Synapsenbildungen ebenso wie auf Wiederholung und Übung, um diese Synapsen zu stärken. Jedes Mal, wenn eine Erinnerung abgerufen wird, ob an einen Namen, eine neue Fertigkeit oder ein Ereignis, werden die Verbindungen zwischen den Neuronen reaktiviert und die Synapsen verstärkt.

Das Arbeitsgedächtnis umfasst normalerweise eine Kombination aus Kurz- und Langzeiterinnerungen und ermöglicht es uns, mit verschiedensten Informationsteilen – ob neu oder aus dem Speicher abgerufen – im Gehirn zu jonglieren, während wir sie nutzen. Angenommen, Sie erhalten eine langatmige Mailboxnachricht mit einer Rückrufnummer. Können Sie sich noch an den Namen des Anrufers und die Telefonnummer erinnern und sie korrekt notieren, nachdem Sie die Mitteilung abgehört haben? Wenn nicht, haben Sie möglicherweise ein schlechtes Arbeitsgedächtnis. Wie das Kurzzeitgedächtnis ist auch das Arbeitsgedächtnis darauf angewiesen, dass Neurotransmitter wie Dopamin und Serotonin im Gehirn vorhanden sind ebenso wie Hormone wie Adrenalin und Noradrenalin.[4]

Menschen mit schlechtem Arbeitsgedächtnis haben möglicherweise Probleme damit, mehrstufigen Anweisungen zu folgen, zum Beispiel ein kompliziertes Formular auszufüllen, oder sie vergessen eine Bemerkung, die gerade in einem Gespräch gefallen ist. Menschen, die von Natur aus ein besonders gutes Arbeitsgedächtnis haben, geben im Gegensatz dazu hervorragende Bridgespieler ab!

Wo waren Sie, als Kennedy erschossen wurde?

Fast jeder, der alt genug ist, erinnert sich, wo er war und was er gerade getan hat, als er die Nachricht von dem Attentat auf den US-Präsidenten John F. Kennedy hörte. Und wir alle erinnern uns wahrscheinlich mit fotografischer Klarheit an unseren ersten Kuss. Wer als Kind bei einer Missetat erwischt wurde und sich furchtbar geschämt oder schuldig gefühlt hat, als er damit konfrontiert wurde, wird sich ein Leben lang an dieses Ereignis erinnern, bis hin zu solchen Einzelheiten wie der Kleidung, die er dabei getragen hat.

Erinnerungen, die sich im Kontext sehr starker Emotionen bilden, schaffen eine Blitzlichtaufnahme von diesem Augenblick, die sich ins Gehirn einbrennt. Solche Erinnerungen lassen sich leicht abrufen und werden häufig von Gefühlen begleitet, die jenen ähneln, die man zum Zeitpunkt des ursprünglichen Ereignisses empfunden hat. Menschen, die Zeuge eines zutiefst verstörenden Geschehnisses waren, vor allem wenn es mit Gewalt oder Chaos verbunden war, entwickeln mitunter eine posttraumatische Belastungsstörung (PTBS), ein schweres Leiden, das sich, wie wir in Kapitel 6 sehen werden, durch die richtige Ernährung und Nahrungsergänzung positiv beeinflussen lässt.

Dass wir uns an negative Stressereignisse erinnern, ist wichtig für unser Überleben, weil es uns auf Situationen einstellt, in denen wir uns in Zukunft vorsichtig verhalten sollten. Doch übertriebene Wachsamkeit kann auf lange Sicht negative Folgen für unser Gehirn haben und Kognition und Neuroplastizität beeinträchtigen.

Das glückliche Gehirn

In Anbetracht der epidemieartigen Ausbreitung der Demenz liegt ein Hauptschwerpunkt der Kognitionsforschung auf der Frage, wodurch die Verschlechterung der kognitiven Fähigkeiten verursacht wird: Wie und warum verlieren wir Gedächtnis, Urteilskraft und logisches Denkvermögen ebenso wie unsere emotionalen Bindungen an Freunde und Verwandte?

Gleichzeitig richten andere Kognitionswissenschaftler ihre Aufmerksamkeit darauf, was uns kontaktfreudiger, zufriedener und produktiver macht – was uns größere menschliche Erfüllung bringt. Einer von ihnen ist Daniel Gilbert, Psychologieprofessor in Harvard und Autor von *Stumbling on Happiness (Ins Glück stolpern).* Seiner Ansicht nach haben unsere Vorfahren ein scheußliches, brutales und kurzes Leben geführt. Nach dem Aufstehen waren sie im Grunde vollauf damit beschäftigt, möglichst bis zum Schlafengehen nicht zu sterben – sie hatten kaum Zeit, über ihre persönliche Erfüllung nachzudenken. Heute hingegen ist das Streben nach Glück zumindest in der privilegierten westlichen Welt der wichtigste Impulsgeber und die Hauptantriebskraft der menschlichen Existenz.

Manchmal scheuen wir davor zurück, über Glücksgefühle zu reden oder sie zum Ausdruck zu bringen, entweder weil ein alter Aberglaube besagt, dass es Unglück bringt, glücklich zu sein und es zu zeigen, oder weil wir fürchten, als egozentrisch oder hohl zu gelten.

Doch Gilbert meint, dass wir diese Einstellungen überdenken müssen: »Ich glaube, das Problem mit dem Wort ›Glück‹ ist, dass es nach etwas Trivialem klingt, mit dem wir uns nicht beschäftigen sollten. Aber wenn man das Wort einmal beiseite lässt … erkennt man schnell, dass wir uns mit der Erforschung des Glücks nicht nur beschäftigen sollten, sondern dass es unmöglich ist, mit irgendetwas anderem beschäftigt zu sein. Pascal sagt: ›Alle Menschen ohne Ausnahme streben danach, glücklich zu sein … Es ist das Motiv sämtlicher Handlungen aller Menschen, selbst derer, die sich gerade erhängen wollen.‹ Wie kann das Ziel allen menschlichen Verhaltens etwas Triviales sein?«[5]

Glücksgene

Psychologen zufolge setzt sich Glück aus mindestens zwei verschiedenen Bestandteilen zusammen – Hedonie, was im Allgemeinen gleichbedeutend mit Vergnügen und Genuss ist, und Eudämonie, was sich im Wesentlichen auf ein Gefühl von Zufriedenheit aufgrund einer gelungenen Lebensführung bezieht. Bei von Natur aus glücklichen Menschen überschneiden sich diese beiden Facetten des Glücks in bedeutungsvollem Ausmaß.[6]

Auch wenn die Forschung zur Neurobiologie des Glücks noch in den Kinderschuhen steckt, wissen wir doch schon, dass es manchen Menschen leichter fällt, glücklich zu sein, als anderen. Gibt es demzufolge genetische Unterschiede zwischen den Gehirnen der Menschen, die im Allgemeinen glücklich sind, und jenen, auf die das nicht zutrifft? Einiges deutet darauf hin, dass die Gene tatsächlich eine bedeutsame Rolle spielen. Im Jahr 2011 forderten die Vereinten Nationen ihre Mitgliedsländer zu einer Glücksmessung auf. Repräsentanten aus allen Staaten wurden gebeten, sich selbst auf einer Skala von Null bis Zehn einzuordnen, wobei Null für das schlechteste und Zehn für das beste vorstellbare Leben stand. In der Rangfolge der 158 beteiligten Länder waren die zehn glücklichsten: die Schweiz, Island, Dänemark, Norwegen, Kanada, Finnland, die Niederlande,

Schweden, Neuseeland und Australien. Die USA belegten Platz fünfzehn.

Da Dänemark bei Umfragen zum Thema Glück und Zufriedenheit regelmäßig einen Spitzenplatz belegt, untersuchten Wissenschaftler die Erbanlagen von Menschen aus 100 Ländern und verglichen die Gene mit denen von Dänen. Je ähnlicher sie der dänischen Bevölkerung waren, desto glücklicher waren die Menschen ihren eigenen Angaben zufolge. Sogar nachdem man viele weitere Faktoren berücksichtigt hatte, die das Glück bekanntermaßen beeinflussen – Wohlstand, Religion, Geographie sowie Gesundheit und soziale Leistungen – schienen die Gene eine Rolle zu spielen.

Die Wissenschaftler waren neugierig, ob ein Zusammenhang zwischen den angegebenen subjektiven Glückslevеln und stimmungsassoziierten Genen bestand, und untersuchten dann eine Genmutation, die den Serotoninstoffwechsel beeinflusst. Eine kurze Variante dieses Gens wurde mit höheren Graden an Neurotizismus und geringerer Lebenszufriedenheit in Verbindung gebracht. Zu ihrer Überraschung fanden die Forscher Bestätigung für ihre Theorie: Die Mutation trat in Ländern, die auf der Glücksskala relativ weit unten rangierten, wie zum Beispiel Italien, häufiger auf. Dänemark und die Niederlande hatten den niedrigsten Anteil an dieser speziellen Genmutation.

Eine weitere Überraschung ergab sich, als die Wissenschaftler schließlich die persönlichen Glücksbewertungen von US-Amerikanern mit den Herkunftsländern ihrer Vorfahren verglichen. US-Amerikaner, die um mehrere Generationen zurückreichende familiäre Verbindungen zu den »glücklichsten Ländern« hatten, beschrieben sich selbst als besonders glücklich.[7]

Hirngesundheit und chronische Krankheiten

Negative Gefühlszustände scheinen mit einem schlechteren allgemeinen Gesundheitszustand zusammenzuhängen. Umgekehrt scheint Glück und das, was Wissenschaftler als »emotionale Vitalität« bezeichnen, einen positiven Einfluss auf die körperliche Gesundheit zu haben. Emotionale Vitalität, die der Eudämonie gleicht, wird definiert als »ein Gefühl positiver Energie, die Fähigkeit, Verhalten und Gefühle zu steuern, und ein Gefühl von Engagement im Leben«.[8] Menschen, die bei der emotionalen Vitalität gut abschneiden, haben gute kognitive Fähigkeiten, die offenbar Hand in Hand mit guter körperlicher Gesundheit gehen. Sie haben ein geringeres Risiko für Herzerkrankungen, Schlaganfälle und Diabetes und altern besser.[9] In einer Studie wurde sogar gezeigt, dass Kinder, die sich als Siebenjährige ausdauernd auf eine Aufgabe konzentrieren können und eine generell positive Einstellung haben, dreißig Jahre später von einem besseren allgemeinen Gesundheitszustand berichten.[10]

Dieser Zusammenhang zwischen geistiger Vitalität und physischer Gesundheit ist natürlich nicht wirklich überraschend. Genau dieselben Neurotransmitter und Hormone, die die kognitiven Fähigkeiten steuern, regulieren auch die elektrische Stabilität des Herzens, die Arbeitsweise des Immunsystems und die Verdauung. Und wie gut diese Systeme funktionieren, ist abhängig von der Verfügbarkeit von Neurotransmittern – von den Signalmolekülen, die sie produzieren. Wie wir später noch sehen werden, hängt die Erzeugung und Aktivität dieser Neurotransmitter nicht nur von unseren Genen ab, sondern auch davon, wie und was wir essen.

Das empathische Gehirn

Eine weniger egozentrische kognitive Fähigkeit ist die Empathie, die uns erkennen lässt, dass das Glück anderer genauso wichtig ist wie unser eigenes. Empathie ist die Fähigkeit, sich in die Lage eines anderen zu versetzen und seine Gefühle wahrzunehmen, aber darüber hinaus auch angemessen auf diese Wahrnehmung zu reagieren. Empathie ermöglicht es, sich mit den positiven ebenso wie mit den negativen Gefühlen anderer Menschen zu identifizieren, und lässt uns verstehen und akzeptieren, dass sich die Ansichten anderer von unseren eigenen unterscheiden können. Sie ist die Grundlage einer gerechten und toleranten Gesellschaft.

Umgekehrt ist ein Mangel an Empathie die tiefere Ursache vieler sozialer Konflikte. Dieses Defizit ist kennzeichnend für den Psychopathen – für die verstörende Neigung mancher Mitglieder der Gesellschaft zu antisozialem Verhalten und kaltblütiger Grausamkeit. Dem Psychopathen ist das Leid anderer gleichgültig. Dennoch ist er nicht gänzlich ohne Empathie. Während Empathie für die meisten Menschen der Standardmodus ist, können Psychopathen sie nach Belieben an- und abschalten: Sie wirken über lange Zeiträume charmant und liebenswürdig und sind dennoch fähig, anderen gegenüber gefühllos und sadistisch zu handeln. Ein Mangel an Empathie ist eines der Kriterien, die bei der Diagnose von narzisstischen und antisozialen Persönlichkeitsstörungen herangezogen werden.

Erwachsene und Kinder mit Autismus-Spektrum-Störungen werden häufig für empathielos gehalten, weil sie Probleme mit der sozialen Interaktion und Kommunikation haben. Doch Studien deuten darauf hin, dass sie die Gefühle anderer durchaus wahrnehmen, es ihnen jedoch schwerfällt, diese Gefühle zu deuten und zu verstehen.[11]

Spiegelneuronen

Im präfrontalen Cortex gibt es eine Gruppe von Neuronen, die feuern, wenn wir uns bewegen – zum Beispiel nach dem Handy greifen, wenn es klingelt. Ein bestimmter Prozentsatz dieser Neuronen feuert auch dann, wenn wir sehen, wie eine andere Person diese Bewegung ausführt. Auch wenn wir Schmerz empfinden oder aus der Fassung geraten, feuern bestimmte Neuronen, und eine Untergruppe feuert, wenn wir beobachten, dass ein anderer Mensch leidet. Diese Neuronen, die in den 1960er Jahren von italienischen Forschern im Gehirn von Affen entdeckt wurden, spiegeln das Verhalten oder die Gefühle von anderen, als ob wir selbst dieselbe Erfahrung machen würden. Daher der Name »Spiegelneuronen«.

Die Existenz der Spiegelneuronen erklärt, warum wir glücklicher sind, wenn wir von glücklichen Menschen umgeben sind. Wenn Sie mich anlächeln, feuern einige der Spiegelneuronen, die aktiviert werden, wenn ich selbst lächle, und ich empfinde einige der Gefühle, die normalerweise mit einem Lächeln einhergehen. Spiegelneuronen sind von wesentlicher Bedeutung für soziale Interaktionen. Ohne sie wären wir nicht in der Lage, die Gefühle, Handlungen oder Absichten der Menschen in unserem Umfeld zu verstehen. Einigen Studien zufolge sind gewisse Symptome beim Autismus auf eine eingeschränkte oder fehlerhafte Funktion der Spiegelneuronen zurückzuführen.[12]

Ich fühle deinen Schmerz

Maddy war eine lebhafte Achtjährige, die großen Spaß am Laufen hatte. Nachdem sie mehrere Wettläufe an ihrer Schule gewonnen hatte, qualifizierte sie sich für Wettkämpfe auf Stadt- und dann auf Landesebene. Jane, ihre beste Schulfreundin, war ebenfalls eine gute Läuferin und auch sie qualifizierte sich für die Teilnahme am Finale. Die Mädchen absolvierten ein intensives Training. Jeden Abend nach dem Essen fand man die beiden auf der Laufbahn neben der Promenade, wo der eine oder andere Elternteil ihre Zeit stoppte. Die Mädchen platzten fast vor Aufregung und Vorfreude. Sie waren seit vielen Jahren die ersten Vertreterinnen ihrer Schule, die an diesen Wettkämpfen teilnahmen.

Als der große Tag da war, trafen sich Maddy und Jane beim Wettkampf. Doch in der Nacht zuvor war etwas Schlimmes passiert. Janes Mutter, die seit Jahren gegen eine Krebserkrankung kämpfte, war gestorben. Inmitten der Trauer und des Chaos beschlossen Jane und ihre Familie, dass sie trotzdem an dem Wettlauf teilnehmen sollte. Sie wollte laufen – sie hatte so hart dafür trainiert. Die Familie würde kommen und sie anfeuern.

Beide Mädchen legten einen guten Start hin und setzten sich an die Spitze des Feldes. Doch als die Läuferinnen ins Ziel einliefen, war von den beiden Mädchen nichts mehr zu sehen. Besorgt machten sich die Eltern auf die Suche und fanden sie auf halber Strecke der Laufbahn. Jane saß schluchzend am Boden, von Kummer überwältigt, und Maddy, die den Arm um sie gelegt hatte, schluchzte ebenfalls. Später erzählte Maddy ihren Eltern, wie enttäuscht sie vom Ausgang des Wettlaufs war. »Ich wollte unbedingt gewinnen«, erklärte sie hinterher. »Aber was sollte ich machen? Jane hat geweint und ich konnte sie nicht einfach allein zurücklassen.«

Interessant war, dass Maddy im Grunde nicht wusste, warum sie selbst weinte. Sie fühlte einfach Janes Schmerz.

Empathie, Gene und Lernen

Irgendwo im linken präfrontalen Cortex sitzt ein »Empathie-Schaltkreis«. Die meisten Untersuchungen haben gezeigt, dass wir alle irgendwo auf einem Empathiespektrum zwischen niedrig und hoch liegen. Simon Baron-Cohen, Professor an der Cambridge University in Großbritannien, ist Experte für Entwicklungspsychopathologie. Wo wir uns auf dieser Skala befinden, hängt laut Cohen davon ab, wie unser Empathie-Schaltkreis funktioniert, was wiederum von zahlreichen Faktoren abhängt, angefangen bei den Genen, über die Erziehung bis hin zu kulturellen Einflüssen. Gene, die mit der Synthese und dem Stoffwechsel von Neurotransmittern verbunden sind, Hormone und die neuronale Vernetzung im präfrontalen Cortex spielen wahrscheinlich allesamt eine Rolle.[13]

Andere britische Forscher von der University of Oxford erforschen seit einiger Zeit die neurologischen Grundlagen der Empathie. Sie fragten sich, ob sich eine bestimmte Hirnregion ermitteln lässt, die unsere empathischen Reaktionen steuert. Und wenn ja, ob diese Region bei Menschen, die sich besonders empathisch und großzügig verhalten, größer und aktiver ist als bei anderen. Mittels bildgebender Verfahren stellten sie fest, dass ein kleiner Teil des anterioren cingulären Cortex (ACC) – der subgenuale anteriore cinguläre Cortex (sgACC) – dafür zuständig ist. Der ACC ist ein Teil des Gehirns, der an der Steuerung mehrerer automatischer Prozesse, wie Blutdruck und Herzschlag, beteiligt ist. Er ist auch wichtig für mehrere Funktionen höherer Ordnung wie Impulskontrolle, Entscheidungsfindung und Emotionen.

Als die Studienteilnehmer darüber nachdachten, wie sie anderen helfen könnten, leuchtete bei den Hirnscans nur der sgACC auf. Die Forscher stellten außerdem fest, dass ihre ursprüngliche Vermutung zutreffend war – der sgACC war größer und aktiver bei Personen, die bei psychologischen Empathietests hohe Punktzahlen erreicht hatten. Noch interessanter war, dass die Region nicht aktiv war, wenn die Probanden eine Aufgabe lernten, bei der sie selbst belohnt wurden und das Wohl anderer nicht im Vordergrund stand.[14] Die Erkenntnis, dass die Empathie in einer bestimmten Hirnregion lokalisiert ist, ist ein wichtiger Durchbruch. Viele psychiatrische Erkrankungen umfassen einen Mangel an Empathie, und diese Entdeckung könnte zu einer Verbesserung von Diagnose- und Behandlungsmethoden beitragen.

Empathie ist nicht nur ein Merkmal des Menschen. Viele Studien haben Empathie bei Tieren nachgewiesen. Wenn die Mutter eines Säuglings unglücklich ist und ihre Gefühle zeigt, wird nicht nur das Baby weinen, sondern auch der Familienhund betrübt reagieren. In einem wissenschaftlichen Experiment in den 1960er Jahren wurden Affen darauf trainiert, an einer Kette zu ziehen, um Futter zu bekommen. Die Affen machten sich gierig über das Futter her und zogen häufig an der Kette, um sich Nachschub zu besorgen. Als das System dann so umgerüstet wurde, dass ein anderer Affe einen Elektroschock erhielt, wenn ein Tier an der Kette zog, benutzten die Affen die Vorrichtung immer seltener. Ein Affe verzichtete sogar lieber zwölf Tage lang auf Futter, als einem anderen Affen wissentlich Schmerz zuzufügen.

Empathie und Spiegelneuronen

Die Entwicklung der Empathie hängt nicht nur von perfekt funktionierenden Spiegelneuronen ab, sondern auch von den Rollenvorbildern, denen ein Kind ausgesetzt ist – Eltern, Lehrer und Gleichaltrige. Wie Tierversuche und Beobachtungsstudien beim Menschen zeigen, ist eine weitere Voraussetzung für die Entwicklung von Empathie, dass wir in früher Kindheit Gelegenheit erhalten, enge, vertrauensvolle Beziehungen aufzubauen. Für eine erfolgreiche Entfaltung der Empathie müssen wir von klein auf Beziehungen zu wichtigen Bezugspersonen entwickeln und Bindungen formen, die von Sicherheit und Nähe geprägt sind.

Die Spiegelneuronen sind möglicherweise auch am Nachahmungsverhalten beteiligt. Dieses Verhalten ist das Grundprinzip des in Kapitel 1 besprochenen Neuromarketings. Wir sehen in einem Werbespot, wie jemand ein Eis isst, und fangen prompt an, den Gefrierschrank zu durchwühlen, um uns selbst eine Portion einzuverleiben. Manche Wissenschaftler fürchten auch, dass die hohe Gewaltexposition durch Fernsehen und Videofilme zu einem spiegelnden Verhalten und vielleicht letztlich zu einer höheren Gewaltbereitschaft in der Gesellschaft führen könnte. Zu ihnen gehört der bekannte Experte für Spiegelneuronen Marco Iacoboni, Psychiatrieprofessor an der UCLA. »Das beobachtbare Verhalten liefert überzeugende Nachweise dafür, dass Gewaltdarstellungen in den Medien mit einem gewalttätigen Imitationsverhalten verbunden sind«, sagt er. »Spiegelneuronen bieten einen plausiblen neurobiologischen Mechanismus, der erklärt, warum Gewaltdarstellungen in den Medien zur Nachahmung von Gewalt führen.«

Missbräuchliches oder liebloses elterliches Verhalten ist mit einer Fülle von abweichenden Verhaltensweisen im späteren Leben in Zusammenhang gebracht worden, wie Mobbing, Substanzenmissbrauch und Jugendkriminalität. Das Mobbing ist zu einem gravierenden Problem in unseren Schulen geworden. Bei einer im Jahr 2007 in Kanada durchgeführten Umfrage über die Einstellung zum Lernen berichteten 38 Prozent der erwachsenen Männer und 30 Prozent der erwachsenen Frauen von gelegentlichem oder häufigem Mobbing während ihrer Schulzeit.[15] Wissenschaftler vermuten, dass Mobber sehr wohl wissen, wie sich ihre Opfer fühlen; sie erkennen das Leid, das sie anderen zufügen, aber es ist ihnen entweder gleichgültig oder sie haben tatsächlich Spaß daran.[16] Mobbing ist kein normaler Bestandteil des Erwachsenwerdens und kann tiefgreifende Auswirkungen auf die psychische Gesundheit haben. Eine beunruhigende Zahl von Suiziden bei Jugendlichen wird mit dem Mobbing in der Schule in Verbindung gebracht. Mobbing in der Kindheit ist ein Indikator für Gewalttätigkeit im Erwachsenenalter.[17]

Lernen durch Erleben

Da Empathie sowohl angeborenes als auch erlerntes Verhalten ist, versuchen einige Schulprogramme die Empathie zu fördern, vor allem bei Kindern, die nicht den besten Start ins Leben hatten. Ein bahnbrechendes Programm, das 1996 in Toronto von Mary Gordon, Anwältin für Kinderrechte und ehemalige Erzieherin, gegründet wurde und heute weltweit Anwendung findet, nennt sich »Roots of Empathy«. Es handelt sich um ein evidenzbasiertes Unterrichtsprogramm, das eindrucksvolle Ergebnisse erzielt hat, was die Verbesserung des kooperativen und freundlichen Verhaltens der Kinder untereinander und die Verringerung der Aggressivität angeht.[18]

Zu Beginn des Schuljahrs wird bei diesem Programm ein »kleiner Lehrer« in den Unterricht eingeführt – ein vier bis sechs Monate alter Säugling. Im Laufe des Jahres besucht das Baby mit seiner Mutter oder seinem Vater und einer speziell ausgebildeten Trainerin den Unterricht. Das Programm konzentriert sich auf die Beziehung zwischen Eltern und Kind. Die Schüler lernen, wie sie die Gefühle des Säuglings erkennen können und wie er die Welt wahrnimmt und darauf reagiert. Wenn das Baby weint, werden die Kinder gefragt, was ihrer Ansicht nach der Grund ist.

Die Kinder erleben mit, wie der Säugling wächst und sich entwickelt und lernen dabei, seine Bedürfnisse und Gefühle zu erkennen. Indem sie die Liebe und Zuwendung der Eltern für ihr Kind beobachten, lernen sie, dieses Verhalten in ihrem eigenen Leben zu spiegeln. »Es gibt keine Empathie-App – Empathie lässt sich nicht durch bloße Worte vermitteln, sondern wird eher durch Erleben erworben«, sagt Gordon. »Die Kinder lernen, die ganzen unterschiedlichen Stimmungen des Säuglings zu respektieren, und sie lernen, dass die Versorgung des Babys – auch das Wechseln einer vollen Windel – ein Akt der Liebe ist. Sie erkennen die Menschlichkeit beim Baby und finden sie in sich selbst.«

Eine absurde Hypothese?

Wir geben heute Abermilliarden für die Entwicklung von Medikamenten aus, die lädierte Gehirne heilen sollen. Wir quälen uns mit der Frage herum, ob die wachsende Zahl der psychischen Gesundheitsprobleme mit unseren Erbanlagen, der wachsenden Umweltvergiftung, dem Lebensstress in überbevölkerten Städten oder irgendeinem anderen, bislang unentdeckten Faktor zusammenhängt.

Unser Gehirn hat sich in seiner Struktur und grundlegenden Genetik seit einer Million Jahre nicht verändert. Es hat immer noch denselben Bedarf an Sauerstoff, Wasser und Nahrung. Anders sieht es bei unserer Ernährung aus. Für den Großteil der Menschheitsgeschichte haben wir unseren Hunger befriedigt, indem wir wilde Tiere jagten und Wildpflanzen sammelten. Die Ernährungsweise der Jäger und Sammler war im Allgemeinen arm an Kalorien und reich an essenziellen Nährstoffen. Doch die Industrialisierung hat die moderne Nahrung so verändert, dass sie heute normalerweise kalorienreich und nährstoffarm ist. Und clevere Wissenschaftler verstehen sich darauf, den Geschmack von billigen, wertlosen Nahrungsmitteln so zu manipulieren, dass unser Geschmackssinn darauf anspringt und wir eben diese Nahrungsmittel bevorzugt auswählen.

Was, wenn die zunehmende Anfälligkeit des kindlichen Gehirns oder die explosionsartig zunehmende Aggressivität von Verkehrsrowdys und Amokläufern die Folgen unserer heutigen schlechten Ernährung wären? Was, wenn Depressionen darauf zurückzuführen wären, dass unser Gehirn nach den Vitaminen und anderen essenziellen Nährstoffen lechzt, die es braucht, um Neurotransmitter wie Dopamin oder Serotonin zu produzieren? Angenommen, der tragische Verlust kognitiver Funktionen im Alter ließe sich ganz einfach verhindern, indem wir unsere Ernährungsweise so verändern, dass unser Gehirn optimal mit den essenziellen Nährstoffen versorgt wird, die es für laufende Reparatur- und Wartungsarbeiten braucht?

Sind das einfach abstruse Vorstellungen, vergleichbar mit Aristoteles' Überzeugung, dass das Gehirn überflüssig sei, oder mit Galls Phrenologie-Lehre? Nicht, wenn man sich die aktuelle Forschungslage anschaut. Inzwischen wird allgemein anerkannt, dass Demenz keineswegs eine unausweichliche Begleiterscheinung des Alterungsprozesses ist, sondern eine Lifestyle-Erkrankung, für die eine schlechte Ernährung ein Hauptrisikofaktor ist.[19] Jeden Tag werden neue Nachweise veröffentlicht, die die These untermauern, dass eine schlechte Ernährung in jeder Lebensphase die Hirnfunktion beeinträchtigen kann. Es ist der kumulative Effekt einer jahrelangen Unterversorgung des Gehirns mit den essenziellen Nährstoffen, die es braucht, um seine Funktion und Regenerationsfähigkeit zu bewahren, der schließlich zu seinem Zusammenbruch führt. Das Mittel gegen Demenz und zur Prävention der Alzheimer-Erkrankung liegt also im Magen, nicht im Gehirn oder im Apothekerschrank.

Von dem ernährungsorientierten Arzt, produktiven Autor und beliebten Redner Emanuel Cheraskin (1916–2001) stammt der bekannte Ausspruch: »Der Mensch ist von Nahrungsmitteln abhängig. Wenn er nicht ernährt wird, stirbt er. Wenn er falsch ernährt wird, stirbt ein Teil von ihm.« Er hätte hinzufügen können: »einschließlich seines Gehirns«. In den folgenden beiden Kapiteln werden wir sehen, dass die Funktionsweise des Gehirns – das Verhalten der, wie Sir Francis Crick sagt, »Riesenansammlung von Nervenzellen und dazugehörigen Moleküle« – von der steten Versorgung mit verschiedensten Nährstoffen abhängt, von Fetten über Proteine bis hin zu Vitaminen und Mineralstoffen – eine Tatsache, die in Bezug auf die Hirnfunktion im Allgemeinen vernachlässigt wird.

3. Kapitel

Der Zusammenhang zwischen Ernährung und Kognition

Wie können wir darauf hoffen, Krankheiten zu verstehen, wenn wir keine Ahnung haben, warum Zellen gerade so arbeiten, wie sie arbeiten?

Nick Lane
Der Funke des Lebens: Energie und Evolution

Das Gehirn in Zeitlupe

Die Frau in meinem Wartezimmer sieht müde und traurig aus. Ich erfahre, dass sie als Soziologieprofessorin an einer örtlichen Universität tätig ist – ihr Traumjob, wie sie sagt. Doch er hat auch seine Schattenseiten. Die Anstellung an einer Spitzenuniversität bedeutet, dass man nicht nur lehren, sondern auch forschen muss und dass diese Forschung tunlichst auch veröffentlicht werden sollte. Nicht umsonst heißt es »publish or perish« (veröffentlichen oder untergehen).

Diese Professorin fürchtet, dass der Untergang kurz bevorsteht. Sie hat eine Schreibblockade, und auch ihre Lehrtätigkeit leidet. Irgendwie gelingt es ihr nicht, den Stoff für ihre Vorlesungen zu strukturieren. Sie sitzt vor einem Berg studentischer Arbeiten, die sie benoten muss, und weiß nicht, wo sie anfangen soll. Lustlos und apathisch schiebt sie alle Aufgaben vor sich her, und die Arbeit wächst immer weiter an. Eigentlich hält sie sich für hart im Nehmen, aber zur Zeit bricht sie bei jeder Kleinigkeit in Tränen aus. Inzwischen kann sie die Arbeit kaum noch ertragen. »Mein Gehirn funktioniert einfach nicht mehr«, stöhnt sie. »Ich glaube, es hat sich festgefahren.«

Während sie ihre Geschichte erzählt, schaue ich auf das fünftägige Ernährungsprotokoll, um dessen Erstellung ich sie vor unserem Termin gebeten hatte. Kein Frühstück außer schwarzem Kaffee, den sie den ganzen Tag lang trinkt. Auch für das Mittagessen unterbricht sie die Arbeit nicht immer, obwohl sie sich gelegentlich ein Sandwich oder Sushi holt. Beim Abendessen sieht es nicht viel besser aus. »Ich lebe allein«, erklärt sie, »und ich koche nicht oft«. Und so holt sie sich auf dem Weg nach Hause häufig ein weiteres Sandwich aus der Cafeteria oder legt einen Abstecher bei einem örtlichen Fish & Chips-Laden ein, um sich eine Packung panierten Bratfisch mit Pommes zu kaufen.

Ich frage sie, ob ihr manchmal der Magen knurrt. »Eigentlich nicht«, sagt sie, »und wenn doch, trinke ich noch einen Kaffee und rauche eine Zigarette. Zigaretten und Kaffee helfen mir durch den Tag«.

Man kann ein Gehirn nicht mit Kaffee und Zigaretten betreiben

Koffein und Nikotin sind beide Hirnstimulanzien. Kurzfristig erhöht Nikotin sicherlich die Aufmerksamkeit, da es die Blutgefäße erweitert und damit für eine bessere Durchblutung des Gehirns sorgt. Doch langfristig führt es dazu, dass eben diese Blutgefäße sich verengen, was die Zufuhr von Sauerstoff, Glukose und essenziellen Nährstoffen zum Gehirn verringert. Aufgrund seiner Auswirkungen auf die Gesundheit der Blutgefäße ist Rauchen auf lange Sicht ein Risikofaktor für Herzerkrankungen und Schlaganfall ebenso wie für Demenz und Alzheimer.[1] Abgesehen vom Nikotin können sich auch andere chemische Stoffe im Zigarettenrauch toxisch auf die Blutgefäße auswirken und ähnliche Schäden verursachen.

Koffein wird seit altersher in vielen verschiedenen Formen konsumiert. Es kann zweifellos die Konzentration steigern und die psychomotorischen Fähigkeiten verbessern – also jene Fähigkeiten, die körperliche ebenso wie geistige Aktivitäten umfassen, zum Beispiel

Autofahren oder das Spielen eines Musikinstruments. Viele Sport- und Energydrinks ebenso wie die allgegenwärtigen Colas verdanken ihre Popularität dem Koffeinanteil. Ein bisschen Kaffee – ein oder zwei Tassen am Tag – scheint sich positiv auf die Gesundheit auszuwirken, vermutlich aufgrund seiner antioxidativen Wirkung. Ein etwas höherer Koffeinkonsum trägt möglicherweise auch dazu bei, das Risiko von Typ-2-Diabetes zu verringern. Doch ein Zuviel an Koffein verengt die Blutgefäße und wirkt sich schließlich negativ auf das Lernvermögen aus.[2]

Meine Patientin benutzte Kaffee und Zigaretten, um ihrem Gehirn einen Kickstart zu geben und sich weiter auf die anstehende Arbeit zu konzentrieren – sie gab ihrem Gehirn einen gelegentlichen Schubs, anstatt es kontinuierlich mit dem Kraftstoff zu versorgen, den es braucht. Das ist so, als würden Sie jemanden dazu bringen, Ihr Auto anzuschieben, wenn es kein Benzin mehr hat. Man bekommt es für eine Weile zum Rollen, aber schließlich bleibt es doch wieder stehen, und man muss es erneut anschieben. So wie ein Auto nicht ohne Benzin funktioniert, ganz gleich wie hochentwickelt seine Technik sein mag, wird auch das klügste Gehirn irgendwann »seinen Geist aufgeben«, wenn es nicht genügend Kraftstoff erhält. Und dieser Kraftstoff ist unsere Nahrung.

Sauerstoff und das Gehirn

Als das stoffwechselaktivste Organ des Körpers hat das Gehirn einen besonders hohen Bedarf an Nährstoffen. Sie sind die notwendigen Rohmaterialien, die es braucht, um seine strukturelle Integrität herzustellen und zu bewahren, um die Myelinscheide der Neuronen aufzubauen und zu reparieren, um sich vor Schäden durch Stress oder Überbeanspruchung zu schützen und um bei Verletzungen zu heilen.

Der für die Energieerzeugung notwendige Sauerstoff ist die grundlegendste Voraussetzung, damit das Gehirn überleben kann. Eine Schlüsselrolle bei dieser Energieproduktion spielen kleine, aber faszinierende Gebilde innerhalb der Zellen: die Mitochondrien. Mitochondrien erzeugen die Energie, die die Zellen zum Arbeiten brauchen, und produzieren dabei freie Radikale, die verheerende Schäden in den Zellen anrichten können, wenn sie außer Kontrolle geraten (mehr über freie Radikale in Kapitel 4). Die Mitochondrien, auch bekannt als Kraftwerke der Zellen, sehen selbst wie Zellen aus – eine Zelle innerhalb einer Zelle sozusagen. Sie haben sogar ihre eigene DNA. Und ohne eine kontinuierliche Zufuhr an Sauerstoff können die Mitochondrien einfach nicht funktionieren.

Vor vielen Milliarden Jahren waren Mitochondrien frei lebende Bakterien. Bakterien waren als Erste hier auf dem Planeten, noch vor den Pflanzen oder Tieren, und können unter den unwirtlichsten Bedingungen überleben; einige Spezies können sich sogar von Beton ernähren und die extrem hohen Temperaturen von heißen Quellen überstehen. Nach Ansicht von Biologen war es möglicherweise einfach ein verrückter Zufall, der es einem Bakterium ermöglichte, sich in einem anderen niederzulassen. Das infizierende Bakterium hat wahrscheinlich zusätzliche Energie für die Gastzelle erzeugt, wodurch beide gut gedeihen und an biologischer Komplexität gewinnen konnten – möglicherweise ein Motor der Evolution. Inzwischen liegen eine Fülle von Anhaltspunkten für diese Theorie vor. Mitochondrien sind allerdings keine freilebenden Organismen mehr. Heute sind sie darauf angewiesen, dass die Gastzelle wichtige Nährstoffe zur Verfügung stellt, die sie selbst zum Überleben brauchen.

Die Anzahl der Mitochondrien variiert von Zelle zu Zelle. Rote Blutkörperchen haben keine Mitochondrien, während Leberzellen jeweils bis zu zweitausend haben können. Im Herzmuskel, wo hoher Energiebedarf besteht, setzt sich das Zytoplasma zu 40 Prozent aus Mitochondrien zusammen. Diese wichtigen Organellen sind dynamisch – bewegen sich häufig in den Zellen umher, um Energie dort abzugeben, wo sie gebraucht wird.

In den Neuronen zum Beispiel wandern die Mitochondrien am ganzen Axon entlang, um Energie an die Synapse zu liefern.

In Kapitel 4 wird erörtert, dass das Überleben der Mitochondrien davon abhängt, dass sie anständig ernährt werden.

Unser zuckersüchtiges Gehirn

Wie alle Zellen in unserem Körper sind auch die Hirnzellen auf eine regelmäßige Zufuhr von Glukose angewiesen. Diese Glukose stammt aus vielen Quellen. Sie ist ein natürlicher Bestandteil aller pflanzlichen Nahrungsmittel, nicht nur solcher, die süß schmecken wie Obst. Bei Pflanzen, die nicht süß schmecken, wie Weizen oder Reis, liegt der Zucker in Form von Stärke vor, die sich aus mehreren, in langen Ketten miteinander verbundenen Glukosemolekülen zusammensetzt. Mittels der Stärke speichern Pflanzen die Energie für einen späteren Gebrauch. Sie schmeckt nicht süß, weil sie kein Zucker ist, jedenfalls vorläufig noch nicht, deshalb regt sie die für Süße zuständigen Geschmacksknospen auf der Zunge nicht an. Aber lassen Sie sich nicht täuschen. Sobald unsere Verdauungsenzyme anfangen, daran zu arbeiten, wird ein Großteil der Stärke schnell zu Zucker und tritt in den Blutkreislauf ein. Man könnte auch sagen, Stärke ist verkappter Zucker.

Das Verhältnis unseres Gehirns zum Zucker ist kompliziert. Glukose im Blut löst die Freisetzung von Insulin aus, das wiederum die Zellen dazu veranlasst, die Glukose entweder als Energie zu nutzen oder den Überschuss als Glykogen in Muskel- und Leberzellen zu speichern. Glykogen ist unser Zuckervorrat für den Notfall. Wir nutzen es für jähe Energieausbrüche, zum Beispiel wenn wir vor einem Tiger fliehen müssen oder losrennen, um den Bus noch zu erwischen. Doch unsere Muskeln und unsere Leber haben eine sehr begrenzte Speicherkapazität für Glykogen, und wenn diese Speicher voll sind, werden zirkulierende Zuckerüberschüsse als Fett gespeichert.

Wenn wir zu lange nichts essen, signalisiert das Gehirn der Bauchspeicheldrüse, dass sie ein weiteres Hormon, das Glukagon, produzieren soll. Glukagon veranlasst die Fettspeicher, gespeicherten Zucker freizusetzen. Insulin und Glukagon arbeiten Hand in Hand, um sicherzustellen, dass auch wenn die Energieaufnahme fluktuiert, alle Zellen, einschließlich der Hirnzellen, die Glukose erhalten, die sie zum Funktionieren brauchen.

Wenn der Panikknopf gedrückt wird ...

Die Gesundheit aller Zellen hängt davon ab, dass sie kontinuierlich mit Energie in Form von Glukose versorgt werden; das von der Bauchspeicheldrüse ausgeschüttete Insulin wird benötigt, um die Glukose in die Zellen zu bekommen. Insulin wirkt, indem es sich an ein Molekül auf der Zelloberfläche bindet – den Insulinrezeptor –, der die Zellen aufschließt und die Passage der Glukose ins Zellinnere ermöglicht. »Macht auf«, sagt das Insulin, und die Zellen kommen der Aufforderung dankbar nach. Wenn mehr Glukose zur Verfügung steht, als die Zellen zur Energieversorgung brauchen, wird der Überschuss als Fett für den künftigen Gebrauch gespeichert.

Doch die Auslösung von Insulinspritzen durch hohen Zuckerkonsum bedeutet, dass die Glukosekonzentration im Blut sinkt, weil das Insulin bewirkt, dass die Glukose abtransportiert und gespeichert wird. Jetzt gerät das Gehirn in Panik. Ohne Zucker kann es einfach nicht funktionieren. »Bitte besorg' mir mehr Zucker – noch einen Keks, ein Stück Brot, ein Glas Orangensaft«, fordert es. »Egal was, es muss nur Zucker oder Stärke enthalten.« Wenn wir diesen Forderungen nachgeben, indem wir noch mehr von derselben Art Nahrungsmittel aufnehmen, setzt ein Teufelskreis ein: Der Blutzuckerspiegel erreicht wieder eine Spitze, gefolgt von einer Insulinspitze, gefolgt von einem weiteren Abfall des Blutzuckers und dem Verlangen nach noch mehr Zucker. Jetzt sitzen wir in einer Achterbahn von Zuckerhochs und -tiefs, die zudem mit ziemlicher Sicherheit auf eine Gewichtszunahme zusteuert.

Jede Art von Zucker, ob natürlich vorkommender in Obstsaft, oder als Zusatz, wie in einer Dose Cola, kann ein Zuckerhoch auslösen, das wiederum eine Insulinspitze auslöst. Stärkehaltige Lebensmittel können eine ähnliche Insulinspitze bewirken, vor allem wenn sie in Form von stark verarbeitetem Getreide aufgenommen werden. Das ist Getreide, das zu feinem Mehl gemahlen und zu Crackern oder Brot verarbeitet wird. Pulverisiertes Getreide gewährt den Verdauungsenzymen leichten Zugang zur Stärke, was bedeutet, dass sie schnell in Glukose verwandelt wird und der Blutzucker rasch in die Höhe schnellt.

Der glykämische Index (GI) ist ein Maß für die blutzuckersteigernde Wirkung von Lebensmitteln. Auf einer Skala von 1 bis 100 werden Nahrungsmittel danach eingestuft, wie schnell und wie hoch sie den Blutzuckerspiegel anheben; 100 steht für die Blutzuckerwirkung von 50 Gramm Glukose. Auf dieser Skala hat eine Scheibe Weißbrot einen GI von 95 – fast so hoch wie reine Glukose. Ein Stück Pizza mit Tomatensauce und Parmesankäse liegt bei 80, und eine Fruchtschnecke, häufig für eine gesunde Ergänzung zur Vesperbox von Schulkindern gehalten, schafft es auf 99.[3] Produkte, die einen zu schnellen und zu hohen Blutzuckeranstieg bewirken, werden als hochglykämische Lebensmittel bezeichnet.

Resistenzentwicklung

Mit der Zeit können übermäßige Insulinmengen zu einer »Insulinresistenz« führen. Überwältigt vom Insulin ignorieren die Zellen dessen Aufforderung, sich zu öffnen und den Zucker hereinzulassen. Das tun sie, indem sie die Insulinrezeptoren an ihrer Zelloberfläche entfernen, so dass die Glukose nicht mehr hinein kann. Aber die Aufgabe des Insulins ist nicht darauf beschränkt, den Zucker aus dem Blutkreislauf zu holen und die Zellen damit zu füttern. Es ist auch unser wichtigstes Speicherhormon, das wir für die Speicherung anderer Nährstoffe brauchen. Wenn die Zellen dem Befehl des Insulins nicht mehr folgen, können wir überhaupt keine Nährstoffe mehr in die Zellen transportieren – weder die Aminosäuren, die wir für die Produktion von Hormonen oder Neurotransmittern brauchen, noch die Vitamine und Mineralstoffe, die für ihre Herstellung erforderlich sind.

Insulinresistenz zwingt außerdem die Bauchspeicheldrüse dazu, immer mehr Insulin zu produzieren, in dem Versuch, den Zucker aus dem Blut in die Zellen zu bekommen. Die wiederholte Überbeanspruchung der Bauchspeicheldrüse führt schließlich zu ihrer Erschöpfung und zum Typ-2-Diabetes. Der Typ-2-Diabetes kann das Gehirn schädigen und ist daher ein starker Risikofaktor für Demenz. Bei Patienten, bei denen es wiederholt zur Unterzuckerung kommt, was, wie oben ausgeführt, durch zu viel Zucker verursacht werden kann, hat man negative Veränderungen in der weißen ebenso wie in der grauen Substanz festgestellt.[4]

Denkfutter

Die chemischen Botenstoffe der Hirnzellen, die Neurotransmitter, bestimmen jeden Aspekt der Hirnfunktion. Sie formen Erinnerungen, regulieren Stimmungen, sorgen für einen gesunden Schlaf und steuern, wie tatkräftig wir uns fühlen. Mit der Nahrung aufgenommenes Protein ist unverzichtbar für die Herstellung vieler wichtiger Neurotransmitter. Wenn wir Eiweiß essen, wird es von unserem Verdauungssystem in seine Grundbausteine, die Aminosäuren, zerlegt. Die Aminosäuren, manchmal als Bausteine des Lebens bezeichnet, weil sie zum Aufbau der DNA erforderlich sind, sind auch die Hauptbestandteile von Muskeln, Knochen, Haut, Nägeln und Haar. Einige Aminosäuren sind essenziell, was bedeutet, dass wir sie über die Nahrung aufnehmen müssen; andere können wir selbst herstellen.

Unser Körper kann Protein nicht speichern, und wenn wir unseren täglichen Bedarf nicht decken, greift er schon nach ein bis drei Tagen auf unser eigenes Muskelgewebe zurück, um sich die Aminosäuren, auf die wir für die Produktion von Hormonen und Neurotransmittern angewiesen sind, zu beschaffen. Das schädigt nicht nur unsere Skelettmuskulatur, sondern auch Muskelorgane wie das Herz und die Nieren. Neuere Studien deuten darauf hin, dass wir unseren Eiweißbedarf unterschätzt haben und dass die benötigte Menge erheblich höher ist als in derzeitigen Empfehlungen angegeben.[5] Aber essen Sie nicht alles auf einmal! Die gesündeste und effizienteste Methode zur Aufnahme von Protein besteht darin, es über den Tag zu verteilen: Für die meisten Erwachsenen ist es am besten, wenn sie je 25–30 Gramm Eiweiß zum Frühstück, zum Mittag- und zum Abendessen aufnehmen.[6] Leider verzehren viele die empfohlene Tagesdosis bei einer einzigen Mahlzeit, normalerweise beim Mittagessen.

Der Proteinbedarf ist abhängig vom Alter, dem Ausmaß der regelmäßigen Bewegung oder sportlichen Betätigung und dem allgemeinen Gesundheitszustand. Wir brauchen mehr Protein, wenn wir regelmäßig intensiv Sport treiben oder schwere körperliche Arbeit leisten. Auch bei Krankheit oder Appetitmangel brauchen wir trotzdem weiterhin Proteine. Auf die Frage, welche Menge optimal für unsere Gesundheit ist, werden wir in späteren Kapiteln noch ausführlicher eingehen.

Just-in-time-Lieferung

Neurotransmitter können ebenso wie Proteine nicht vom Körper gespeichert werden – sie müssen bei Bedarf blitzschnell produziert werden. In der Wirtschaft wird häufig der Ausdruck Just-in-time- oder bedarfssynchrone Disposition verwendet. Das ist eine Maßnahme zur Effizienzsteigerung, bei der man die Produkte nicht auf Vorrat lagert, sondern sie bei Bedarf herstellt. Die einzelnen Bestandteile werden gelagert, aber die fertigen Endprodukte, ob Waschmaschinen oder Traktoren, werden erst gebaut, wenn der Kundenauftrag erfolgt. Der Körper nutzt dasselbe System, um die Neurotransmitter herzustellen. Damit das Gehirn effizient arbeiten kann, müssen die Bestandteile, die wir zur Anfertigung dieser chemischen Botenstoffe nutzen, ständig – montagefertig – im Blutkreislauf zirkulieren.

Unsere Fähigkeit, Neurotransmitter herzustellen, hängt nicht nur davon ab, *was* wir essen, sondern auch davon, *wann* wir essen. Wir verbrauchen ununterbrochen Neurotransmitter, deshalb müssen wir ihre Ausgangsstoffe regelmäßig aufstocken, damit sie ersetzt werden können. So merkwürdig es klingen mag – ob wir die richtige Hirnchemie für eine gute Konzentrationsfähigkeit oder einen erholsamen Schlaf zusammenbrauen, hängt nicht davon ab, was wir gestern oder vorgestern gegessen haben, sondern von unserer zuletzt eingenommenen Mahlzeit.[7]

Die beiden wichtigsten Neurotransmitter, an denen im Gehirn unserer Professorin wahrscheinlich Mangel herrschte, sind Dopamin, ein natürliches Antidepressivum, und Serotonin, das notwendig ist, um das Gehirn zu beruhigen, Ablenkungen auszublenden und Ängste zu dämpfen. Serotonin ist besonders im späteren Tagesverlauf wichtig, um dem »Busy-Brain-Syndrom« vorzubeugen – ein Zustand innerer oder geistiger Unruhe, der sich einstellt, wenn wir die Themen des Tages nicht loslassen können und die Gedanken sich immer wieder unproduktiv im Kreis drehen. Auch gegen Abend brauchen wir Serotonin, um Melatonin zu produzieren, das für einen tiefen, erfrischenden Schlaf sorgt. Ein Serotoninmangel ist eine Hauptursache für Schlaflosigkeit.

Kein Wunder, dass meine Patientin das Gefühl hatte, ihr Gehirn habe sich festgefahren. Gehirne können nicht effizient arbeiten, wenn sie wahllos gefüttert werden. Und diese Professorin aß nicht nur wahllos. Sie aß fast überhaupt nichts.

Dopamin, Serotonin und Ernährung

Der Grundbaustein für Dopamin ist eine nicht essenzielle Fettsäure, das Tyrosin. Es ist nicht essenziell, weil unser Körper es aus Phenylalanin, einer weiteren Aminosäure, selbst herstellt. Nach Tyrosin besteht allerdings große Nachfrage, weil es notwendig ist, um mehrere wichtige chemische Substanzen, einschließlich der Stresshormone Adrenalin und Noradrenalin, zu produzieren. Tyrosin ist auch der Ausgangsstoff für die Endorphine, die natürlichen Schmerzmittel und Wohlfühl-Hormone, und für das Co-Enzym Q10 (CoQ10), auch bekannt als Ubiquinon. Ubiquinon erfüllt zwei wichtige Funktionen. Die Mitochondrien brauchen es zusammen mit dem Sauerstoff, um Energie zu erzeugen. Außerdem wirkt es als starkes Antioxidans, das die Zellen vor Schädigungen durch gefährliche Moleküle, die sogenannten freien Radikale, schützt.

Tyrosin ist erforderlich, um zwei weitere wichtige chemische Substanzen für den Körper herzustellen: das Schilddrüsenhormon Thyroxin und das Melanin, den Farbstoff der Haut und der Haare. In Anbetracht dieser langen To-do-Liste kann uns das Tyrosin leicht ausgehen, vor allem wenn wir uns eiweißarm ernähren. Stimmung, geistige und körperliche Leistungsfähigkeit sowie Schmerzempfindlichkeit werden allesamt durch eine geringe Tyrosinaufnahme mit der Nahrung verändert.[8]

Der Grundbaustein für das Serotonin ist eine weitere Aminosäure – Tryptophan –, und dieser Nährstoff ist essenziell. Anders als das Tyrosin, das die ergiebigste Aminosäure in eiweißreicher Nahrung ist, ist Tryptophan die unergiebigste Quelle, und viele proteinreiche Nahrungsmittel enthalten nur sehr wenig davon. Serotonin ist in Schlüsselbereichen des Gehirns, die unter dem Oberbegriff »soziales Gehirn« zusammengefasst werden, in hohen Konzentrationenen vorhanden. Das soziale Gehirn steuert die Entscheidungsfindung und soziale Interaktionen. Wird dem Gehirn experimentell das Serotonin entzogen, hat dies ernsthafte Folgen und führt zu einem Anstieg von Aggressivität, Impulsivität, Angst und Depression.[9]

Schlechte Essgewohnheiten beeinträchtigen unsere Fähigkeit zur Dopamin- und Serotoninherstellung, und diese Beeinträchtigung verschlimmert sich durch physischen oder psychischen Stress, mangelnde Bewegung und starken Koffein- und Alkoholkonsum. Doch wenn wir genau darauf achten, was und wann wir essen, können wir die Hirnfunktion unterstützen und verbessern. Es ist möglich, den Dopaminspiegel zu optimieren, wenn wir aufmerksam, fokussiert und tatkräftig sein müssen, und den Serotoninspiegel am Abend zu erhöhen, damit wir die Sorgen des Tages loslassen und schlafen können wie ein Murmeltier. Wie das am besten gelingt, werden wir in späteren Kapiteln behandeln.

Der Dramaturg und die Schauspielerin

Der berühmte irische Dramatiker und Nobelpreisträger George Bernard Shaw konnte Dummköpfe nicht leiden und war dafür bekannt, dass er Leute mitunter brutal herunterputzte. Einer Anekdote zufolge kam er auf einer Party einmal ins Gespräch mit einer Schauspielerin. Sie machte gerade eine Diät und wollte nichts essen, weil sie Angst hatte, dick zu werden. Shaw war skeptisch: »Es gibt keine Diät, die alles Fett aus dem Körper entfernt«, warnte er. »Das Gehirn besteht voll und ganz aus Fett. Ohne Hirn sehen Sie vielleicht gut aus, aber dann können Sie höchstens noch in die Politik gehen.« (Anscheinend sparte er sich seine schärfsten Seitenhiebe für Politiker auf!)

Shaw hatte recht, was das Gehirn angeht. Es besteht tatsächlich größtenteils aus Fett – zu fast 60 Prozent –, aber es braucht die richtige Art von Fett. Hirnzellen benötigen höchst spezialisierte Fette, die sogenannten Omega-3- und Omega-6-Fettsäuren. Das sind mehrfach ungesättigte Fettsäuren, auch als PUFAs bezeichnet (von engl. *polyunsaturated fatty acids*). Beide Fette sind Partner bei der Prävention vieler chronischer Krankheiten, die mit dem Alter verbunden sind, wie Herzerkrankungen und Demenz. Beide sind auch essenziell, was bedeutet, dass wir sie nicht selbst herstellen können und sie über die Nahrung aufnehmen müssen. PUFAs sind wichtig für eine gesunde Reifung und Entwicklung des Gehirns ebenso wie für seine lebenslange Funktionsfähigkeit.[10]

Omega-6-Fettsäuren sind zwar essenziell, aber eine zu hohe Aufnahme kann Entzündungen fördern. Entzündungen gelten in der Regel als etwas Schlechtes, obwohl sie eine notwendige Rolle bei der Reaktion des Immunsystems auf Infektionen spielen und entscheidend für die Wundheilung sind. Anhaltende Entzündungen gelten allerdings als Ursache vieler degenerativer Erkrankungen – nicht nur für Herzerkrankungen und Arthritis, sondern auch für hirnschädigende Krankheiten wie Multiple Sklerose und Alzheimer.

Im Gegensatz dazu wirken Omega-3-Fettsäuren entzündungshemmend. Sie kommen in fettem Fisch wie Lachs, Sardinen und anderen Meeresfrüchten und in einigen Pflanzen und Nussölen vor und sind normale Bestandteile der Membranen aller Zellen, einschließlich der Hirnzellen. In der Familie der Omega-3-Fette gibt es zwei gut erforschte Mitglieder – die langkettigen Fettsäuren Eicosapentaensäure (EPA) und Docosahexaensäure (DHA). Sie kommen hauptsächlich in marinen Quellen wie fettem Fisch vor, während sie in pflanzlichen Quellen von Omega-3-Fettsäuren wie Flachsöl oder Raps nicht enthalten sind.

Zusammen kontrollieren EPA und DHA die Fähigkeit der Neuronen, Serotonin herzustellen und in die Synapse freizusetzen. Niedrige Blutkonzentrationen von EPA und DHA finden sich bei einer Vielzahl von psychiatrischen Störungen, die mit der Serotonin-Fehlregulation verbunden sind, wie etwa Aufmerksamkeitsdefizit-/Hyperaktivitätsstörung, bipolare Störung, Schizophrenie und Demenz.[11]

Eine Frage der Balance

Es gibt Anhaltspunkte dafür, dass von der frühen Menschheitsgeschichte an bis zu Beginn des Industriezeitalters das Verhältnis von Omega-3- zu Omega-6-Fettsäuren in der Nahrung bei 1:1 lag. Dieses Gleichgewicht sorgt für eine perfekte Regulierung der Entzündungsreaktion, ermöglicht die notwendige Ausbreitung der Entzündung für Heilungszwecke oder zur Infektionsbekämpfung, aber verhindert die Entwicklung einer anhaltenden Entzündung, die Schädigungen des Gewebes hervorruft. Moderne Ernährungsweisen sind arm an Omega-3-Fetten und überreich an Omega 6, von daher beträgt das Verhältnis heute eher 15:1 bis 20:1. Das ist verglichen mit dem Verhältnis, das noch vor hundert Jahren herrschte, ein Anstieg um das Drei- bis Vierfache.

Ernährungsweisen, die viel Omega-3-Fettsäuren enthalten, unterstützen anerkanntermaßen die kognitiven Funktionen, doch Nahrungsmittel, die reich an zwei anderen Fetten – an gesättigten Fetten und Transfetten – sind, können das Gehirn schädigen. Gesättigte Fette finden sich in Milchprodukten wie Butter, Sahne und Käse, im Eigelb und in tierischen Fetten, vor allem im Fleisch von Schlachtrindern, die in Mastbetrieben gehalten und mit Mais und anderen Getreidearten gefüttert werden. Rinder aus Weidehaltung haben dagegen ein ähnliches Fettprofil wie der Lachs: Dieses Fleisch enthält mehr Omega-3-Fettsäuren und weniger gesättigte Fette.

Während PUFAs notwendig sind, um die Zellmembranen geschmeidig und beweglich zu machen, sorgen gesättigte Fette für Struktur und Unterstützung und sind ein integraler Bestandteil der Zellorganisation. Gesättigte Fette sind allerdings nicht essenziell. Wir stellen sie selbst her. Tatsächlich werden alle überschüssigen Kalorien, die wir konsumieren, letztendlich in gesättigtes Fett umgewandelt. Shaw hatte recht. Es gibt keinen Körper ohne Fett, und das schließt gesättigtes Fett mit ein.

Sehen, was wir sehen wollen

Seit den 1980er Jahren hat man uns eingebläut, dass die gesättigten Fette und das Cholesterin in der Nahrung die Hauptursache für Herzerkrankungen seien, und die Empfehlung, sich möglichst fett- und cholesterinarm zu ernähren, gehörte zu den Grundpfeilern der öffentlichen Gesundheitsberatung. Doch 35 Jahre später steht diese Maxime kurz davor, gekippt zu werden. Der Beratungsausschuss für die US-amerikanischen Ernährungsrichtlinien hat angeregt, keine Empfehlungen mehr für eine stark reduzierte Aufnahme von Cholesterin, gesättigtem Fett und Gesamtfett auszusprechen. Die Forschungsarbeit, die ursprünglich die Theorie zu belegen schien, dass gesättigte Fette die Ursache von Herzerkrankungen seien, war von Anfang an unzulänglich und wurde von späteren Studien nicht bestätigt.[12] Reproduzierbarkeit gehört, wie gesagt, zu den Hauptkriterien verlässlicher Forschung. Tatsächlich hat Studie um Studie gezeigt, dass kein Zusammenhang zwischen kardiovaskulären Erkrankungen und der Aufnahme von cholesterinreichen Nahrungsmitteln wie Eiern oder gesättigten Fetten wie Butter besteht.[13]

Die ursprüngliche Studie, die die Fettverteufelung in Gang setzte, wurde von einem Mediziner namens Ancel Keys durchgeführt. Beginnend in den 1950er Jahren veröffentlichte er Forschungsergebnisse aus sieben Ländern, die zeigten, dass das Risiko, an einem Herzinfarkt zu sterben, umso größer war, je größer der Fettanteil bei den aufgenommenen Kalorien war. Obwohl eigentlich Daten aus 22 Ländern zur Verfügung standen, schloss Keys die Daten aus 16 davon aus. Schon damals stellten einige Wissenschaftler diese Entscheidung in Frage und wiesen darauf hin, dass die Schlussfolgerung nicht haltbar war, wenn man die Daten aus allen 22 Ländern bei der Analyse berücksichtigte.[14]

Wie Franz Joseph Gall bei seiner Phrenologie-Lehre scheint auch Keys Daten ignoriert zu haben, die nicht zu seiner Theorie passten. Und wie die Phrenologie-Theorie setzte sich die Fett/Cholesterin-These so sehr im öffentlichen Bewusstsein fest, dass es Jahrzehnte dauerte, bis sie erneut überprüft wurde. Zum Glück ist dieser Tag inzwischen gekommen. Es ist jetzt okay, ein Stück Butter ans Gemüse zu geben oder ein Ei zum Frühstück zu essen – Sie werden nicht gleich an einem Herzinfarkt sterben! In späteren Kapiteln werden wir sehen, dass der Verzicht auf Eier, insbesondere auf Eigelb, negative Auswirkungen auf das Gedächtnis haben kann, insbesondere während der Schwangerschaft und im höheren Alter.

Können wir jetzt also so viel gesättigtes Fett essen, wie wir wollen? Nicht direkt. Zumindest in Tierstudien wurde nachgewiesen, dass gesättigtes Fett die Dopaminfunktion beeinträchtigen kann.[15] Gesättigtes Fett hat auch viele Kalorien, so dass schon eine kleine Menge genügt. Und wir wären gut beraten, die Lehren zu beherzigen, die Studien über Gewichtsabnahmen ergeben haben. Vor zehn oder zwanzig Jahren erhielt die Atkins-Diät eine Menge Publicity. Bei dieser Diät wird die Aufnahme von Zucker und Stärke, auch aus natürlichen Quellen wie Obst und Gemüse, stark eingeschränkt, während es gleichzeitig erlaubt ist, unbegrenzte Mengen an Eiweiß und Fett zu verzehren, einschließlich solcher Nahrungsmittel, die reich an gesättigten Fetten sind, wie Eier, Schinken und Wurst.

Herzspezialisten waren entsetzt, als diese Diät populär wurde. Dann zeigten Studien allmählich, dass die Diät nicht nur eine effektive Strategie zur Gewichtsabnahme bot, sondern auch hohe Triglyzerid- und Cholesterinspiegel senkte – Hauptrisikofaktoren für Herzerkrankungen.[16] Gründlichere Nachforschungen ergaben, dass die Atkins-Diät ein unerwünschtes Protein im Blut, das sogenannte

C-reaktive Protein erhöhte.[17] CRP-Spiegel waren bei früheren klinischen Studien nicht berücksichtigt worden.

Als Zeichen für Entzündungen im Körper erhöht ein hoher CRP-Spiegel nicht nur das Risiko von Herzerkrankungen, sondern beeinträchtigt auch die psychische Gesundheit. Erhöhte CRP-Spiegel sind mit einem erhöhten Risiko für Angst und Depression und sogar Demenz verbunden worden. Langzeitstudien deuten darauf hin, dass das CRP ansteigt, lange bevor sich klinische Symptome der Demenz bemerkbar machen.[18]

Damit ist die Botschaft klar. Aus mehreren Gründen, nicht zuletzt wegen seines hohen Kaloriengehalts und potentiell schädigenden Effekts auf das Gehirn, ist ein Zuviel an gesättigtem Fett schlecht für uns.

Nicht alles, was essbar ist, ist auch ein Nahrungsmittel

Im Flugzeug auf dem Weg zu einem Meeting in Vancouver fiel mein Blick auf eine der fröhlich-bunten Broschüren, die in der Sitztasche vor mir steckte und den Titel »Essbares und Entertainment« trug. Darin waren die Mahlzeiten, Snacks, Filme und TV-Programme aufgelistet, die auf dem Flug angeboten wurden. Ich musste lachen. So gerne ich glauben würde, dass die Fluggesellschaft tatsächlich den Unterschied kennt zwischen Lebensmitteln, die dem Körper Nährstoffe zuführen, und solchen, die essbar sind und den Hunger stillen, aber wenig oder keinen Nährwert besitzen, habe ich da doch irgendwie meine Zweifel. Als der Essenswagen kommt, ist er bis obenhin vollgepackt mit Junkfood, das vor Zuckerzusätzen und Transfetten förmlich schreit.

Transfette sind künstliche, vom Menschen hergestellte Fette, die hauptsächlich in industriell verarbeiteten Lebensmitteln vorkommen. Sie bilden sich, wenn flüssige Pflanzenöle, die reich an PUFAs sind, gehärtet werden, indem man ihnen bei hohem Druck und hoher Temperatur Wasserstoff zusetzt (Hydrierung). Aus der Perspektive der Lebensmittelindustrie gibt es gute Gründe, Fette auf diese

Weise umzuwandeln. Die Omega-6- ebenso wie die Omega-3-Fettsäuren sind leicht verderblich, wenn sie Licht und starker Hitze ausgesetzt werden, und entwickeln einen sogenannten Off-Flavour (sie werden ranzig). Transfette verbessern den Geschmack und die Konsistenz von Lebensmitteln und verlängern die Haltbarkeitsdauer. Bis vor Kurzem waren sie die Lieblinge der Nahrungsmittelindustrie.

Bis in die 1990er Jahre gab es kaum Studien zu diesen künstlichen Fetten und der Frage, ob sie gesundheitsschädlich sind. Den natürlichen gesättigten Fetten wie Kokosnussöl, Eigelb, Butter oder Sahne wurde – zu Unrecht, wie sich herausstellte – die Alleinschuld an den Gesundheitsproblemen angelastet, die durch eine zu fettreiche Ernährung verursacht werden. Doch Transfette führen zu einem Anstieg des (schlechten) LDL-Cholesterins und zu einer Abnahme des (guten) HDL-Cholesterins. Sie benehmen sich im Gehirn anders als die natürlich vorkommenden Fette: Sie senken den Serotoninspiegel und fördern Entzündungen. Transfette sind mit affektiven Störungen und aggressivem Verhalten in Verbindung gebracht worden.

Es zeichnet sich ab, dass Transfette das Gedächtnis in jeder Altersstufe negativ beeinflussen können. Bei Kindern können sie sich in die Gehirnzellen integrieren und in den Zellmembranen den Platz einnehmen, der von essenziellen Omega-3- und Omega-6-Fettsäuren besetzt sein sollte. Folglich kommt es bei Kindern, die sich regelmäßig von Fastfood ernähren, wahrscheinlich zu einer Beeinträchtigung der Hirnfunktion. Eine Studie der University of California in San Diego kam zu dem Ergebnis, dass ein Zusammenhang zwischen einer höheren Aufnahme von Transfetten bei Männern in den Vierzigern (also in den Hauptverdienstjahren, in denen das Gehirn topfit sein sollte) und einer Verschlechterung der Gedächtnisleistung besteht.[19] Diese Fette sollte man definitiv nicht auf seinem Speiseplan haben. Einige Länder wie Dänemark haben die künstlichen Transfette bereits erfolgreich aus Nahrungsmitteln verbannt, während man in anderen Ländern die zulässigen Höchstmengen drastisch eingeschränkt hat. Doch obwohl sie nicht mehr als unbedenklich gelten, kämpft die Lebensmittelindustrie dafür, sie weiterhin bei einer Vielzahl von abgepackten Lebensmitteln einsetzen zu dürfen.[20]

Wenn Sie Wert auf Ihr Gehirn legen, sollten Sie anfangen, Etiketten sorgfältig zu lesen, Fragen zu stellen und der Versuchung widerstehen, Produkte zu kaufen, die mit diesen Hirnkillern bestückt sind, wie Pastetenteig, Tiefkühlpizza, Kaffeeweißer, Glasuren, Mikrowellen-Popcorn, Chips und ähnliche Snacks. Im weiteren Verlauf dieses Buches werden wir uns noch ausführlicher damit befassen, welche anderen Nährstoffe das Gehirn braucht, damit es wachsen und reifen, lernen und sein Potential entfalten kann, und wie wir dafür sorgen können, dass es in jedem Alter ordentlich ernährt wird.

4. Kapitel

Vitamine, Mineralstoffe und Hirnfunktion

Ich kenne nichts, das Labortiere so wirksam gesund erhält wie ein perfekt zusammengestelltes Futter. Ich kenne nichts, das so wirksam Krankheiten erzeugt wie schlecht zusammengestelltes Futter. Das ist auch die Erfahrung von Viehzüchtern. Ist der Mensch die Ausnahme von einer Regel, die bei höherentwickelten Tieren so allgemein anwendbar ist?

Sir Robert McCarrison

Zu Beginn des 20. Jahrhunderts steckte die Ernährungsforschung als seriöse Wissenschaft noch in den Kinderschuhen und konzentrierte sich vornehmlich auf Fette, Proteine und Kohlenhydrate. Ein Gleichgewicht dieser drei, dazu noch einige Mineralstoffe wie Kalzium und Eisen, galt als ausreichend für eine vollständige Ernährung – damit hatten wir angeblich alles, was wir brauchten, um in physiologischer Hinsicht einwandfrei und effizient zu funktionieren. Es gab nur ein Problem: Labortiere, die man auf vergleichbare Weise ernährte, wurden krank und starben. Anfangs taten die Wissenschaftler diese unerwarteten Ergebnisse als unerheblich ab. Vielleicht hatte es nichts mit dem Futter als solchem zu tun. Vielleicht waren die Ernährungsweisen einfach langweilig und das Futter so ungenießbar, dass die Tiere das Interesse am Fressen verloren und schließlich an Unterernährung starben. Aber allmählich wurde klar, dass Fette, Eiweiße und Kohlehydrate nicht zum Überleben ausreichten und dass andere, vorher unbekannte Substanzen, ebenfalls notwendig waren. Diese Stoffe fehlten bei den im Labor ausgetüftelten Ernährungsweisen.

Zunächst wurden diese zusätzlichen Elemente einfach als »akzessorische Nahrungsfaktoren« bezeichnet, doch schließlich wurden sie als Vitamine bekannt – ein Name, der betont, dass sie überlebenswichtig sind.

Wie konnten sie uns entgehen?

Vitamine waren jahrelang übersehen worden, weil sie nur in winzigen Mengen in der Nahrung vorkommen. Trotzdem steuern sie Milliarden von chemischen Reaktionen. Sie sind die Katalysatoren, die die Chemie von Geweben und Zellen antreiben.

Sie steuern, ob Zellen leben oder sterben, wie und ob sie miteinander kommunizieren und ob sie notwendige bioaktive Moleküle wie Hormone oder Neurotransmitter produzieren. Ohne Vitamine verlangsamt sich die Ausführung lebenswichtiger Aufgaben auf Zellebene und kommt schließlich gänzlich zum Erliegen. Vitamine sind notwendig für die Erzeugung von Energie und sorgen dafür, dass das Immunsystem arbeiten kann. Fehlen sie, kann das Blut nicht gerinnen, Wunden können nicht heilen und Knochen und Zähne zerbröckeln. Wir brauchen Vitamine, um im Dunkeln sehen zu können und um bei Verstand zu bleiben.

Obwohl es eine faszinierende Lektüre ist, würde es den Rahmen dieses Buches sprengen, ausführlich auf die hektische Forschungsaktivität einzugehen, die im frühen 20. Jahrhundert zur Entdeckung der Vitamine führte. Für diese Geschichte empfehle ich zwei hervorragende Bücher, die auf dem Höhepunkt der medizinischen Aufregung über Vitamine und ihre Wirkung auf die Gesundheit veröffentlicht wurden. Beide bieten exzellente Einblicke in die Arbeit vieler Biochemiker und Physiologen, die die »akzessorischen Nahrungsfaktoren« in reiner Form in ihren Laboratorien isolierten, den Nachweis erbrachten, dass sie essenziell sind, und die überlebensnotwendigen Mindestmengen bestimmten.[1]

Fettlöslich und wasserlöslich

Vitamine werden in zwei Gruppen unterteilt, je nachdem ob sie in Wasser oder in Fett löslich sind. Zu den wasserlöslichen Vitaminen gehören die B-Vitamine und Vitamin C.

Die B-Vitamine sind chemisch nicht verwandt, aber weil sie in der Natur zusammen vorkommen und eng zusammenwirken, werden sie alle unter diesem Oberbegriff zusammengefasst. Der Komplex der B-Vitamine umfasst Vitamin B1 (Thiamin), Vitamin B2 (Riboflavin), Vitamin B3 (Niacinoder Nikotinsäure), Vitamin B5 (Pantothensäure), Vitamin B6 (Pyridoxin), Biotin, Folsäure und Vitamin B12 (Cobalamin). Die Zahlen spiegeln die Reihenfolge wider, in der sie entdeckt wurden. Einige der B-Vitamine sind nummeriert, während andere hauptsächlich unter ihren chemischen Namen bekannt sind.

Die übrigen Vitamine – die Vitamine A, D, E und K – sind fettlöslich. Diese Vitamine finden sich für gewöhnlich in fettreichen Nahrungsmitteln und müssen zusammen mit Fett aufgenommen werden, damit der Körper sie verwerten kann. Weil sie fettlöslich sind, können wir sie in Fettgewebe wie der Leber speichern, deshalb ist es nicht so wichtig, sie täglich zu verzehren. Die wasserlöslichen Vitamine dagegen werden vom Körper schnell über Schweiß, Urin und andere Ausscheidungen ausgespült, deshalb müssen sie täglich aufgefüllt werden. Sie werden auch durch gängige Medikamente, insbesondere durch Diuretika, die sogenannten Entwässerungspillen, schnell abgebaut.

Entwässerungspillen werden gegen hohen Blutdruck eingesetzt und entfernen überschüssige Flüssigkeit, die sich im Gewebe angesammelt hat. Das tun sie, indem sie dafür sorgen, dass die Nieren verstärkt Urin und Natrium ausscheiden. Doch Diuretika spülen nicht nur überschüssige Flüssigkeit und Natrium aus, sondern auch wasserlösliche Nährstoffe – die B-Vitamine und Vitamin C. Und da alle Mineralstoffe wasserlöslich sind, führen Diuretika auch zum Abbau dieser essenziellen Nährstoffe.

Vitamine und gesunde Hirnfunktion

Dieses Buch befasst sich durchweg mit aktuellen Nachweisen dafür, dass die Entwicklung des Gehirns, seine tägliche Leistungsfähigkeit sowie deren Bewahrung und Regeneration beeinträchtigt werden, wenn es zu einer Unterversorgung mit einem oder mehreren der essenziellen Nährstoffe kommt. An dieser Stelle möchte ich jedoch anhand einiger Beispiele darlegen, dass frühe Forschungen, auch wenn sie von der heutigen Medizin fast generell ignoriert werden, hochrelevant für die Hirngesundheit sind.

Im Jahr 1937 wurde der erste wissenschaftliche Beitrag veröffentlicht, der zeigte, dass eine Krankheit namens Pellagra nicht, wie zuvor vermutet, auf eine Infektion zurückzuführen war, sondern auf einen Mangel an dem B-Vitamin Niacin oder Vitamin B3. Aus klinischer Sicht hat Pellagra drei charakteristische Symptome, die sogenannten drei »D«: Diarrhoe, Dermatitis und Demenz. Wenn der Mangel längere Zeit anhält, führt er unweigerlich zum Tod (womit das vierte »D«, für »death«, hinzukommt). Die Krankheit war bereits seit mindestens zweihundert Jahren beobachtet worden, doch bis zu den 1930er Jahren blieb die Ursache unbekannt.

Niacin ist notwendig, um Kohlehydrate in Glukose umzuwandeln, um Fette und Proteine zu verstoffwechseln und um Geschlechtshormone zu produzieren. Es ist von entscheidender Bedeutung für das Nervensystem. Da wir es für die Herstellung der Nebennierenhormone benötigen, verbrauchen wir mehr davon, wenn wir unter Stress stehen. Ist die über die Nahrung aufgenommene Menge zu gering, kann der Körper etwas Niacin selbst produzieren – er stellt es aus der Aminosäure Tryptophan her, die wir auch für die Serotoninherstellung nutzen. Doch die Umwandlung von Tryptophan in Niacin ist ein extrem verschwenderischer Prozess: Es werden etwa 60 Milligramm Tryptophan verbraucht, um ein einziges Milligramm Niacin herzustellen.

Könnte es sein, dass wir bei einer zu geringen Niacinzufuhr das über die Nahrung aufgenommene Tryptophan für die Niacinproduktion verbrauchen, und dann zu wenig Tryptophan übrig haben, um Serotonin zu erzeugen? Und führt das vielleicht zu einer Verschlechterung der Stimmung und der Hirnfunktion?

Niacin, Cholesterin und Stimmung

Wendy war eine Frau in den Fünfzigern. Als sie mich das erste Mal aufsuchte, galt ihre Hauptsorge ihrem Cholesterinspiegel, der im Laufe der Menopause allmählich gestiegen war. Ihre routinemäßigen Blutuntersuchungen zeigten, dass das »schlechte« LDL-Cholesterin zu hoch war, während das »gute« HDL-Cholesterin zu niedrig war. Auf Statinmedikamente – die gängigsten Cholesterinsenker – hatte Wendy nicht gut reagiert, deshalb wollte sie versuchen, ihre Ernährung umzustellen und ihren Cholesterinspiegel auf diese Weise wieder in den Griff zu bekommen. Sie hatte bereits selbst einige Veränderungen in ihrem Speiseplan vorgenommen. So achtete sie geflissentlich darauf, sich fettarm zu ernähren: keine Eier, nur Magermilch, fettfreier Hüttenkäse und Joghurt. Keine Butter. Die vorgenommenen Veränderungen hatten jedoch bis jetzt nichts geholfen.

Da sie es mit dem fettarmen Ansatz probiert hatte, schlug ich vor, dass sie einer kohlehydratarmen Ernährung eine Chance geben solle. Einer (wenn auch umstrittenen) Studie zufolge senkt eine Reduzierung der Kohlehydrate (»Low-Carb«) den Cholesterinspiegel wirksamer als eine fettarme Diät.[2] Ich erklärte Wendy, dass ziemliche Verwirrung darüber herrsche, was »Low-Carb-Diät« eigentlich bedeute. Ich wollte nicht, dass sie weniger Obst und Gemüse aß – Kohlehydrate, die voller gesunder sekundärer Pflanzenstoffe stecken. Stattdessen sollte sie Quellen mit zusätzlichem Zucker wie Kekse und Süßigkeiten vermeiden und die Aufnahme von stärkehaltigen Kohlehydraten – Brot, Kartoffeln, Nudeln und Reis, insbesondere in hoch verarbeiteter Form wie bei Brot oder Crackern – auf eine Portion pro Mahlzeit reduzieren.

Außerdem empfahl ich ihr, Niacin als Nahrungsergänzungsmittel einzunehmen, weil Niacin das HDL-Cholesterin erhöht. Viele Patienten lehnen Niacin ab, weil es in der Dosierung, die nachweislich das HDL erhöht, häufig Hautrötungen auslöst. Obwohl diese Rötungen harmlos sind, schrecken sie viele Menschen ab. (Für eine andere Darreichungsform von Niacin wird damit geworben, dass sie keine Rötungen erzeugt, aber das Präparat hat nicht dieselbe Wirkung auf das HDL-Cholesterin, deshalb empfehle ich es nicht.) Ich rate Patienten allerdings, ihren Arzt zu konsultieren, bevor sie ein Niacin-Supplement ausprobieren, weil einige Präparate, vor allem in Retard-Form, sich negativ auf die Leber auswirken können. Fünf Monate später überprüfte Wendys Arzt ihren Cholesterinspiegel. Zu ihrer Freude waren die Werte normal. Ihr LDL-Cholesterin war gesunken und lag im Normbereich, und ihr HDL-Cholesterin war gestiegen. Ich sagte, dass die Einnahme von Niacin nicht mehr erforderlich sei, und sie setzte es ab.

Etwa ein Jahr später erschien Wendy wieder in meiner Praxis. Ich fragte, wie es ihr gehe, und sie sagte, inzwischen sei wieder alles in Ordnung, aber sie habe unter Depressionen gelitten. Das Stimmungstief schien mit dem Absetzen des Niacins eingesetzt zu haben, deshalb hatte sie es wieder genommen und die Depression war verschwunden. Da ihre Leberwerte normal waren, stimmte ihr Arzt einer langfristigen Einnahme des hochdosierten Niacins zu. Seither ist sie frei von Depressionen.

Die wohlgenährten Mitochondrien

Mitochondrien brauchen Niacin zur Unterstützung bei der Energieerzeugung. Wenn zu wenig Niacin zur Verfügung steht, werden sie in ihrer Arbeit beeinträchtigt. Eine reduzierte Energieproduktion setzt einen toxischen Prozess mitochondrialen Verfalls in Gang – eine Abwärtsspirale von Ereignissen, die über eine träge Energieerzeugung und eine verringerte Fähigkeit der Zellen, gefährliche freie Radikale unschädlich zu machen, zunächst zum Absterben der Mitochondrien und schließlich zum Zelltod führt. Man nimmt an, dass der Verfall von Mitochondrien eine zentrale Rolle bei der Parkinson-Krankheit, bei Multipler Sklerose und Demenz spielt.[3]

Stellen Sie sich wohlgenährte Mitochondrien vor, die wie Hochgeschwindigkeitszüge an den Axonen der Neuronen entlangschießen und erfolgreich Energie zu den Synapsen transportieren – genau das, was die Neuronen brauchen, um erfolgreich zu kommunizieren. Stellen Sie sich jetzt ein Gehirn vor, das seines Niacins beraubt ist. Zunächst wird jedes verfügbare Tryptophan in der Nahrung genutzt, um Niacin herzustellen – eine kurzfristige Lösung. Doch wenn der Niacinmangel anhält, ist das Tryptophan irgendwann aufgebraucht und steht nicht mehr für die Serotoninproduktion zur Verfügung. Jetzt tauchen die typischen Symptome eines niedrigen Serotoninspiegels im Gehirn auf – Angst und Depression, erhöhte Impulsivität und Aggression.

Hält das Defizit Monate oder gar Jahre an, nimmt die Fähigkeit der Mitochondrien zur Energieerzeugung ab. Bei einer unzureichenden Energiezufuhr sterben auch die Axone ab, was die Kommunikation beeinträchtigt – sowohl zwischen verschiedenen Hirnregionen als auch zwischen Gehirn und entfernteren Teilen des Körpers. Es wäre nicht überraschend, wenn diese neurologische Verlangsamung schließlich zu schwerfälligen Bewegungen, Kommunikationsproblemen und räumlicher und zeitlicher Desorientierung führte – den typischen Merkmalen für die fortgeschrittenen Stadien der Alzheimer-Erkrankung.

Das darf uns allerdings nicht zu dem Schluss verleiten, dass ein Niacindefizit die einzige Ursache für ein Absterben der Mitochondrien wäre. Wie wir in diesem Buch immer wieder sehen werden, braucht das Gehirn *alle* essenziellen Nährstoffe, damit es ordentlich funktioniert, und alle sind entweder direkt oder indirekt an der Bewahrung gesunder Mitochondrien beteiligt.

Zeichen und Symptome des Mangels erkennen

Als die Wissenschaft die essenzielle Bedeutung von Vitaminen und Mineralstoffen erkannt hatte – kurz vor Beginn des Zweiten Weltkrieges –, konnten sich die Forschungsanstrengungen darauf konzentrieren, welche Krankheiten sich bei Tieren entwickeln, wenn ihnen diese wichtigen Stoffe fehlen. Bei einem Eisenmangel beispielsweise wird nicht genügend Hämoglobin hergestellt, um den Sauerstoff über den Blutkreislauf zu transportieren, was zur Anämie führt, und ein Vitamin-C-Mangel erzeugt eine Krankheit namens Skorbut.

Die Bedrohung durch Skorbut war Seefahrern und Forschern bereits in der Antike bekannt. Schon Hippokrates hatte darüber berichtet, doch die ersten ausführlichen Schilderungen lieferten im 13. Jahrhundert die Ärzte, die die Kreuzfahrer auf ihren Expeditionen begleiteten. In den frühen Stadien des Skorbuts sind die Krankheitssymptome relativ unspezifisch – hauptsächlich Erschöpfung und Reizbarkeit – und werden leicht übersehen. Wenn der Mangel anhält, treten Schmerzen in Muskeln und Gelenken auf. Schwere Symptome entwickeln sich erst, nachdem die Vitamin-C-Speicher des Körpers aufgebraucht sind, was etwa drei Monate dauert. Dann kommt es zu deutlichen Hautveränderungen. An Armen und Beinen tauchen violettschwarze Flecken – Ekchymosen – auf, verursacht durch das Einsickern von Blut in die Haut. Neu wachsende Haare sind mitunter gedreht wie kleine Korkenzieher.

Am Ende führen spontane Blutungen, Fieber und Krämpfe zum Tod.

Kann man zu wenig von einem Vitamin haben, ohne dass Mangelerscheinungen auftreten?

Heute geht man davon aus, dass Skorbut kein Problem mehr darstellt, weil die meisten Menschen Zugang zu einer Vielzahl von Obst- und Gemüsesorten haben – zu Nahrungsmitteln, die reich an Vitamin C sind. Bestimmte Gruppen, wie schwangere Frauen und ältere Menschen, sind bekanntermaßen anfällig, vor allem bei eingeschränkter Ernährungsweise. Alkohol und Nikotin sind ebenfalls Vitamin-C-Räuber und erhöhen den Bedarf.

Eigentlich ist es unmöglich, unter einem Mangel an irgendeinem essenziellen Nährstoff zu leiden und trotzdem am Leben zu sein, da ein extremer Mangel in allen Fällen den Tod verursacht. Wenn hingegen nicht genügend von irgendeinem Nährstoff vorhanden ist, um den Stoffwechsel optimal zu unterstützen, spricht man von Mangelernährung. Die Ernährungs- und Landwirtschaftsorganisation der UN (FAO) definiert Mangelernährung als »Krankheitszustand, der durch den Mangel an einem oder mehreren Nährstoffen hervorgerufen wird, die essenziell für Überleben, Wachstum, Fortpflanzung und die Fähigkeit zum Lernen und zu einem aktiven Leben in der Gesellschaft sind. Dieser Krankheitszustand kann leicht, mittel oder schwer ausgeprägt sein, je nach dem Ausmaß des Mangels.«

»Nährstoffe« bezieht sich in diesem Zusammenhang auf alle essenziellen Nahrungsbestandteile: Vitamine, Mineralstoffe, essenzielle Fette und genügend Eiweiß, um den Körper optimal mit allen essenziellen Aminosäuren zu versorgen.

Den täglichen Verschleiß ausgleichen

Vitamin C ist notwendig, um Collagen herzustellen, was nach Wasser das häufigste Molekül im Körper ist. Collagen, abgeleitet von dem griechischen Wort für Klebe, *kolla*, hält uns buchstäblich zusammen, bietet strukturelle Unterstützung, Stärke und Elastizität für Sehnen und Bänder, Knochen, Muskeln, Haut und alle inneren Organe. Die sichtbaren Zeichen des Skorbuts – die Blutungen und blauen Flecken – hängen damit zusammen, dass die Blutgefäße brüchig werden und leicht reißen. Das Collagen ist notwendig für die Wundheilung und die normale Narbenbildung.

Unser Körper muss kontinuierlich Collagen herstellen, um Körperstrukturen, die durch tägliche Abnutzung Schaden nehmen, instand zu setzen und intakt zu halten. Das erfordert eine stete Versorgung mit Vitamin C, das selbst bei der Collagenproduktion zerstört wird. Auch wenn Skorbut – die extremste und fatalste Form eines Vitamin C-Mangels – nicht mehr verbreitet ist, sind moderne Ernährungsweisen einer optimalen Collagenproduktion eindeutig nicht zuträglich. Erkrankungen des Bindegewebes greifen um sich, und viele davon sind mit schlechtem Collagen oder dessen unzuverlässiger Regeneration in Verbindung gebracht worden, zum Beispiel Osteoporose, Abbau von Knorpel und Bandscheiben, Herzgeräusche, Aneurysmen, Sehnenschäden (Rotatorenmanschette) und Hernien.

Der ungarisch-US-amerikanische Biochemiker Albert Szent-Györgyi erhielt 1937 den Nobelpreis für Physiologie oder Medizin für die Synthese von Vitamin C (oder Ascorbinsäure, um den chemischen Namen zu gebrauchen). In seiner Dankesrede rügte er die Ärzteschaft, weil sie die Bedeutung des Vitamins C für die Gesundheit allzu stark vereinfacht hatte: »Die medizinische Fachwelt hat eine sehr enge und sehr falsche Auffassung vertreten: Ein Mangel an Ascorbinsäure verursachte Skorbut, wenn es also keinen Skorbut gab, bestand auch kein Mangel an Ascorbinsäure – das schien sonnenklar. Das einzige Problem war, dass Skorbut nicht das erste Anzeichen eines Mangels ist, sondern der endgültige Zusammenbruch, ein prämortales Syndrom, und dass eine riesige Kluft zwischen Skorbut und vollständiger Gesundheit klafft.«

In der Grauzone zwischen klar erkennbarer Krankheit und vollständiger Gesundheit verbringen viele Menschen die besten Jahre ihres Lebens – Jahre, in denen sie sich auf dem Höhepunkt ihrer beruflichen Entwicklung, ihrer Fortpflanzungsfähigkeit und ihrer Lebenskraft befinden sollten. Stattdessen sind sie müde, lustlos und reizbar. Nachdem sie den Kinderwunsch aufgeschoben haben, um sich auf die Karriere zu konzentrieren, haben sie später unter Umständen Schwierigkeiten, schwanger zu werden. Angehende Ärzte lernen heute im Studium leider nicht mehr, die Anzeichen und Symptome eines Vitaminmangels zu erkennen, so dass Skorbutfälle heute mitunter bei Untersuchungen nicht erkannt werden, sogar wenn die klassischen Zeichen und Symptome offensichtlich sind.[4] Szent-Györgyi würde das nicht überraschen.

Vitamin C und das Gehirn

Vitamin C ist entscheidend für die Hirngesundheit – schon vor unserer Geburt spielt es eine wichtige Rolle bei der Hirnentwicklung. Vitamin C ist erforderlich für die Herstellung von Neurotransmittern wie Serotonin und Dopamin und um Stresshormone wie Adrenalin zu bilden, deshalb wird es in Stresssituationen schneller aufgebraucht. So zeigte eine Studie über Krankenhauspatienten, dass eine ergänzende Vitamin-C-Gabe zweimal täglich ihnen half, die Krankheitsbelastung besser zu bewältigen, und mit einer Reduzierung von Stimmungsschwankungen um 71 Prozent und einer Reduzierung des Leidensdrucks um 51 Prozent verbunden war.[5]

Vitamin C wirkt außerdem als Antioxidans und schützt das empfindliche Hirngewebe gegen die Angriffe der freien Radikale. Den freien Radikalen fehlt ein Elektron in ihrer Außenhülle. Deshalb sind sie hoch reaktiv und instabil und versuchen, sich selbst zu stabilisieren, indem sie Elektronen von anderen benachbarten Molekülen stehlen. Werden diese Moleküle ihrer Elektronen beraubt, werden auch sie instabil, und so entstehen immer mehr freie Radikale. Diese Kettenreaktion kann, sobald sie einmal eingesetzt hat, zu weitreichenden und anhaltenden Gewebeschädigungen führen.

Freie Radikale werden während normaler Stoffwechselprozesse wie der Energieerzeugung durch die Mitochondrien erzeugt – simples Atmen und Verdauen bringt sie hervor. Tatsächlich werden freie Radikale benötigt, um Bakterien zu töten und zu entsorgen. Nur die exzessive Produktion ist ein Problem. Rauchen, Sport, Stress, Umweltverschmutzung, chirurgische Eingriffe und Infektionen erhöhen die Menge der im Umlauf befindlichen freien Radikale. Viele häufig genutzte Arzneimittel verstärken ebenfalls die Entstehung von freien Radikalen.

Da unser Gehirn einen so aktiven Stoffwechsel hat, werden unsere Neuronen und Gliazellen einem ständigen Bombardement durch freie Radikale ausgesetzt. Unkontrolliert kann das zu chronischer Hirnentzündung und irreparablen Schäden führen. Eine Aufgabe des Vitamins C besteht darin, freie Radikale in relativ harmlose Stoffe umzuwandeln. Andere Vitamine, wie Vitamin A und Vitamin E, wirken ebenfalls als Antioxidantien. Darauf werden wir in späteren Kapiteln noch zurückkommen.

Auch Mineralstoffe sind essenziell

Die Entdeckung, dass viele Mineralstoffe ebenfalls essenziell sind, war nicht so spektakulär und vollzog sich über einen längeren Zeitraum. Mineralstoffe finden sich in der Natur im Boden und im Trinkwasser sowie in jedem lebenden Organismus, wo sie vitale chemische und elektrische Prozesse steuern. Sie werden benötigt, um Enzyme zu aktivieren, und arbeiten mit den Vitaminen zusammen.

Einige Mineralstoffe sind in relativ großen Mengen erforderlich und werden daher als Mengen- oder Makroelemente bezeichnet. Dazu gehören Kalzium, Phosphor, Kalium, Magnesium, Schwefel, Natrium und Chlor. Daneben gibt es die Mikro- oder Spurenelemente, die genauso wichtig sind, aber von denen nur kleinere Mengen gebraucht werden. Zu den Spurenelementen gehören Eisen, Kupfer, Zink, Jod, Selen, Cobalt, Mangan, Molybdän und Brom. Wie die Vitamine C und E können einige Mineralstoffe als Antioxidantien wirken, zum Beispiel Selen, Mangan und Zink. Die antioxidativen Vitamine und Mineralstoffe arbeiten synergistisch zusammen, um Gewebe vor den schädigenden Wirkungen der freien Radikale zu schützen.

Herkömmlicherweise hat uns der Verzehr von Pflanzen, die auf nährstoffreichen Böden angebaut wurden, mit Mineralstoffen versorgt. Doch mineralstoffreiche landwirtschaftliche Nutzflächen werden immer seltener: Moderne Anbaumethoden haben den Gehalt von wichtigen Mineralstoffen im Boden verringert, weil in großflächigen Monokulturen Jahr um Jahr dieselbe Feldfrucht wächst. Auch diese Nutzpflanzen brauchen bestimmte Mineralstoffe zum Wachsen, deshalb werden routinemäßig Kunstdünger eingesetzt. Diese Düngemittel liefern nur das absolute Minimum, das die Pflanzen bis zur Ernte brauchen. Viele Spurenelemente, die lebensnotwendig für den Menschen sind, werden von den Pflanzen nicht benötigt und nicht in den Boden eingebracht, was die Gemüse- und Obstarten, die auf diesen Flächen wachsen, zu immer schlechteren Mineralstoffquellen für die menschliche Ernährung macht.

Weißmehl-Blues

Dass die lebensnotwendige Bedeutung der Mineralstoffe überhaupt entdeckt wurde, ist nicht nur kluger chemischer Detektivarbeit zu verdanken, sondern hängt auch mit gesellschaftlichen Veränderungen zu Beginn des 20. Jahrhunderts zusammen. Damals wanderte die Landbevölkerung auf der Suche nach Arbeit in die Städte ab, wo frische Lebensmittel, an die man auf dem Land gewöhnt war, wie Gemüse oder Eier, unerschwinglich waren. Weißmehl war billig, aber die Art, wie man das Mehl verarbeitete, um seine Haltbarkeit zu verlängern, entzog ihm einen Großteil seiner Vitamine und Mineralstoffe. Es machte zwar satt, aber es bot wenig Nährstoffe.

Eine Ernährung, die aus viel weißem Mehl und Zucker und wenig Protein oder guten Fetten bestand, führte dazu, dass die Armen in den Städten kränker waren und früher starben als die Menschen auf dem Land. Durch sorgfältige Experimente – erst bei Tieren und später beim Menschen – wurde allmählich klar, dass die Nahrung nicht nur ein oder zwei, sondern zahlreiche verschiedene Elemente enthielt, die zusammenarbeiten, um uns gesund zu halten. Die Erkenntnis, dass es bei Ernährungsdefiziten mit der Gesundheit bergab gehen kann, veränderte das medizinische Denken über Krankheitsursachen. Bis dahin galten nur Verletzungen, Infektionen und offenkundiger extremer Hunger als Ursachen von Krankheit und Tod.

Eine kleine Hilfe in stressigen Zeiten

Alberta im Juni 2013. Die Flut aller Fluten. Sie beginnt im nördlichen Teil der Provinz. Eine Schlechtwetterfront schiebt sich langsam in östlicher Richtung über Zentralkanada und bringt außergewöhnlich heftigen Sturm mit sich. Der Regen reißt nicht ab. Nach ein paar Tagen wird der Notstand ausgerufen, weil die Flüsse über die Ufer treten und Autobahnen überschwemmt sind. Mitte Juni nimmt die Überschwemmungsgefahr im Norden etwas ab, doch der Meteorologe warnt, dass weitere Regenfälle erwartet werden, dieses Mal konzentriert auf Calgary, Kanadas viertgrößte Stadt.

Wenn es so etwas wie einen perfekten Sturm gibt, so ist es dieser. Rasch einsetzendes Tauwetter in den Rocky Mountains schickt tosende Wassermassen die Flüsse hinunter, während sich gleichzeitig ein starkes Regen- und Sturmtief über Calgary festsetzt und es tagelang unablässig schütten lässt. Nach einem grimmig kalten Winter ist der Boden immer noch gefroren und kann die Wassermassen nicht aufnehmen. Mehr als 100 000 Menschen müssen sich in höhergelegenen Gebieten in Sicherheit bringen und den Großteil ihres Hab und Guts zurücklassen. Tobende Fluten und Schlammlawinen blockieren die Highways; todunglückliche Bewohner müssen mit ansehen, wie ihre Autos davongeschwemmt werden und ihre Häuser einstürzen.

Als die Flut nachlässt und Hilferufe ausgehen, wird das Militär eingesetzt, um bei den Aufräumarbeiten zu helfen. Hastig werden Care-Pakete zusammengestellt – Unterwäsche, Zahnbürsten und Zahnpasta, Gummistiefel und wasserfeste Kleidung, Besen, Eimer und Schrubber. Es wird mindestens ein Jahr dauern, wenn nicht länger, bis Calgary wieder aufgebaut ist und sich von der größten und teuersten Naturkatastrophe in seiner Geschichte erholt hat.

Bonnie Kaplan ist Psychologin an der University of Calgary und eine erfahrene Wissenschaftlerin, die seit vielen Jahren erforscht, wie sich Vitamine und Mineralstoffe auf die psychische Gesundheit auswirken. Ihr ist wohl bekannt, dass sich der Bedarf an Mikronährstoffen in Stresssituationen erhöht – mehrere veröffentlichte Studien zeigen, dass Vitaminsupplementierungen hilfreich für Menschen sein können, die mit ähnlichen Unglückssituationen fertig werden mussten. Nach ein paar Wochen hat sie ihr Team zusammengestellt, und sie entwickeln ein Forschungsprojekt, das die Frage untersucht, ob psychischer Stress, ausgelöst durch das Nachspiel dieser furchtbaren Katastrophe, durch Nahrungsergänzungen gelindert werden kann.

Health Canada erklärt sich damit einverstanden, das übliche Genehmigungsverfahren zu beschleunigen, und ein großes Unternehmen stellt die erforderlichen Nahrungsergänzungsmittel für die Studie zur Verfügung. Zwei Teilnehmergruppen erhalten entweder Vitamin D oder ein Ergänzungsmittel, das eine Mischung aus hochdosierten B-Vitaminen enthält. Eine weitere Gruppe bekommt eine Breitbandkombination an Vitaminen und Mineralstoffen. Sechs Wochen lang wird beobachtet, wie es bei den menschlichen Versuchskaninchen um wahrgenommenen Stress, Depressionen und Angst bestellt ist.

Die Auswertung der Ergebnisse zeigt, dass die Angst- und Stressbelastung bei den Teilnehmern, die entweder den B-Komplex oder die Multivitamin- und Mineralstoffergänzung erhalten haben, deutlich geringer ist als bei den Teilnehmern, die nur den Einzelnährstoff eingenommen haben.[6] Die seelische Belastung, die mit der Bewältigung der Flut und ihrer Folgen einherging, ist nur ein extremes Beispiel dafür, dass Stress höhere Anforderungen an unsere Nährstoffreserven stellt.

Profitieren auch Gesunde von zusätzlichen Vitaminen und Mineralstoffen?

Es mag Einigkeit darüber herrschen, dass der Bedarf an essenziellen Nährstoffen mit zunehmendem Alter, bei Stress und bei Einnahme bestimmter Medikamente steigt, aber gibt es irgendeinen Grund, Nahrungsergänzungsmittel einzunehmen, wenn man weder alt noch Raucher ist und auch keine Medikamente braucht? Hat das eine wahrnehmbare Wirkung auf die Hirnfunktion?

In einer neueren Studie gaben Wissenschaftler jungen, gesunden, sportlichen Männern ein Multivitamin- und Mineralstoffpräparat; die darin enthaltene Menge an B-Vitaminen war zwölfmal so hoch wie die empfohlene Tagesdosis (*Recommended Daily Allowance*, RDA), und auch das darin enthaltene Vitamin C hatte eine acht- bis zehnmal höhere Dosierung. Die *Recommended Daily Allowances* sind die offiziellen Empfehlungen für die Mengen von essenziellen Nährstoffen, die als ausreichend angesehen werden, den täglichen Bedarf von 98 Prozent der gesunden Personen einer bestimmten Bevölkerungsgruppe (gleiches Geschlecht, ähnliches Alter) zu decken. Nach einmonatiger Behandlung ergaben die Untersuchungen, dass die Männer in der Behandlungsgruppe im Gegensatz zur Vergleichsgruppe, die den Nährstoffcocktail nicht erhalten hatte, optimistischer waren und dass sie in punkto mentale Verarbeitung schneller und präziser waren, insbesondere wenn sie unter Druck standen. Sie fühlten sich weniger gestresst, zeigten bessere Gedächtnisleistungen und gingen sportliche Herausforderungen kraftvoller an.[7] Man bedenke, dass diese jungen Männer offenbar fit und gesund waren, nicht rauchten, keine Tabletten nahmen und sich normal ernährten.

In den USA läuft derzeit ein zweijähriges, vom Kongress in Auftrag gegebenes Forschungsprojekt, mit dem untersucht werden soll, ob eine Vitamin – und Nährstoffsupplementierung die Hirnfunktion und Kognition bei Militärangehörigen nachweislich schützen und verbessern kann. Soldaten im aktiven Militärdienst sind zweifellos erhöhten Stressbelastungen ausgesetzt, sowohl in körperlicher als auch in psychischer Hinsicht, und jede Vorgehensweise, die ihnen hilft, mit diesem Stress umzugehen, wäre höchst willkommen. Doch das gilt nicht nur für Soldaten. Wie wir in Kapitel 6 sehen werden, kann jeder, der mit anhaltendem Stress zu kämpfen hat, ob bei der Arbeit oder im Privatleben, von zusätzlichen Nährstoffen in Form von Ergänzungsmitteln profitieren.

Die klinische Erfahrung von Ärzten und anderen Fachkräften, die Vitamine und Mineralstoffe in ihrer Arbeit einsetzen und Patienten über gesunde Essgewohnheiten aufklären, ebenso wie eine wachsende Zahl von Studienergebnissen sprechen dafür, dass gesunde Menschen aller Altersklassen davon profitieren, wenn sie ihre Ernährung durch sorgfältig ausgewählte Supplemente verbessern. Man darf allerdings nicht vergessen, dass diese Mittel als Zusatz und nicht als Ersatz für eine gesunde Ernährung gedacht sind; Supplemente können schlechte Essgewohnheiten niemals wettmachen. So bietet insbesondere eine Ernährung, die reich an Obst und Gemüse ist, ganz spezielle Vorzüge.

Gemüse oder die neuen Essentials

Heute wissen wir, dass einer der Hauptvorteile einer gemüsereichen Ernährung darin liegt, dass sie reich an bestimmten chemischen Stoffen ist, die erst kürzlich entdeckt wurden. Diese Bestandteile werden als sekundäre Pflanzenstoffe oder Phytochemikalien bezeichnet, nach dem griechischen Wort *phytos* für Pflanze. Mehr und mehr Nachweise sprechen dafür, dass Phytochemikalien uns gegen eine Fülle von Zivilisationskrankheiten – von Herzinfarkt und Schlaganfall bis Diabetes und Demenz – schützen können.

Pflanzen sind abhängig vom Sonnenlicht, um durch einen Prozess namens Photosynthese Energie zu erzeugen. Die Photosynthese ermöglicht den Pflanzen, Kohlendioxid und Wasser in Kohlehydrate und Sauerstoff umzuwandeln. Während der normalen Tagesstunden gibt es allerdings Phasen, in denen Pflanzen mehr Sonnenlicht ausgesetzt sind, als sie verkraften können. Der daraus resultierende Stress, der sogenannte photooxidative Stress, erzeugt freie Radikale. Die Farbpigmente von Pflanzen sind Antioxidantien und arbeiten Hand in Hand mit antioxidativ wirkenden Vitaminen und Mineralstoffen, um freie Radikale aufzulösen und Zellschädigungen zu verhindern.

Die DNA von Pflanzen kann wie die des Menschen durch ultraviolette Strahlung geschädigt werden. Doch anders als der Mensch können Pflanzen mit übermäßiger Sonneneinstrahlung nicht umgehen, indem sie sich in den Schatten begeben, schützende Kleidung anlegen oder sich mit Sonnencreme einreiben. Deshalb passen Pflanzen sich selbst an eine zu starke Strahlung an, indem sie ihren eigenen natürlichen Sonnenschutz entwickeln – die Phytochemikalien. Eine abwechslungsreiche, hauptsächlich vegetarische Ernährung bietet eine Fülle an Phytochemikalien, die oxidativen Stress und Neuroinflammation bekämpfen. Das ist vermutlich der Mechanismus, durch den Ernährungsformen, die reich an sekundären Pflanzenstoffen sind, das Gedächtnis, das Lernen und die geistige Beweglichkeit fördern.[8]

Natürliche Antibiotika

Die Erde, in der Pflanzen wachsen, wimmelt von potentiellen Krankheitserregern – Bakterien, Viren, Pilze und Schimmel, sogar Würmer. Ohne die Fähigkeit, diese Plagen abzuwehren, wäre eine Pflanze nicht überlebensfähig. Deshalb sind einige der von Pflanzen produzierten Phytochemikalien antimikrobiell und können diese potentiell problematischen Mikroorganismen abwehren, hemmen oder abtöten. Einige sind so stark wie jedes verschreibungspflichtige Antibiotikum. Und da Pflanzen darauf vorbereitet sein müssen, viele verschiedene Arten von Infektionen gleichzeitig zu bekämpfen, wirken die von ihnen produzierten Phytochemikalien nicht nur antibiotisch, sondern auch gegen Pilze und Viren.

Viele Krankenhäuser experimentieren mit aus Pflanzen gewonnenen Phytochemikalien in ihrem Kampf gegen Krankenhausinfektionen, insbesondere gegen Keime, die antibiotikaresistent geworden sind, wie die Methicillin-resistenten *Staphylokokken* (MRSA) oder die vancomycinresistenten *Enterokokken* (VRE). Oreganoöl, Eukalyptusöl und Teebaumöl, allesamt beliebte Hausmittel bei Infektionen, Erkältung oder Grippe, können das Wachstum dieser Superkeime hemmen.[9] Die Tatsache, dass die aus Pflanzen gewonnenen antimikrobiellen Wirkstoffe ein breites Spektrum haben, ist ein Riesenvorteil beim Umgang mit Krankenhausinfektionen, weil Patienten mit mehr als einem Erreger gleichzeitig infiziert sein können und möglicherweise unter viral-bakteriell-bedingten oder bakteriell-pilzbedingten

Co-Infektionen leiden. Auch bei Halsschmerzen oder Husten ist es mitunter schwierig zu ermitteln, ob der Auslöser viral oder bakteriell ist. Auch hier bieten pflanzliche antimikrobielle Wirkstoffe wie Oreganoöl ein natürliches Gegenmittel und sollten zur Grundausstattung jeder Hausapotheke gehören.

Nicht fünf Portionen, sondern zehn

Falls Sie der Idee anhängen, dass Sie täglich fünf Portionen Obst und Gemüse essen sollten, dann habe ich eine wichtige Neuigkeit für Sie: Diese Empfehlung ist nicht mehr gültig. Genaugenommen war sie das nie. Fünf Portionen (gemischtes Obst und Gemüse) am Tag ist nur für Kinder im Alter zwischen vier und acht Jahren angemessen. Derzeit besteht Einvernehmen darüber, dass Erwachsene am meisten von zehn Portionen am Tag profitieren. Eine über zwölf Jahre laufende Studie aus Großbritannien kam zu dem Ergebnis, dass fünf Portionen oder weniger pro Tag keinerlei Auswirkung auf die »Gesamtmortalität« hatten – also, auf das Risiko, aus irgendeinem medizinischen Grund zu sterben.

Wer sieben Portionen pro Tag zu sich nahm, reduzierte sein Risiko, vorzeitig an einem Herzleiden, an Krebs oder irgendeiner degenerativen Krankheit zu sterben, um 42 Prozent. Doch obwohl das ein klarer Vorteil war, war es noch nicht optimal. Wie die Wissenschaftler feststellten, nahm die Sterblichkeitsrate mit jeder weiteren Portion bis hin zu zehn pro Tag immer weiter ab.[10] »Die eindeutige Botschaft lautet: Je mehr Obst und Gemüse man isst, desto geringer ist das Risiko zu sterben, egal, wie alt man ist. Mein Rat wäre: Ganz gleich, wie viel Obst und Gemüse Sie derzeit essen, essen Sie mehr!«, erklärte die Hauptautorin der Studie Oyinlola Oyebode, damals am Fachbereich für Epidemiologie und öffentliche Gesundheit am University College in London.

Die Studie kam außerdem zu dem Schluss, dass Gemüse dem Obst überlegen ist – es hatte eine bis zu viermal höhere Schutzwirkung. Im Gegensatz zu ganzen Früchten schien Obstsaft keine schützende

Wirkung zu haben, und Dosenobst erhöhte das Sterblichkeitsrisiko um 17 Prozent. Es scheint, dass die Vorzüge der Phytochemikalien in Fruchtsäften oder Dosenfrüchten irgendwann durch die darin enthaltenen Zuckerzusätze aufgehoben werden.

Wie groß sollten die Portionen sein? Ein baseballgroßes Stück bei frischem Obst, eine halbe Tasse bei gekochten, zerkleinerten oder gefrorenen Früchten oder Gemüsesorten, oder eine ganze Tasse voll bei rohem Blattgemüse. Wenn Sie sich unsicher über die Portionsgrößen sind, checken Sie die vielen Websites, zum Beispiel von Regierungsstellen, die die Portionsgröße für unterschiedliche Obst- und Gemüsesorten aufzeigen, oder werfen Sie einen Blick in den Anhang dieses Buches.

Nicht so furchtbar, wie man denkt ...

Falls Sie völlig entgeistert auf die Vorstellung reagieren, Tag ein, Tag aus zehn Portionen Gemüse und Obst essen zu sollen, so sind Sie nicht allein. Vor nicht allzu langer Zeit besuchte ich Freunde in Dublin, und beim Frühstück kam das Thema Ernährung auf. »Es ist unmöglich, zehn Portionen Gemüse und Obst am Tag zu essen«, knurrte mein Gastgeber. »Das schafft niemand.«

»Moment mal«, unterbrach ihn seine Frau. »Denk' mal dran, was wir gestern gegessen haben. Zum Frühstück hatten wir frischen Obstsalat – mindestens eine Tasse voll, das sind also schon zwei Portionen. Mittags bin ich mit einer Freundin essen gegangen. Da hatte ich einen Salat und gebratene Hähnchenbrust. Ich denke, das sind mindestens drei weitere Portionen. Als Snack am späten Nachmittag hatte ich einen Apfel mit ein bisschen Käse, und zum Abendbrot gab's zwei Gemüsesorten. Das sind insgesamt acht Portionen. Wenn ich mich ein bisschen anstrenge, könnte ich das auf zehn erweitern. Vielleicht sollten wir abends vor dem Dinner immer einen Salat essen und vielleicht ein paar Beeren zum Nachtisch statt deiner üblichen Schüssel Eiscreme.«

Ihr Mann, immer noch griesgrämig, entgegnete: »Das ist alles gut und schön – für dich. Du bist mittags essen gegangen und konntest dir bestellen, was du wolltest. Ich habe mir ein überbackenes Käsesandwich gemacht. Kein Gemüse in Sicht.«

»Na ja, wenn du in den Kühlschrank geschaut hättest, hättest du eine Gurke und ein paar Tomaten entdeckt. Du hättest dir ein paar davon in Scheiben schneiden und sie zu deinem Sandwich essen können, oder?«, fragte seine Frau.

»Ja, hätte ich wohl«, meinte ihr Mann, »aber ich hab einfach nicht daran gedacht.«

Und das ist des Pudels Kern. Für die meisten von uns – sogar für Gemüsefans – hatte Gemüse noch nie Priorität. Tatsächlich scheinen moderne Diäten besonders viel Wert auf stärkehaltige Kohlehydrate wie Pasta, Brot, Kartoffeln und Reis zu legen – hochglykämische Nahrungsmittel, die, wie wir gesehen haben, das Risiko für die meisten chronischen Alterserkrankungen und für Alzheimer erhöhen.[11] Doch wenn wir anfangen umzudenken und unsere Teller zuerst mit Gemüse oder Obst füllen, ersetzt es allmählich die heiß geliebten, aber weniger gesunden hochglykämischen Nahrungsmittel.

Kapitel 14 enthält eine Auflistung von Lebensmitteln, hauptsächlich pflanzlicher Art, die nachweislich eine besondere Schutzwirkung für unser Gehirn haben. Sie bilden die Grundlage der MIND-Ernährung, die, wie Wissenschaftler belegt haben, vor Gedächtnisverlust schützen kann.[12]

Es ist schwer, sich über Nacht zu ändern

Auch wenn »Zehn am Tag« zum neuen Mantra für uns alle werden sollte, dürfen wir nicht erwarten, dass wir uns von heute auf morgen ändern. Am Ende dieses Buches finden Sie ein Obst- und Gemüsetagebuch, das sie gelegentlich ausfüllen können, um zu überprüfen, wie Sie vorankommen. Es ist ein guter Realitätscheck und trägt dazu bei, sich einen Überblick zu verschaffen. Finden Sie heraus, wie viele Portionen pro Tag Ihre derzeitige Ernährungsweise liefert, und versuchen Sie dann, Woche für Woche, die Anzahl zu erhöhen. Erinnern Sie sich selbst daran, dass mit jeder Portion, die über die täglichen fünf hinausgeht, die gesundheitlichen Vorteile wachsen.

In Kapitel 14 finden Sie außerdem einige Anregungen, wie Sie die tägliche Aufnahme an Obst und Gemüse steigern können. Und das muss nicht bedeuten, dass Sie zum lebenslangen Schälen, Schneiden und Schnippeln in der Küche verdonnert sind! Denken Sie daran, es ist ein allmählicher Prozess, bei dem Sie jede Woche versuchen, ein bisschen besser zu werden als in der Woche zuvor. Irgendwann werden Sie bei den angestrebten »Zehn am Tag« angelangt sein. Wenn jemand die »magische Zehn« erreicht hat, stelle ich typischerweise fest, dass er gar nicht mehr versteht, wie er je anders essen konnte.

Die Entwicklung universeller Ernährungsrichtlinien

Nach dem Ersten Weltkrieg entstand eine neue Organisation, der Völkerbund. Sein Auftrag war einfach – er sollte künftige Kriege verhindern. Zu dieser Bemühung gehörte, dass man dafür sorgen wollte, dass die Menschen so gesund und gut ernährt wie möglich sein sollten. Welche Art von Ernährung würde die meisten Menschen bei geringstmöglichen Kosten gesund erhalten?

Es wurden verschiedene Gesundheitsausschüsse gebildet und Konferenzen abgehalten, an denen führende Ernährungsexperten aus der ganzen Welt teilnahmen. Man verglich den Nährstoffgehalt der Ernährungsweisen in Japan, den USA und Südamerika. Der Ausbruch der Weltwirtschaftskrise erschwerte die Versorgung der Menschen mit Nahrungsmitteln, was den Beratungen des Ausschusses eine besondere Dringlichkeit verlieh. Der Bericht der Ernährungskommission aus dem Jahr 1935 schuf die Grundlage für die Entwicklung von Ernährungsrichtlinien in Kanada und anderen Staaten.[13]

Im Jahr 1937 stufte der Fachausschuss des Völkerbundes Nahrungsmittel danach ein, ob sie eine hohe, eine weniger hohe oder gar keine protektive Wirkung hatten. Zu den protektiven Nahrungsmitteln zählte man Milch, Käse, Butter und Eier, Leber, fetten Fisch wie Hering und Lachs, grünes Gemüse, Salate und frisches Obst. Auch

Lebertran wurde der Gruppe der hochprotektiven Nahrungsmittel zugeordnet, weil sich inzwischen der Einsatz von Lebertran zur Prävention von Rachitis und anderen Knochenerkrankungen, die mit einem Vitamin-D-Mangel zusammenhängen, fest etabliert hatte.

In die Gruppe der weniger protektiven Nahrungsmittel fielen Fleisch und Wurzelgemüse wie Kartoffeln und Rüben, außerdem Hülsenfrüchte wie getrocknete Erbsen und Linsen und Zerealien wie Brot und Reis. Interessanterweise gab es keine Unterscheidung zwischen Vollkorn- und Weißbrot – beide wurden in die Gruppe der weniger protektiven Nahrungsmittel eingeordnet. Zucker, Marmelade und Honig wurden aufgrund ihres hohen Kaloriengehalts bei geringem Nährwert als nicht protektiv erachtet. Außerdem empfahl das Komitee täglich 1 Gramm Eiweiß pro Kilogramm Körpergewicht und für Kinder im Wachstum und für schwangere Frauen deutlich höhere Mengen.

Heute liegt die Empfehlung für die Eiweißaufnahme bei 0,8 Gramm pro Kilogramm Körpergewicht, wobei die empfohlene Menge mit zunehmendem Alter abnimmt und für Siebzigjährige nur noch 0,66 Gramm pro Kilogramm beträgt.[14] Laut neueren Studien mit verfeinerten und präziseren Untersuchungsmethoden sind diese Empfehlungen für die Eiweißaufnahme allerdings zu niedrig. Außerdem nimmt der Eiweißbedarf mit zunehmendem Alter keineswegs ab, sondern tatsächlich zu.[15] Die aktuelle Forschung bestätigt auch erneut die Bedeutung der Nahrungsmittel, die vor achtzig Jahren als hochprotektiv eingestuft wurden. Abgesehen von Eiern und Milch handelt es sich um Nahrungsmittel, die in der breiten Bevölkerung nicht bevorzugt verzehrt werden. Fetter Fisch, grünes Gemüse, rohes Obst, Eier und Milch bilden jedoch die Basis der klassischen Mittelmeer-Diät.

Alles in allem scheinen wir in den letzten 80 Jahren wenig Fortschritte darin gemacht zu haben, eine gesunde Ernährungsweise zu definieren und eine breite Öffentlichkeit darüber aufzuklären bzw. die Menschen von leeren Kalorien abzubringen und für Nahrungsmittel zu erwärmen, von denen Körper und Gehirn gleichermaßen profitieren. Unsere derzeitigen Ernährungsweisen sind, leider, stark ausgerichtet auf die hochkalorischen, nährstoffarmen Nahrungsmittel aus den weniger protektiven und nicht protektiven Nahrungsgruppen, die vom Völkerbund vor so langer Zeit ermittelt wurden.

Kein glückliches Ende

Ich wünschte, ich könnte von einem glücklichen Ende im Fall der Professorin berichten, deren Gehirn den »Geist aufgegeben hatte«. Aber so war es nicht. Als sie mich aufsuchte, hatte sie sich kurz von ihrer Arbeit beurlauben lassen und wollte die Zeit nutzen, um sich zu erholen – um Stress abzubauen, sich auszuruhen und wieder zu Kräften zu kommen. Sie wusste, dass sie sich nicht vernünftig ernährte, und wollte lernen, wie sie es besser machen konnte. Sie hatte einen Personal Trainer engagiert und bemühte sich, regelmäßig Sport zu treiben. Eine Freundin hatte angeregt, dass ein paar Vitaminpräparate ihr vielleicht auch helfen würden. Deshalb hatte sie mich aufgesucht.

Bei jenem ersten Besuch konzentrierte sie sich so gut sie konnte auf das, was ich zu sagen hatte. Doch in Wahrheit hatte sie Mühe, mir zu folgen. Immerhin besprachen wir ein sehr komplexes Thema. So verständlich wie möglich erklärte ich ihr das Zusammenspiel der vielen verschiedenen Nährstoffe, die das Gehirn braucht, um sich zu konzentrieren, aber es war eine Strapaze für sie. Sie musste wiederholt gähnen – ein sicheres Anzeichen dafür, dass ihr Gehirn auf Hochtouren lief, um meine Worte zu verstehen, und dabei besonders viel Sauerstoff verbrauchte. Nach einigen Terminen kam sie nicht mehr wieder. Von ihrer Freundin erfuhr ich, dass sie aufgehört hatte, Nahrungsergänzungsmittel einzunehmen und regelmäßig Sport zu treiben. Schließlich war sie gezwungen, ihren Abschied zu nehmen und ihre Universitätslaufbahn vorzeitig zu beenden.

So weit hätte es nicht kommen müssen. Bei der Lektüre der folgenden Kapitel werden Sie erkennen, wie wichtig es ist, proaktiv vorzugehen, wenn es um die Ernährung des Gehirns geht, und Sie werden erfahren, wie Sie in allen Lebensphasen für eine optimale Ernährung sorgen können, die das Lernen fördert, die Widerstandsfähigkeit gegen Stress erhöht und das Gedächtnis bis ins hohe Alter schützt.

Teil 2

Wenn das Gehirn streikt

5. Kapitel

Alzheimer und Demenz: unsere größten Ängste

Ziel des Lebens ist nicht, auf der Seite der Mehrheit zu stehen, sondern sich nicht in den Reihen der Wahnsinnigen wiederzufinden.

Autor unbekannt, manchmal Mark Aurel zugeschrieben

Unsere Lebenserwartung liegt derzeit auf einem erfreulichen Rekordhoch, was wir größtenteils der modernen Medizin zu verdanken haben. Doch mit einem längeren Leben geht auch die wachsende Bürde chronischer Krankheiten einher: Mit jedem zusätzlichen Lebensjahr wächst das Risiko für Diabetes, Herzerkrankungen, Augenkrankheiten, Arthritis und Osteoporose. Wir bezeichnen diese Leiden als nichtübertragbare oder chronisch degenerative Erkrankungen. Anders als die ansteckenden Krankheiten, die für die Mehrheit der Todesfälle in früheren Jahrhunderten verantwortlich waren, sind diese Leiden nicht ansteckend. Sie werden nicht von allein wieder besser, und es gibt keine Gegenmittel.

Das moderne medizinische Know-how kann uns allerdings helfen, besser mit diesen degenerativen Krankheiten zu leben. Wir können Medikamente nehmen, um einen zu hohen Blutzuckerspiegel, Cholesterinspiegel oder Blutdruck – die Frühwarnzeichen von Diabetes und Herzinfarkt – zu senken. Wir können defekte Herzklappen ersetzen und uns von vernichtenden Gelenkschmerzen befreien, indem wir Hüfte oder Knie austauschen. Wenn die Nieren nicht mehr arbeiten, können wir uns an eine Dialysemaschine anschließen lassen, die deren Aufgabe übernimmt, oder, wenn das nicht funktioniert, eine Nierentransplantation durchführen lassen.

Es gibt jedoch eine bestimmte degenerative Erkrankung, Demenz, für die keine medizinische Lösung zur Verfügung steht. Jedenfalls noch nicht. Trotz der Abermilliarden Dollar, die in die Entwicklung von Medikamenten fließen, haben sich alle neuen Arzneimittel bislang als spektakuläre Fehlschläge erwiesen und bei den entmutigten Pharmakonzernen wächst die Skepsis gegenüber weiteren Investitionen. Derzeit liegen alle Hoffnungen auf der Prävention, und wie wir in Kapitel 13 sehen werden, zeigen Studien immer wieder, dass diese Hoffnungen durchaus berechtigt sind. Doch Prävention verlangt von uns, unseren Lebensstil und insbesondere unsere Ernährungsweise ernsthaft zu überdenken.

Unsere größte Angst

Umfragen zufolge fürchten wir die Aussicht, an Alzheimer, der häufigsten Form von Demenz, zu erkranken, fast genauso sehr wie Krebs und sogar noch mehr als einen Herzinfarkt oder Schlaganfall. Vielleicht liegt das daran, dass so viele von uns bei Familienangehörigen oder Freunden die verheerenden Folgen dieser Krankheit miterlebt haben. Demenz, vor 40 Jahren erstmals als großes und wachsendes öffentliches Gesundheitsproblem erkannt, ist eine unerbittlich fortschreitende Erkrankung. Man hat sie als den »langen Abschied« bezeichnet, weil die Betroffenen nach der Diagnose durchaus noch fünf bis zwanzig Jahre leben können.

Morbus Alzheimer wurde erstmals 1906 beschrieben und ist nach ihrem Entdecker, dem deutschen Psychiater und Neurophysiolgen Alois Alzheimer (1864–1915) benannt. Er untersuchte das Gehirn von Patienten, die vor ihrem Tod unter gravierenden Gedächtnisproblemen, Persönlichkeitsveränderungen und Einschränkungen des logischen Denkvermögens gelitten hatten. Unter dem Mikroskop fand er weniger Nervenzellen und Synapsen als erwartet, außerdem verkürzte oder gestutzte Dendriten und Axone. Viele Zellen waren tot oder im Absterben begriffen. Verstreut zwischen den Nervenzellen entdeckte er Plaques – verklumpte Eiweiß- oder Beta-Amyloid-Ablagerungen – und verknotete Stränge von Tauprotein. Diese sogenannten Plaques und Tangles sind typische Merkmale der Alzheimer-Erkrankung.

Plaques und Tangles

Beta-Amyloid ist zunächst etwas völlig Harmloses. Es findet sich überall im Körper und Gehirn von gesunden Menschen. In kleinen Mengen ist es nicht schädlich. Tatsächlich ist es sogar unabdingbar für eine gesunde Hirnfunktion. Beta-Amyloid ist notwendig für die Verstärkung von Synapsen. Es trägt zum Wachstum und Überleben von Nervenzellen bei. Es wirkt als Antioxidans, schützt Neuronen und Gliazellen vor Schädigungen durch freie Radikale. Es fördert die Reifung von Stammzellen zu Neuronen und spielt eine aktive Rolle bei Schadensreparaturen.[1]

In höheren Konzentrationen kann Beta-Amyloid allerdings zu giftigen Klumpen aggregieren. Die Verklumpungen binden stark an Neurone und setzen einen Prozess in Gang, der die Synapsen schädigt und schließlich zum Tod von Nervenzellen führt. Diese »Good Guy-Bad Guy«-Rolle des Beta-Amyloids ist möglicherweise der Grund, warum sich Medikamente, die darauf zielen, die Produktion dieses spezifischen Proteins zu unterdrücken, bislang als wirkungslos bei der Bekämpfung der Alzheimerschen Krankheit erwiesen haben.

Auch Tauprotein hat eine normale Funktion: Es stabilisiert die Mikrotubuli, die hohlen Proteinröhrchen, die den Zellen Struktur geben. Die Mikrotubuli formen die Wege, entlang derer sich die Mitochondrien durch das Zellinnere bewegen, um Energie dorthin zu liefern, wo sie gebraucht wird. Sie sind Hauptbestandteile des Spindelapparats, der maßgeblich an der Chromosomenbewegung bei der Zellteilung beteiligt ist. Außerdem bilden sie ein wichtiges Transportsystem, das Nährstoffe in die Zelle hinein- und Abfallprodukte hinausbringt.

In einem gesunden Gehirn sind die Mikrotubuli in schön geordneten parallelen Strängen angeordnet, so ähnlich wie Eisenbahnschienen. Wie die Holzschwellen, die dafür sorgen, dass die Schienen parallel laufen und nicht abknicken, tragen Tauproteine dazu bei, die Stränge gerade und parallel zu halten. Doch geschädigte Tauproteine können diese wesentliche Funktion nicht mehr erfüllen, dann degenerieren die Mikrotubuli und fallen schließlich zu wirren Knäueln zusammen – den Tangles oder Neurofibrillen. Die Nervenzellen, die ihres strukturellen Halts beraubt sind und keine Energie und keine Nahrung mehr erhalten, können nicht mehr überleben.

Wahrscheinlich wird die Fehlfunktion des Gehirns, die wir als Alzheimer bezeichnen, durch das Zusammenspiel von Beta-Amyloid und Tauproteinen ausgelöst. Wissenschaftler beobachteten 120 gesunde Männer und Frauen in ihren Siebzigern über einen Zeitraum von zwei Jahren. Mittels bildgebender Verfahren maßen sie die Menge an Beta-Amyloid im Gehirn, und sie überprüften die Konzentration von Tauproteinen in der Spinalflüssigkeit. Beide Proteine schienen sich in ihrem toxischen Effekt gegenseitig zu verstärken, und das Wechselspiel der beiden trieb die Entwicklung von Alzheimer offenbar voran.[2]

Keine Krankheit mit Chancengleichheit

Etwa 70 Prozent der Alzheimer-Patienten sind Frauen. Das könnte damit zusammenhängen, dass Frauen länger leben als Männer und dass das Risiko, an Demenz zu erkranken, mit zunehmendem Alter wächst. Aber der dramatische Abfall von Östrogen, den Frauen nach der Menopause durchlaufen, scheint ebenfalls dazu beizutragen. Östrogen unterstützt die Freisetzung des Neurotransmitters Acetylcholin, auch als »Gedächtnismanager des Gehirns« bezeichnet. Während Männer mit zunehmendem Alter weiterhin Östrogen produzieren, nimmt die Produktion bei Frauen nach den Wechseljahren – also gerade in der Zeit der größten Verletzlichkeit – rapide ab. Für die Östrogentheorie sprechen Studien, die zeigen, dass die Östrogenersatztherapie nach der Menopause einen gewissen Schutz vor Alzheimer bietet.[3]

Obwohl Alzheimer im Allgemeinen eine Alterskrankheit ist, können auch schon Menschen in ihren Vierzigern und Fünfzigern davon betroffen sein. Diese »Early-onset-« oder früh einsetzende Alzheimer-Erkrankung kann besonders verheerende Auswirkungen haben. Die Patienten befinden sich auf dem Höhepunkt ihrer beruflichen Laufbahn und ihrer Verdienstmöglichkeiten. Viele haben noch kleine Kinder, für die sie sorgen müssen, oder sind selbst vielleicht die Hauptbetreuungsperson für einen an Demenz erkrankten Elternteil. Und da Ärzte im Allgemeinen bei Angehörigen dieser Altersgruppe nicht auf Zeichen von Demenz achten, werden die ersten Symptome häufig als Depression oder Stress missdeutet, und oft vergehen Jahre, bis eine korrekte Diagnose gestellt wird.

Die vielen Gesichter der Demenz

Obwohl Alzheimer die bei Weitem häufigste Form der Demenz ist, gibt es weitere genauso gravierende Formen. Sie alle umfassen den vorzeitigen Tod von Hirnzellen und eine progressive Verschlechterung der kognitiven Fähigkeiten.

Vaskuläre Demenz: Ein reich verzweigtes Netzwerk von Blutgefäßen versorgt das Gehirn mit Nährstoffen. Mit jedem Herzschlag werden bis zu 25 Prozent des Blutes durch dieses Netzwerk geschleust. Es ist klar, dass jeder Faktor, der die Durchblutung behindert, die Zufuhr von Nährstoffen, Sauerstoff und Energie für das Gehirn einschränkt.

Hoher Blutdruck oder fehlreguliertes Cholesterin – Anzeichen für einen schlechten kardiovaskulären Zustand – gehören zu den Hauptrisikofaktoren für die vaskuläre Demenz. Auch Typ-2-Diabetes und Adipositas, die mit einer falschen Ernährung und Herzkreislauferkrankungen verbunden sind, sind Risikofaktoren. Kalziumablagerungen in den Wänden der Blutgefäße machen die kleinen verzweigten Blutgefäße, die Nährstoffe tief ins Innere des Gehirns transportieren, enger und weniger flexibel und erhöhen das Risiko von Blockaden.[4] Die vaskuläre Demenz ist die zweithäufigste Form der Demenz.

Die Lewy-Körperchen-Krankheit: Diese Form der Demenz wird durch Verklumpungen eines anomalen Proteins namens Alpha-Synuklein verursacht, das sich innerhalb von Neuronen, Dendriten und Axonen anhäuft. Diese Anhäufungen werden als Lewy-Körperchen bezeichnet. Zu den Symptomen gehören neben dem allgemeinen geistigen Abbau auch motorische Probleme wie ein schlurfender Gang, starke Steifigkeit oder Tremor. Lewy-Körperchen sind ein Merkmal der Parkinson-Erkrankung und können sich bereits zehn Jahre vor einer Diagnose im Gehirn entwickeln. Durch welche Mechanismen die Lewy-Körperchen zur Demenz beitragen, ist zur Zeit noch unklar.

Ein charakteristisches Symptom der Lewy-Körperchen-Krankheit sind visuelle Halluzinationen – der Patient sieht Gegenstände, Tiere und Menschen, die nicht da sind, und hält sie für real. Die Krankheit tritt bei Männern häufiger auf als bei Frauen und kann schnell voranschreiten.

Frontotemporale Demenz und Pick-Krankheit: Die hinter der Stirn gelegenen Frontallappen sind zuständig für Planung und Organisation, motorische Fähigkeiten, Sprache und Urteilsvermögen. Die Temporallappen, die sich hinter den Ohren befinden, verarbeiten Töne und sind zuständig für Hören und Verstehen. Schädigungen der Temporallappen sind mit Hörverlust, verlangsamtem Sprechen und der Unfähigkeit, vertraute Gesichter zu erkennen, verbunden.

Bei der frontotemporalen Demenz schrumpfen Hirnzellen und sterben ab. Bei der Pick-Krankheit dagegen werden die Hirnzellen größer und füllen sich mit verklumptem Tauprotein, den sogenannten Pick-Körpern. Anders als bei der Alzheimer-Erkrankung kommt es bei diesen Demenzformen häufig schon zu Beginn der Erkrankung zu deutlichen Veränderungen des Verhaltens und der Persönlichkeit. Die Patienten haben eine schlechte Impulskontrolle und zeigen anormale soziale und sexuelle Verhaltensweisen. Obwohl diese beiden Demenzformen getrennt auftreten können, kommen sie häufig gemeinsam vor.

Leichte kognitive Beeinträchtigung (LKB): Wenn eine merkliche Verschlechterung der kognitiven Funktion, die über die normalen Veränderungen im Alter hinausgeht, auftritt, spricht man von leichter kognitiver Beeinträchtigung. Das Gedächtnis ist in diesem Fall eindeutig eingeschränkt, aber andere kognitive Funktionen sind nicht beeinträchtigt, und das Alltagsleben ist nicht betroffen. LKB gilt als Übergangsstadium zwischen normaler Kognition und der Entwicklung einer voll ausgebildeten Demenz. Mehr als die Hälfte der Patienten, bei denen man eine leichte kognitive Beeinträchtigung feststellt, entwickeln innerhalb von fünf Jahren eine Alzheimer-Erkrankung.[5]

Das Unerklärbare erklären

Ein großes Problem bei Demenz ist, dass sie häufig mit störenden und unangemessenen Verhaltensweisen einhergeht, was den Umgang mit den Patienten sehr schwierig für ihre Betreuungspersonen macht.

Bei Nancys Ehemann John stellte man die Pick-Krankheit fest, als er in seinen Fünfzigern war. John war bekannt und beliebt für seinen schrägen Humor und erzählte gern Geschichten. Mit seiner scharfen Beobachtungsgabe registrierte er die kleinen Macken seiner Mitmenschen und spann seine Beobachtungen zu amüsanten Anekdoten aus, die er gern zum Besten gab, wenn er geneigte Zuhörer fand. Und alle liebten seine unterhaltsamen Storys. »John, erzähl' doch noch mal von …« war ein gängiger Gesprächseinstieg, wenn er Freunde traf. Die Geschichten waren so lustig, dass die Leute nie müde wurden, sie immer wieder zu hören.

Dass etwas nicht stimmte, zeigte sich anfangs daran, dass er alte

Geschichten immer wieder zwanghaft und unaufgefordert wiederholte. In hektischem Tempo ratterte er eine Story herunter, manchmal gegenüber völlig Fremden. Ein paar Minuten später fing er an, dieselbe Geschichte noch einmal zu erzählen. Es nützte nichts, ihn daran zu erinnern, dass alle das Ganze gerade vor ein paar Minuten gehört hatten – er machte einfach ungerührt weiter. Allmählich wurde klar, dass etwas Beunruhigendes geschah. Schließlich stellte man die Pick-Krankheit bei ihm fest.

Anders als Alzheimer-Patienten bewahren Pick-Patienten ihr Erinnerungsvermögen für Alltagsereignisse und auch ihren Orientierungssinn. Doch Wiederholungen und Zwänge werden zu einem Problem. Die Betroffenen beschäftigen sich oft zwanghaft mit Essen, stopfen sich übermäßig voll und legen enorm an Gewicht zu. Mitunter stehen sie unter dem Zwang, täglich bestimmte Nahrungsmittel zu bestimmten Zeitpunkten einzunehmen. John wurde irgendwann süchtig nach einer bestimmten Sorte Pfefferminzbonbons mit einem Loch in der Mitte. Auf der Suche danach klapperte er alle möglichen Geschäfte ab, aber kaufte sie erst, nachdem er jede einzelne Packung geöffnet hatte, um die Form zu überprüfen. Ihm zu sagen, dass er damit aufhören solle, war zwecklos. Seine Frau folgte ihm einfach überall hin und bewachte ihn mit Argusaugen. Bevor sie den Laden verließen, bezahlte sie alle geöffneten Bonbonpackungen.

Diese Einkaufsmarotten waren noch das geringste von Johns Verhaltensproblemen in der Öffentlichkeit, aber seine Familie handhabte die Zwischenfälle mit bewunderswerter Gelassenheit und einer großen Portion Humor. Zuerst versuchten sie, Fremden gegenüber sein Verhalten zu erklären. Später ließ seine Frau sich Karten drucken, auf denen einfach stand: *Mein Mann leidet unter frontotemporaler Demenz oder der Pick-Krankheit.* Die Karten händigte sie den Leuten aus, bei denen sie das Gefühl hatte, dass das Verhalten ihres Mannes sie aufgebracht oder peinlich berührt hatte. »Ich entschuldige mich nicht für sein Benehmen«, erklärte sie. »Er ist, wie er ist, und das würde es nur noch schlimmer machen.« Sie hielt den langen

Krankheitsverlauf in einem Blog fest, in der Hoffnung, dass ihre Erfahrungen und die Bewältigungsstrategien, die ihre Familie entwickelte, vielleicht anderen Menschen in ähnlichen Situationen helfen würden. John starb sieben Jahre nach der Diagnose an plötzlichem Herzversagen.

Geburt und Tod von Nervenzellen

Eine verwirrende Tatsache bei der Pathologie der Demenz ist, dass das Ausmaß der Plaques und Tangles oder der Lewy-Körperchen offenbar keine Rückschlüsse auf den Grad der kognitiven Beeinträchtigung zulässt: Auch im Gehirn von Menschen mit völlig normalem Verhalten und Denkvermögen finden sich zahlreiche dieser Anomalien.[6] Und ein gewisser Verlust an Nervenzellen – etwa zehn Prozent – ist eine absolut normale Begleiterscheinung des Alterns. Dieser Zellverlust ist hauptsächlich auf den Hippocampus beschränkt, eine Region, die mit dem cerebralen Cortex interagiert, um Emotionen zu steuern und Erinnerungen zu verarbeiten. Die gute Nachricht ist, dass die Zellen im Hippocampus zu ständiger Erneuerung fähig sind.

Die Geschwindigkeit der Zellgenerierung scheint mit dem Grad der Stimulation zusammenzuhängen, die das Gehirn erhält; Tierversuche zeigen, dass neue Herausforderungen das Gehirn zur Bildung neuer Nervenzellen anregen. Aus dieser Beobachtung ist eine ganze Branche von computergestützten Denksportspielen hervorgegangen, die das Gehirn im mittleren Lebensalter aktiv halten sollen und angeblich der Demenz vorbeugen. Auch jüngere Erwachsene werden dazu ermutigt, ihr Gehirn durch Denkspiele zu trainieren, um das Gedächtnis zu verbessern und ein schnelleres und effektiveres Lernen zu fördern.

Aber funktioniert das denn? Lohnen diese Spiele beträchtliche Investitionen an Zeit und Geld? Im Jahr 2014 werteten Neurowissenschaftler von der Stanford University und vom renommierten Max-Planck-Institut in Berlin alle verfügbaren wissenschaftlichen Nachweise aus und kamen zu dem Schluss, dass es keinen überzeugenden Nachweis für die Werbeversprechen gibt. »Wir widersprechen der Behauptung, dass Denkspiele dem Verbraucher eine wissenschaftlich fundierte Methode bieten, die einer Verschlechterung kognitiver Fähigkeiten entgegenwirkt oder sie beheben kann, da bislang keine überzeugenden wissenschaftlichen Nachweise dafür vorliegen«, so ihr einhelliges Resümee.[7]

Andererseits wird eine Umgebung, die reich an vielen verschiedenen Arten von geistigen, sensorischen und kulturellen Anregungen ist, die neuronale Plastizität kontinuierlich verbessern und dazu beitragen, das Gedächtnis auch im Alter fit zu halten.[8]

Mehr Bildung = Weniger Zeichen und Symptome

Je gebildeter ein Mensch ist, desto geringer sein Risiko, an Alzheimer zu erkranken. Mit jedem zusätzlichen Jahr an Bildung sinkt das Risiko der Demenzentwicklung um elf Prozent. Das soll nicht heißen, dass hochgebildete Leute gegen die Krankheit gefeit wären – sogar Nobelpreisträger sind an Demenz erkrankt.

Es gibt mehrere Gründe, warum zusätzliche Jahre im Bildungssystem mit besserer Hirngesundheit im späteren Leben verbunden sein könnten. Ausgedehnte Phasen formalen Lernens führen möglicherweise zur Entstehung einer größeren Zahl von Synapsen und zu effizienteren und besonders gut vernetzten neuronalen Leitungsbahnen. Vielleicht verfügen gebildetere Menschen von daher über größere Hirnreserven und können besser mit den Herausforderungen einer sich verschlechternden Kognition umgehen.

Studien haben gezeigt, dass höhere Ausbildungsgrade nicht zwangsläufig vor den mit Demenz einhergehenden Plaques und Tangles schützen. Doch die Gebildeteren zeigen zu Lebzeiten weniger äußere Anzeichen und Symptome der Krankheit, was darauf hindeutet, dass sie besser in der Lage waren, die Defizite zu kompensieren und ein normaleres Leben zu führen.[9]

Alzheimer: Viele Jahre im Entstehen begriffen?

In Kolumbien haben Wissenschaftler eine Gehirn-Studie bei einer weit verzweigten Großfamilie durchgeführt, von der bekannt ist, dass ein Gen namens Präsenilin-1 gehäuft auftritt. Familienangehörige, die dieses Gen tragen, entwickeln mit Mitte vierzig erste Gedächtnisprobleme und leiden in den Fünfzigern an voll ausgeprägter Demenz. Die Wissenschaftler haben Familienangehörige im Alter zwischen achtzehn und sechsundzwanzig getestet, von denen noch keiner unter Gedächtnisproblemen litt. Einige trugen das Gen, andere nicht.

Bei den Trägern der Genmutation zeigten sich im Blut und in der Spinalflüssigkeit höhere Konzentrationen von Beta-Amyloid, also von dem Eiweiß, das als ursächlich für Alzheimer gilt. Auch im Gehirn zeigten sich Unterschiede – bei Trägern der Genmutation war die Masse an grauer Substanz signifikant geringer als bei Nicht-Genträgern. Bei den Genträgern wurde außerdem eine stärkere Aktivität im Hippocampus nachgewiesen, was darauf hindeutete, dass diese Region extra hart arbeitete, um einfach normal zu funktionieren.[10]

Diese physischen Unterschiede waren fast zwei Jahrzehnte, bevor erste Demenzsymptome auftraten, feststellbar. Das zeigt, dass die Veränderungen im Gehirn unbemerkt voranschreiten, lange bevor äußerlich wahrnehmbare Symptome der Demenz auftreten.

Zigaretten, Übergewicht und leere Kalorien

Die Weltgesundheitsorganisation schätzt, dass 14 Prozent der Demenzerkrankungen durch Rauchen verursacht werden.[11] Rauchen erhöht auch das Risiko anderer chronischer Krankheiten, einschließlich Krebs, Lungenerkrankungen, Herzerkrankungen und Diabetes – wobei die beiden letztgenannten wiederum zum Demenzrisiko beitragen. Mit dem Rauchen aufzuhören ist also die Regel Nummer eins für eine langfristige Bewahrung der Hirngesundheit. Gar nicht erst anzufangen ist noch besser.

Prognosen zufolge wird das weltweite Übergewicht demnächst das Rauchen als wichtigsten beeinflussbaren Risikofaktor für alle chronischen Krankheiten ablösen. Sollte uns das überraschen? Obwohl die Entwicklung komplexe Gründe hat, ist eine wesentliche Ursache für den dramatischen Anstieg der Fettleibigkeit die Qualität unserer heutigen Nahrung. Sie bietet nicht die Nährstoffe, die wir brauchen, und darunter leidet unweigerlich das Gehirn. Ein »kluges« Ernährungsmuster, das hauptsächlich auf Gemüse und Obst, Fisch, Nüssen, Samen und Vollkorn beruht, scheint vor Gewichtszunahme ebenso wie vor Demenz zu schützen.[12] Im Gegensatz dazu erhöhen typisch westliche Ernährungsweisen, die reich an gezuckerten Getränken, industriell verarbeitetem Fleisch und raffinierter Stärke sind, nicht nur das Risiko der Gewichtszunahme, sondern sind auch direkt an der Verschlechterung der geistigen Gesundheit beteiligt.

Diabetes Typ 3?

In Kapitel 3 haben wir gesehen, dass eine zucker- und stärkereiche Ernährung (mit hochglykämischer Belastung) dem Gehirn paradoxerweise Glukose entziehen und zur Insulinresistenz führen kann. Die Insulinresistenz beschränkt wiederum den Fluss von Glukose und anderen notwendigen Nährstoffen in die Hirnzellen. Erwartungsgemäß haben die Insulinresistenz und der daraus resultierende Diabetes negative Auswirkungen auf alle Hirnfunktionen, verringern Fokus und Aufmerksamkeit und beeinträchtigen die Exekutivfunktion, Planen, Lernen und Gedächtnis. Diabetes ist auch ein Hauptrisikofaktor für die Alzheimer-Erkrankung.

Viele Wissenschaftler bezeichnen die Alzheimer-Erkrankung inzwischen als Diabetes-Typ-3 oder Diabetes des Gehirns. Insulinresistenz und Diabetes könnten tatsächlich der gemeinsame Nenner für die klassischen Alzheimer-Merkmale sein: Verlust von Nervenzellen, gestörter Energiestoffwechsel im Gehirn und die Akkumulation von Beta-Amyloid und neurofibrillären Tangles.[13]

Und was ist mit Alkohol?

Es besteht zwar Einigkeit darüber, dass ein langjähriger schwerer Alkoholkonsum das Gehirn schädigt, aber die Auswirkungen moderaten Trinkens auf die Gesundheit sind heiß umstritten. Auch wenn die meisten Studien zeigen, dass mäßiger Alkoholkonsum einen gewissen Schutz vor Alzheimer bietet, kommen einige Studien auch zu dem Schluss, dass sich keinerlei Vorteile ergeben. Zweifellos sind die Nachweise für eine schützende Wirkung nicht so überzeugend, dass man Anti-Alkoholikern empfehlen würde, zur Flasche zu greifen, um der Krankheit entgegenzuwirken. Mäßiger Alkoholkonsum wird in der Regel definiert als zwei Gläser pro Tag bei Männern und ein Glas pro Tag für Frauen.

Wenn die Alzheimer-Erkrankung einmal da ist, scheint Alkohol sich paradoxerweise günstiger auszuwirken. Eine Studie kam zu dem Ergebnis, dass bei einer leichten Form von Alzheimer zwei oder drei Alkoholeinheiten pro Tag das Voranschreiten verlangsamten und die Mortalität senkten.[14] Menschen im Frühstadium von Alzheimer haben also keinen Grund, sich die Freude an einem Cocktail oder an einem Glas Wein zum Essen zu versagen. Ein zusätzliches Problem bei der Auslegung von Studien über den Alkoholkonsum bei Alzheimer ist, dass einige Forscher die Daten als solche für nicht reliabel halten: Bei Fragen nach ihren Trinkgewohnheiten könnten Probanden die Mengen bewusst unterschätzen, was die Forschungsergebnisse zweifellos beeinflussen würde.

Trotz zahlreicher Studien gibt es also immer noch keinen Konsens über die Bedeutung des Alkohols für die Hirngesundheit, abgesehen von der Gewissheit, dass chronisch exzessiver Alkoholkonsum schädlich ist.

»Smart Carbs«: Schlaue Kohlehydrate und Hirngesundheit

Eine Methode, die glykämische Last gering zu halten, besteht darin, die stärkehaltigen Kohlehydrate, die Hauptsäule der westlich geprägten Ernährungsweisen, gegen weniger stärkehaltiges Obst und Gemüse, manchmal als »Smart Carbs« bezeichnet, auszutauschen. Sie liefern dem Gehirn kontinuierlich die Glukose, die es braucht, ohne die übermäßige Insulinproduktion auszulösen, die den Hirnzellen die Glukose entzieht. Da diese Ernährungsweise kalorienärmer ist, kann sie zudem der Fettleibigkeit entgegenwirken.

Wie bereits erwähnt, haben Obst und Gemüse jedoch noch weitere Vorzüge, die über ihren Glukosegehalt oder ihre Kalorienzahl hinausreichen. Die Phytochemikalien, die sie enthalten, haben starke Schutzwirkungen für das Gehirn. Die normale Hirntätigkeit führt zur Ausschüttung von freien Radikalen, die die Hirnzellen schädigen können. Fachleute verbinden exzessive freie Radikale mit einer Vielzahl von Krankheiten, einschließlich Krebs, Diabetes und Herzerkrankungen.

In späteren Kapiteln wird erörtert, wie eine Ernährungsweise, die reich an Phytochemikalien ist, vor der zusätzlichen Belastung durch freie Radikale, die durch Stress, Überarbeitung oder Hirnverletzungen entstehen, schützen kann.

Krank durch zu viel Schmutz im Gehirn?

Erinnern Sie sich noch an die Gliazellen? Diese nicht-neuronalen Zellen des Gehirns, die den Neuronen zahlenmäßig in einem Verhältnis von zehn zu eins überlegen sind, galten wie gesagt ursprünglich als unbedeutende Akteure für die Hirnfunktion. Wie sich herausstellt, spielen sie eine sehr wichtige Rolle, um der Entwicklung anormaler Proteine und anderer zellulärer Ablagerungen im Gehirn vorzubeugen.

Im ganzen Körper gibt es ein Abflusssystem – das lymphatische System –, das dafür zuständig ist, Gewebe von dem toxischen Abfall zu reinigen, der tagtäglich durch den normalen Stoffwechsel, Infektionen und Verschleiß erzeugt wird. So wie die Blutversorgung Nährstoffe und Sauerstoff im Körper zirkulieren lässt, transportiert auch das lymphatische System Nährstoffe durch den Körper, insbesondere Fette und Proteine ebenso wie Immunzellen, die Infektionen bekämpfen und die Überreste von toten oder sterbenden Zellen entsorgen. Anders als die Blutversorgung, die über das Herz als Pumpe verfügt, um das Blut zirkulieren zu lassen, ist das lymphatische System abhängig von der regelmäßigen Kontraktion der Muskeln, damit die Lymphflüssigkeit verteilt wird, was bedeutet, dass regelmäßige körperliche Bewegung von entscheidender Bedeutung ist.

Bis vor Kurzem ging man davon aus, dass sich das lymphatische System nicht bis ins Gehirn erstreckt, und wie die Selbstreinigung des Gehirns funktionierte, war mehr oder weniger ein Rätsel. Doch neuere Studien belegen, dass das Gehirn über sein eigenes lymphähnliches Netzwerk verfügt, das mittlerweile als »glymphatisches System« bezeichnet wird, weil es von Gliazellen gesteuert wird. Wissenschaftler haben fest gestellt, dass spezialisierte Gliazellen – Astrogliazellen – Transportkänäle entlang von ins Gehirn führenden Blutgefäßen bilden. Dieses glymphatische System leitet Zerebrospinalflüssigkeit, den klaren Liquor, der Gehirn und Rückenmark umgibt, tief ins Gehirn hinein, bringt dadurch Immunzellen, Glukose und andere Nährstoffe mit sich und spült tote Zellen und Abfallprodukte wie Beta-Amyloid hinaus. Das glymphatische System ist wiederum mit dem lymphatischen System verbunden, über das der Abfall ausgeschieden werden kann. Das gesunde Gehirn scheint zu einer wesentlich strukturierteren und umfangreicheren Selbstreinigung fähig zu sein, als bisher vermutet.[15]

Das glymphatische System arbeitet nur, wenn wir schlafen. Dr. Maiken Nedergaard vom Medical Center der University of Rochester, eine Pionierin auf dem Gebiet der glymphatischen Forschung, drückt das folgendermaßen aus: »Das Gehirn hat nur begrenzte Energie zur Verfügung, und es scheint, dass es zwischen zwei unterschiedlichen Funktionszuständen wählen muss – wach und bewusst oder schlafen und saubermachen. Das ist so ähnlich, als würden Sie bei sich zu Hause eine Party geben: Sie können entweder die Gäste unterhalten oder das Haus saubermachen, aber Sie können nicht wirklich beides gleichzeitig tun.«

Gene und Demenz

Wenn Sie einen direkten Verwandten mit Alzheimer haben, erhöht sich Ihr Risiko, die Krankheit ebenfalls zu bekommen, um etwa 30 Prozent. So besorgniserregend diese Zahl scheinen mag, muss man doch wissen, dass es sich dabei um das *relative* Erkrankungsrisiko handelt – mit anderen Worten, um wie viel größer die Wahrscheinlichkeit im Vergleich zur allgemeinen Bevölkerung ist. Das relative Risiko, eine bestimmte Krankheit zu entwickeln, ist das, was normalerweise in Medienberichten und Pressemitteilungen von Universitäten zitiert wird, häufig weil es eine Story sensationeller klingen lässt.

Doch das relative Risiko erzählt nicht die ganze Geschichte. Um das persönliche Krankheitsrisiko zu bestimmen, muss man wissen, wie hoch das absolute Risiko oder wie verbreitet eine Krankheit überhaupt ist. Im Fall von Alzheimer wissen wir, dass elf von hundert Menschen ab 65 Jahren die Krankheit entwickeln werden – das heißt, das absolute Risiko liegt bei 11 Prozent. Sind Eltern oder Geschwister von der Krankheit betroffen, erhöht sich das eigene Risiko um 30 Prozent von 11, oder um 3,3 Prozentpunkte. Damit haben Sie ein absolutes Risiko von 14,3 Prozent – kein ganz so dramatischer Anstieg gegenüber dem Rest der Bevölkerung.

Cholesterin und das Gehirn

In den letzten Jahren sind die Zusammenhänge zwischen erhöhten Cholesterinwerten und Herzerkrankungen so stark betont worden, dass wir möglicherweise aus den Augen verloren haben, dass Cholesterin ein essenzielles Fett und notwendig für die Gesamtgesundheit ist. Wir nutzen Cholesterin für den Aufbau von Zellmembranen und um Östrogen, Testosteron und Nebennierenhormone zu bilden. Es ist der Rohstoff, den der Körper bei Sonneneinstrahlung zu Vitamin D umwandelt. Das Gehirn enthält etwa 20 Prozent des Gesamtcholesterins des Körpers, wovon etwa 70 Prozent in den Myelinscheiden der Axone stecken, wo es eine wichtige strukturelle Rolle spielt. Das Cholesterin im Gehirn beeinflusst die synaptische Plastizität, Lernen und Gedächtnis.

Da das Cholesterinmolekül sehr groß ist – zu groß, um die Blut-Hirn-Schranke zu überwinden –, kann das im Blut zirkulierende Cholesterin nicht ins Gehirn gelangen, und das Gehirn stellt es selbst her. Cholesterin wird fast ausschließlich von den Gliazellen produziert, obwohl auch die Neuronen kleine Mengen herstellen. Die Synthese des Gehirn-Cholesterins, sein Stoffwechsel und seine Ausscheidung sind allesamt sehr fein aufeinander abgestimmt, und wenn dieses Regulationssystem durcheinandergerät, kann das gravierende Folgen für die Hirngesundheit haben. Neurologische Erkrankungen wie die Niemann-Pick-Krankheit, Huntington, Parkinson und Alzheimer sind mit einem gestörten Cholesterinstoffwechsel des Gehirns in Zusammenhang gebracht worden.[16] Bestimmte Medikamente wie die sogenannten Statine (zum Beispiel Crestor und Lipitor), die die Fähigkeit des Körpers zur Cholesterinherstellung unterdrücken, bestehen aus Molekülen, die klein genug sind, um die Blut-Hirn-Schranke zu passieren, und beeinträchtigen möglicherweise die Fähigkeit des Gehirns zur Produktion des notwendigen Cholesterins.

Die meisten Medikamente haben irgendwelche Nebenwirkungen, aber wenn die Vorteile überwiegen, wird die Einnahme normalerweise fortgesetzt. Im Fall der Statine, die zur Senkung des Cholesterinspiegels eingesetzt werden, ist von Nebenwirkungen berichtet worden, die das Gehirn betreffen, wie Gedächtnisverlust, Vergesslichkeit und Verwirrung.[17] Die These, dass Statine die Hirngesundheit negativ beeinflussen könnten, ist umstritten, und einige Studien legen sogar nahe, dass diese Medikamente vor Alzheimer schützen. Allerdings ist bei anderen cholesterinsenkenden Medikamenten ebenfalls nachgewiesen worden, dass sie das Gedächtnis beeinträchtigen.[18]

Klar scheint, dass bislang nicht genügend Forschungsdaten vorliegen, um mit Sicherheit sagen zu können, dass ein Eingriff in die Cholesterinregulierung des Gehirns für alle Patienten ungefährlich ist.

Gene, Cholesterin und Alzheimer

Auf einem unserer Chromosomen – Chromosom 14 – sitzt ein Gen namens Apolipoprotein E (ApoE). Es liefert Anweisungen für die Herstellung eines Proteins, das benötigt wird, um Cholesterin zu transportieren und um Amyloid-Abfälle aus dem Gehirn zu entfernen. Dieses Gen hat drei Formen: ApoE2, ApoE3 und ApoE4.

Etwas 20 Prozent der Bevölkerung werden mit der ApoE4-Variante geboren. Das ist die unwirksamste Variante für die Entsorgung von Amyloid-Ablagerungen und erhöht bekanntermaßen das Risiko einer Alzheimer-Erkrankung. Die Hälfte der Bevölkerung hat die ApoE3–Variante, die kein Risiko darstellt, während die seltenste Form, ApoE2, superwirksam ist und die Ansammlung von Beta-Amyloid verhindert. Wer das Glück hat, mit ApoE2 ausgestattet zu sein, scheint gegen Alzheimer gefeit zu sein.[19]

Da wir von beiden Elternteilen ein ApoE-Gen erben, können wir eine, zwei oder keine Kopien von ApoE4 haben. Bei zwei Kopien von ApoE4 erhöht sich erwartungsgemäß das Risiko, an Alzheimer zu erkranken. Doch Gene sind kein unabänderliches Schicksal. Die meisten Menschen, die an Alzheimer erkranken, sind keine ApoE4-Träger, und viele Menschen mit ein oder sogar zwei Kopien des ApoE4-Gens entwickeln nie Alzheimer. Deshalb wird ein Gentest selten empfohlen. Er ist nicht wirklich aussagekräftig.

Sind Nahrungsergänzungen notwendig?

Auch wenn Supplemente schlechte Essgewohnheiten nicht ausgleichen können, zeigen Regierungsdaten aus allen Industrieländern, einschließlich Kanada und den USA, dass die empfohlenen Aufnahmemengen für Mikronährstoffe durch die Ernährungsweisen vieler Erwachsener und Kinder in der Regel nicht erreicht werden. Je älter wir werden, desto wahrscheinlicher ist es, dass wir unter Defiziten leiden, insbesondere unter einem Mangel an jenen Vitaminen und Mineralstoffen, die entscheidend für die Hirnfunktion sind, wie Vitamin C, Magnesium und B-Vitamine. In diesem Fall können Supplemente die Unterversorgung kompensieren. Die stärksten Zusammenhänge zwischen der Einnahme von Nahrungsergänzungsmitteln und einer Demenzprävention wurden bisher für Omega-3-Fettsäuren, die B-Vitamine und Antioxidantien festgestellt.

Wie wir gesehen haben, spielen Omega-3-Fettsäuren in vielerlei Hinsicht eine wichtige Rolle für die allgemeine Gesundheit. Im Gehirn dienen sie als Rezeptoren für Neurotransmitter und Hormone und fördern die Fähigkeit der Gliazellen, Amyloid-Plaques zu entfernen.[20]

In Okinawa, wo einige der gesündesten älteren Menschen der ganzen Welt beheimatet sind, wird reichlich Fisch gegessen. Studien über ältere Okinawaner zeigen, dass ihre mentalen Funktionen umso besser sind, je höher die Konzentration von Omega-3-Fettsäuren in ihrem Blut ist.[21] Sogar in dieser Fisch essenden Population scheint also zu gelten »je mehr, desto besser«.

Leider lässt sich für heutige Fischbestände nicht garantieren, dass sie frei von hirnschädigendem Quecksilber oder anderen Giftstoffen sind. Von daher ist der Wechsel zu einer fischreichen Ernährungsweise möglicherweise nicht die beste Taktik, wenn man seine Hirngesundheit langfristig erhalten möchte. Auf der sicheren Seite ist man wohl eher, wenn man Fischöl als Nahrungsergänzung nimmt, da die meisten kommerziellen Produkte Kontrollen unterliegen und garantiert frei von Giftstoffen sind. Bei leichtem kognitivem Abbau wird die positive Wirkung von Omega-3-Fetten nachweislich durch eine hohe Zufuhr von B-Vitaminen verstärkt – ein weiterer Nachweis dafür, dass kein Nährstoff für sich allein wirkt.[22] Fischöl als Nahrungsergänzung kann zudem die schädliche Wirkung eines starken Alkoholkonsums in gewisser Weise ausgleichen.[23]

Demenz oder Vitamin-B12-Mangel?

Von allen Vitaminen und Mineralstoffen, die zusammenwirken, arbeiten keine so eng zusammen wie die B-Vitamine. Wie in einer Familie, in der eines der Kinder mehr Aufmerksamkeit erhält als seine Geschwister, kann auch die Begünstigung eines B-Vitamins gegenüber den anderen die Harmonie empfindlich stören. Zwei Mitglieder der B-Familie zum Beispiel – Folsäure und B12 – arbeiten eng zusammen. Die Beziehung zwischen den beiden ist durch die moderne Praktik der Folsäure-Anreicherung von Lebensmitteln erheblich durcheinandergebracht worden. Kanada und die USA reichern derzeit Nahrungsmittel mit Folsäure an, und viele Länder diskutieren, ob sie dem Beispiel folgen sollten.

Folsäure ist die synthetische Variante des Folats, das sich in grünem Blattgemüse findet. Man fügt es Nahrungsmitteln hinzu, um Frauen davor zu bewahren, ein Baby mit Spina bifida zur Welt zu bringen. Doch damit der Körper die Folsäure verwerten kann, muss er sie in ihre aktive Form, Methyltetrahydrofolat, umwandeln. Für diese Umwandlung benötigt er Vitamin B12. Ein Ungleichgewicht dieser beiden B-Vitamine – zu viel Folsäure und zu wenig B12 – ist ein wachsendes Problem und ist mit angeborenen Fehlbildungen bei Säuglingen und mit Gedächtnisproblemen bei älteren Menschen in Zusammenhang gebracht worden.[24] In Kanada haben 4 Prozent der Erwachsenen einen Blutspiegel von Vitamin B12, der unter 148 pmol/l liegt, was als Mangel gilt. Dennoch werden sogar wesentlich höhere Blutspiegel als dieser mit einer Verschlechterung der Hirngesundheit und einem altersbedingten Abbau der kognitiven Fähigkeiten verbunden.[25] In Japan und Europa liegt der untere Grenzwert für das B12 im Serum zwischen 500 und 550 pg/ml.

Bleibt ein B12-Mangel unbehandelt, kann er zu irreversiblen Schädigungen des Gehirns und des Nervensystems führen. Tatsächlich werden die Symptome eines anhaltenden B12-Mangels leicht mit der vaskulären Demenz verwechselt. B12 interagiert mit dem ApoE4-Gen. Träger des ApoE4-Gens mit einem niedrigen B12-Spiegel haben möglicherweise ein erhöhtes Risiko für kognitive Beeinträchtigungen. So hat man beispielsweise nachgewiesen, dass sie größere Probleme mit der Wiedererkennung von Gesichtern haben.[26] Bei Patienten, bei denen man bereits eine leichte kognitive Beeinträchtigung diagnostiziert hat, kann eine hochdosierte Vitamin-B-Supplementierung die Progressionsrate zum Vollbild von Alzheimer verlangsamen.[27]

Antioxidantien und das Risiko der Alzheimer-Krankheit

Das Gehirn ist Ziel von Angriffen durch freie Radikale – gefährliche Moleküle, die Schädigungen der Zellmembrane und der DNA verursachen. Die Schädigung durch freie Radikale unterbricht die normale Zellfunktion und löst schließlich den Tod von Nervenzellen aus. Die wirksame Abwehr dieser Angriffe hängt davon ab, dass hohe Konzentrationen von antioxidativen Nährstoffen, zum Beispiel die Vitamine A, C und E und die Mineralstoffe Mangan, Selen und Zink, im Blut zirkulieren.

Der Körper wirkt den Schädigungen durch freie Radikale auch entgegen, indem er eigene Antioxidantien produziert (endogene Antioxidantien), wie Superoxid-Dismutase (SOD), das Co-Enzym Q10 (CoQ10) und Glutathion. Obwohl wir diese Moleküle selbst herstellen können, hängt die Synthese von der Verfügbarkeit weiterer Nährstoffe in unserer Ernährung ab. So ist zum Beispiel die Produktion von SOD abhängig von der Verfügbarkeit von Kupfer, und für Glutathion brauchen wir die Vitamine C und E, B-Vitamine sowie die Mineralstoffe Selen, Magnesium und Zink als Cofaktoren. Defizite bei irgendeinem dieser essenziellen Nährstoffe schränken also die Menge der Antioxidantien, die wir herstellen können, ein.

Die Phytochemikalien, die sich in bunten Obst- und Gemüsesorten finden, blockieren nachweislich die Produktion von freien Radikalen, verhindern damit Schädigungen der Mitochondrien und schützen Neuronen vor Toxizität. In späteren Kapiteln werden Sie mehr darüber erfahren, wie hohe Blutspiegel dieser Antioxidantien das Gehirn schützen, und wie sie zusammenarbeiten, um empfindliches Hirngewebe vor Schäden zu bewahren.

Mit dem »D« in die Defensive gehen

Rezeptoren für Vitamin D finden sich überall im Gehirn und auf den Neuronen und Gliazellen. Diese Tatsache deutet schon für sich genommen darauf hin, dass Vitamin D entscheidend für eine normale Hirnfunktion ist und dass ein Mangel daran sich wahrscheinlich nachteilig auf die Hirngesundheit auswirkt. Vitamin D aktiviert und deaktiviert Enzyme, die an der Neurotransmitter-Synthese beteiligt sind, und bewahrt gesunde Dopamin- und Serotoninspiegel im Gehirn. Es schützt Neuronen vor Toxinen und wirkt Entzündungen entgegen.[28]

Eine Studie kam zu dem Ergebnis, dass Menschen mit defizitären (weniger als 50 nmol/l 25-Hydroxy-Vitamin-D) oder stark defizitären (weniger als 25 nmol/l) Vitamin-D-Konzentrationen im Blut ein mehr als doppelt so hohes Risiko hatten, an Alzheimer zu erkranken.[29] Patienten, die über neun Jahre in der Framingham Heart Study beobachtet wurden, hatte ein verringertes Hippocampusvolumen und schlechtere mentale Funktionen, wenn ihre Vitamin-D-Spiegel niedrig waren.[30]

Neuere Befunde deuten darauf hin, dass die aktivierte Form von Vitamin D (1,25 Dihydroxyvitamin D) notwendig ist, um den Gliazellen zu ermöglichen, die unlöslichen Beta-Amyloid-Plaques aufzunehmen und zu absorbieren, damit sie über das glymphatische System aus dem Gehirn herausgespült werden können. Zu wenig Vitamin D behindert diese Zellen und ermöglicht die Akkumulation der Plaques. Omega-3-Fettsäuren spielen ebenfalls eine wichtige unterstützende Rolle bei der Zerstörung und Entfernung des Beta-Amyloids, und es wird vermutet, dass niedrige Vitamin-D-Spiegel in Kombination mit niedrigen Omega-3-Fettsäuren den Ausbruch der Alzheimer-Krankheit auslösen könnten.[31]

Da ältere Erwachsene diese beiden wichtigen Nährstoffe häufig in unzureichenden Mengen aufnehmen, sollte diese These Alarmglocken läuten lassen.

Warum wir die Öllampe nicht ignorieren können

Wenn Ernährungsdefizite ein Hauptrisikofaktor für Alzheimer sind, helfen dann Nahrungsergänzungen oder eine Ernährungsumstellung gegen eine bereits bestehende Demenz? Vielleicht, aber möglicherweise nur im Frühstadium. Bei einer leichten kognitiven Beeinträchtigung zum Beispiel lässt sich die Progression zum Vollbild-Alzheimer durch ergänzende B-Vitamine aufhalten. Und die Korrektur eines Vitamin-B12-Mangels kann die Zeichen und Symptome der B12-Demenz, die sich ähnlich äußert wie die vaskuläre Demenz, umkehren.[32]

Wenn der B12-Mangel allerdings sehr lange anhält, kann es zu bleibenden neurologischen Schädigungen kommen, die wahrscheinlich irreversibel sind und an denen auch die beste Supplementierung nichts mehr ändern kann. Man kann sich das etwa folgendermaßen vorstellen: Leuchtet die Öllampe Ihres Autos auf, wissen Sie, dass der Ölstand niedrig ist. Wenn Sie eine nahe gelegene Tankstelle ansteuern und das Öl schnell nachfüllen, entsteht kein Schaden. Doch wenn Sie die rote Warnleuchte ignorieren und einfach weiterfahren, wird der Motor sich schließlich festfressen und der Wagen bleibt stehen. An diesem Punkt können Sie so viel Öl nachgießen, wie Sie wollen, ohne dass es etwas nützt – der Schaden ist irreversibel. Ein gewissenhafter Autobesitzer überprüft regelmäßig den Ölstand und füllt das Öl rechtzeitig nach.

Ähnlich ist es, wenn wir dem geistigen Verfall vorbeugen wollen – Ernährungsweise und Nahrungsergänzungen sind am wirkungsvollsten, wenn sie zur Prävention und nicht zur Behandlung eingesetzt werden. In Kapitel 13 werden einige Vorgehensweisen erörtert, die helfen können, wenn die Öllampe tatsächlich aufleuchtet und Probleme mit dem Gedächtnis auftreten. Doch da der Keim für Alzheimer möglicherweise gelegt wird, lange bevor sich erste Symptome zeigen, ist es nie zu früh, sich für eine gesündere Ernährung zu entscheiden. Warten Sie nicht, bis die rote Lampe aufblinkt.

6. Kapitel

Wie das Gehirn auf Stress reagiert

Wenn man mich fragt, was das alles entscheidende Geheimnis eines langen Lebens ist, sage ich: Es ist die Vermeidung von Sorge, Stress und Anspannung. Und wenn man mich nicht fragt, sage ich es auch.

George Burns
How to Live to Be 100 – Or More

Wer neu erkrankt, macht sich oft Gedanken über das Thema Stress. Manche setzen sich vielleicht gerade mit einer Krebsdiagnose auseinander und fragen sich, ob der beträchtliche Stress, unter dem sie vor der Diagnose standen, in irgendeiner Form dazu beigetragen hat. Oder vielleicht ist kürzlich eine Krankheit wie Morbus Crohn oder Lupus, die man besiegt glaubte, wieder aufgetreten. Warum gerade jetzt, fragt man sich. Könnte es etwas mit Stress zu tun haben?

Ein gewisses Maß an Stress ist normal und absolut gesund. Es lässt uns wachsam bleiben und fördert unsere Leistungsfähigkeit. Doch zu viel Stress beeinträchtigt zweifellos die Gesundheit und kann sowohl neue Gesundheitsprobleme auslösen als auch bereits bestehende Krankheiten verschlimmern.[1] Ein besonders starker Zusammenhang besteht zwischen Stress und Hirngesundheit. In jedem Alter, von der Kindheit bis ins hohe Alter, kann extremer oder lang anhaltender Stress die neuronale Plastizität verringern, weil er die Bildung und Stärkung von Synapsen stört, die von wesentlicher Bedeutung für das Lernen und das Gedächtnis sind.[2]

Übermäßiger Stress spielt eine zentrale Rolle bei der Entwicklung von affektiven Störungen wie Angst und Depression. Und chronischer Stress gilt zunehmend als Auslöser für die Entwicklung der Demenz. Das kann der Stress einer längeren Krankheit oder einer großen Operation sein oder auch jahrelanger beruflicher oder familiärer Stress. All diese Arten von Stress können einzeln oder gemeinsam zum Auftreten der ersten Symptome einer Demenz (leichte kognitive Beeinträchtigung) führen oder das Fortschreiten der LKB zu einer voll ausgeprägten Alzheimer-Erkrankung beschleunigen.[3]

Die Geburt eines neuen Syndroms

In einem medizinischen Kontext wurde der Begriff »Stress« erstmals in den 1930er Jahren von dem ungarisch-kanadischen Mediziner Hans Selye (1907–1982) verwendet. Davor war »Stress« einfach ein Begriff aus der Technik, zum Beispiel um anzugeben, wie stark eine Brücke belastet werden kann, bevor sie Schaden nimmt. Als Medizinstudent in Montreal fiel Selye auf, dass alle Patienten, unabhängig von ihrer spezifischen Erkrankung, etwas gemeinsam hatten: Sie sahen angespannt, blass und erschöpft aus. Sie schienen durch ihre Krankheit am Boden zerstört und nicht länger fähig, das Leben zu meistern. Selye fragte sich, warum völlig unterschiedliche Krankheiten zu diesen übereinstimmenden Endpunkten führten: Ließ sich dieses »Syndrom des Krankseins« in präzisen wissenschaftlichen Begriffen beschreiben?

Selyes Forschung zeigte, dass es tatsächlich eine vorhersagbare Abfolge von biochemischen und pathologischen Ereignissen gab, die auftraten, wenn der Körper übermäßigen Anforderungen ausgesetzt war. Es gab hormonelle Anpassungen, größtenteils angetrieben durch die Nebennieren. Mit der Zeit, so seine Feststellung, führten diese Veränderungen zu der Entwicklung vieler unterschiedlicher Gesundheitsprobleme: Magengeschwüre, erhöhter Blutdruck, Atherosklerose, Arthritis und sogar allergische Reaktionen. Nach einem Trauma oder einer Verletzung haben Hormone, die von den Nebennieren ausgeschüttet werden, kurzfristig eine schützende Wirkung. Sie arbeiten zu unseren Gunsten bzw. helfen uns, lebensbedrohlichen

Situationen zu entkommen. Die Ausschüttung von Stresshormonen erhöht unsere Aufmerksamkeit und lässt uns extrem wachsam auf Hinweise aus der Umwelt achten – auf Hinweise, die entscheidend für unser Überleben sein könnten. Stresshormone dämpfen Entzündungen und machen uns schmerzunempfindlich. Der Blutfluss wird von weniger wichtigen Funktionen wie der Verdauung weggeleitet und verstärkt zu Muskeln und Gehirn gelenkt, so dass deren Gewebe mehr Glukose und Sauerstoff aufnehmen und härter arbeiten kann.

Das ist alles schön und gut, wenn wir ein ertrinkendes Kind retten wollen oder vor einem Raubtier, das nach seiner nächsten Mahlzeit Ausschau hält, Reißaus nehmen möchten. Unter diesen Umständen müssen wir schnell und mit geballter Energie reagieren – vielleicht sogar übermenschliche Kräfte entwickeln. Doch was geschieht, wenn der Stress anhält und über längere Zeit Stresshormone ausgeschüttet werden? In diesem Fall treten, wie Selye nachwies, umfangreiche und häufig irreversible Schädigungen auf. Und nicht nur an einem Organ, sondern im gesamten Körper.

Selyes bahnbrechender Beitrag zu dem Thema erschien im Jahr 1936 unter dem Titel »A Syndrome Produced by Diverse Nocuous Agents« in der Zeitschrift *Nature*.

Nicht ein Stress, sondern viele

Wenn wir an Stress denken, meinen wir normalerweise psychischen Stress. Ein Verlust, eine chaotische Scheidung, rebellische Kinder im Teenageralter – alles voll anerkannte Belastungen für unsere Gesundheit. Aber Selye zeigte, dass Stress viele Facetten haben kann. Obwohl er tatsächlich häufig psychischer Art ist, gibt es auch körperlichen Stress: extreme Hitze oder Kälte, schwere körperliche Arbeit oder exzessive Formen von sportlicher Betätigung. Stress kann medizinischer Art sein – eine Folge von Operationen, chronischem Schmerz, schwelenden Entzündungen oder langwierigen medikamentösen Behandlungen. Auch die Umwelt kann stressen: Umweltverschmutzung, extreme Hitze oder Lärm lösten allesamt die Stressreaktion aus.

Stress kann sogar glücklich machen, zum Beispiel wenn jemand verliebt ist, eine Reise macht oder im Lotto gewinnt. Selye schreibt in seinem 1974 veröffentlichten Buch *Stress without Distress* (dt. *Stress. Lebensregeln vom Entdecker des Stress-Syndroms*, 1983): »In dem Augenblick, da eine Mutter die Nachricht erhält, dass ihr einziger Sohn an der Front gefallen sei, erleidet sie einen furchtbaren seelischen Schock; wenn sich diese Nachricht aber später als falsch herausstellt und der Sohn unerwartet lebend und gesund in ihr Zimmer tritt, überfällt sie eine gewaltige Freude. Die spezifischen Wirkungen dieser beiden Ereignisse, nämlich Trauer und Freude, sind ganz verschieden, ja, sogar einander entgegengesetzt, und doch kann ihr Stressor-Effekt – die unspezifische Forderung an die Mutter, sich einer vollkommen neuen Situation anzupassen – in beiden Fällen derselbe sein« (S. 39).

Außerdem wies Selye darauf hin, dass verschiedene Arten von Stress kumulativ wirken. Kleine und große Stressoren verbinden sich und lassen uns schließlich zusammenbrechen. Wie bei der Belastung einer Brücke ist das Entscheidende die Gesamtbelastung. Wenn wir unter extremem Stress stehen, ist es deshalb oft der Tropfen, der das Fass zum Überlaufen bringt – das banale Ärgernis, das uns schließlich explodieren lässt. Alle Arten von Stress führen letztlich zu ähnlichen gesundheitlichen Folgen. Die überstrapazierten Nebennieren werden geschwächt und funktionieren schließlich nicht mehr, weil sie die Grenzen ihrer Belastbarkeit erreicht haben.

Die Hormone des Lebens

In den Nebennieren, die wie kleine Mützen oben auf jeder Niere sitzen, werden die wichtigsten Stresshormone gebildet. Anatomisch bestehen die Drüsen aus zwei unterschiedlichen Regionen – der Außenschicht oder Rinde und einer inneren Region, dem Nebennierenmark. Jede Region schüttet ihre eigenen speziellen Stresshormone aus.

Die Nebennierenrinde stellt Steroide wie Aldosteron her, das den Blutdruck steuert und für einen ausgewogenen Salz- und Wasserhaushalt des Körpers sorgt. Außerdem produziert sie das Hormon Cortisol, das den meisten von uns vertraut ist. Cortisol reguliert unseren Blutzucker und steuert die Umwandlung von Fetten, Proteinen und Kohlehydraten in Energie. Es dämpft Entzündungen und unterdrückt bestimmte Aspekte der Immunität. Synthetische Varianten des Cortisols wie Prednison und Cortison werden eingesetzt, um ein überaktives Immunsystem bei entzündlichen Erkrankungen wie rheumatischer Arthritis zu behandeln.

Bei einem gesunden Menschen variieren die Cortisolspiegel im Laufe des Tages. Im Allgemeinen sind sie morgens kurz nach dem Aufwachen am höchsten. Im weiteren Tagesverlauf fallen sie ab und erreichen ihren niedrigsten Stand in der Nacht. Nach einem plötzlichen Stressereignis wie einem Unfall oder einem Streit steigt das Cortisol für kurze Zeit, unabhängig von der Tageszeit, an. Wenn der Stress vorüber ist, sollte sich der Cortisolspiegel wieder normalisieren. Bei anhaltendem Stress können die Cortisolspiegel allerdings den ganzen Tag über erhöht bleiben. Hohe Cortisolspiegel können zu chronisch erhöhtem Blutdruck und Blutzucker, rascher Gewichtszunahme, Angst und Depressionen führen. Sind die Cortisolspiegel im gesamten Tagesverlauf dagegen zu niedrig, kann dies Erschöpfung und Gewichtsverlust auslösen.

Cortisol und das Gehirn

Im Gehirn führt ein Anstieg des Cortisols dazu, dass das Blut vom präfrontalen Cortex, der für Problemlösungen und für die Impuls- und Gefühlskontrolle zuständig ist, weggeleitet und zum tiefliegendsten Teil des Gehirns – dem sogenannten »Reptiliengehirn« – umgelenkt wird. Diese im Hirnstamm befindliche Region steuert die instinktiven Reaktionen, die für das Überleben notwendig sind. Diese primitive Hirnregion hat kein Erinnerungsvermögen, aber beeinflusst unseren Herzschlag, die Körpertemperatur und die Atmung.

Außer dem Reptilienhirn entwickelten die frühen Säugetiere noch ein komplexeres Hirnsystem – das sogenannte limbische System. Dieses System gilt als das emotionale Zentrum des Gehirns, weil es einem Tier ermöglicht, sich an Ereignisse oder Situationen zu erinnern, die angenehme oder unangenehme Empfindungen auslösen, und entsprechend zu reagieren. Das limbische System ist keine einzelne abgegrenzte Region, sondern setzt sich aus drei Regionen zusammen – Hippocampus, Amygdala und Hypothalamus –, die zusammenarbeiten, um unsere Reaktionen auf Bedrohungen zu steuern.

Abends greifen wir häufig zum Alkohol, um zu entspannen, und morgens zum Kaffee, um wach zu werden, aber zu viel Alkohol und Kaffee führen beide zu einem Anstieg des Cortisols. Da der Cortisolspiegel niedrig sein muss, damit wir einschlafen können, ist es keine gute Idee, vor dem Zubettgehen zu viel von dem einen oder anderen zu sich zu nehmen. Wenn man sich hingegen morgens total ausgelaugt fühlt, bis man mehrere Tassen starken Kaffees intus hat, ist der morgendliche Cortisolspiegel möglicherweise zu niedrig und der normale Biorhythmus aus dem Takt geraten.

Ein anhaltend hoher Cortisolspiegel im Blut kann Schäden im gesamten Gehirn anrichten. Im präfrontalen Cortex schwächt er die Synapsen und vermindert die neuronale Feuerungsrate.[4] Mit der Zeit schrumpft das Volumen des Hippocampus. Es werden weniger neue Nervenzellen gebildet, und das Arbeitsgedächtnis wird beeinträchtigt. Das Risiko für einen schweren Gedächtnisverlust und für Demenz nimmt zu.[5]

Die anderen Nebennierenhormone

Die andere Region der Nebennieren – das Nebennierenmark – bildet die beiden Hormone Adrenalin und Noradrenalin (verwirrenderweise auch als Epinephrin und Norepinephrin bekannt). Noradrenalin wird außerdem von Nervenenden im gesamten Körper und von Neuronen im Gehirn ausgeschüttet. Es ist unser »Fight-or-flight«-

Hormon. Adrenalin und Noradrenalin bereiten den Körper auf die kraftvolle Reaktion vor, die notwendig ist, um eine bedrohliche Situation in Angriff zu nehmen oder um jedem Ärger im Sturmschritt aus dem Weg zu gehen. Sie werden nach einer starken emotionalen Reaktion freigesetzt, zum Beispiel bei Furcht vor einem Angreifer oder wenn man haarscharf an einem Autounfall vorbeischrammt. Auch wenn wir auf ein Bewerbungsgespräch oder einen Zahnarzttermin warten, werden Adrenalin und Noradrenalin ausgeschüttet.

Die Freisetzung von Adrenalin löst einen plötzlichen Ausbruch an körperlicher und geistiger Energie aus, manchmal als Adrenalinschub bezeichnet. Dieser Schub erhöht die Herzfrequenz und den Blutdruck. Uns bricht der Schweiß aus, unsere Lungen dehnen sich aus, um mehr Sauerstoff aufzunehmen, wir reißen die Augen weit auf, und unsere Pupillen ziehen sich zusammen. Mitunter empfinden wir dabei auch heftiges Herzklopfen oder Herzrasen. Während die Hormone, die von der Nebennierenrinde ausgeschüttet werden, lebensnotwendig sind (wir sterben ohne sie), gilt dies für die vom Nebennierenmark ausgeschütteten Hormone nicht.

Was nicht heißt, dass sie nicht ungeheuer wichtig wären: Wenn Adrenalin und Noradrenalin fehlreguliert sind, spüren wir die Auswirkungen sehr deutlich.

Burnout, Ernährung und das Gehirn

Unser Gehirn ist anfällig für ein Burnout, wenn wir es mit Arbeit überlasten. Moderne bildgebende Verfahren, die die Aufnahme von Nährstoffen im Gehirn verfolgen, zeigen, dass es umso mehr Nahrung verbraucht, je stärker wir es beanspruchen. Daher ist es nicht verwunderlich, dass dauerhafte Schädigungen auftreten können, wenn es zu einer regelmäßigen Unterversorgung mit den Nährstoffen kommt, die das Gehirn für tägliche Reparatur- und Wartungsarbeiten braucht. Sogar eine nur gelegentliche Unterversorgung kann dazu führen, dass das Gehirn streikt, so dass wir beruflich weniger leistungsfähig sind und auch die freie Zeit mit der Familie weniger genießen können.

Eine Unterversorgung mit den Vitaminen, essenziellen Fettsäuren und Aminosäuren, die für eine kontinuierliche Hirnfunktion erforderlich sind, ist weit verbreitet. Sogar Menschen, die sich gesund zu ernähren glauben, leiden häufig unter einem Mangel. Und obwohl die Nahrung, die wir aufnehmen, von fundamentaler Bedeutung ist, profitiert ein hart arbeitendes Gehirn von zusätzlichen Nährstoffen in Form von Nahrungsergänzungsmitteln, die für eine optimale Funktion sorgen und die Hirngesundheit bewahren. Wie in Kapitel 4 ausgeführt, waren gesunde junge Männer zu einer schnelleren und präziseren mentalen Verarbeitung fähig, als sie ein Multivitaminpräparat erhielten, das B-Vitamine in einer zehn- bis fünfzehnmal höherer Dosis enthielt als die empfohlene Tagesdosis. Sogar ihre sportliche Ausdauer nahm zu.

Der Zusatz solcher Supplemente verschafft eindeutig Vorteile in Beruf und Freizeit.

Bedingt essenzielle Nährstoffe

Bei Stress können bestimmte Bestandteile der Ernährung, die im klassischen Sinn nicht als essenziell gelten, an Bedeutung gewinnen. Diese Nährstoffe bezeichnet man als »bedingt essenziell«, weil ihre Biosynthese in bestimmten Situationen eingeschränkt ist. Vitamin D ist ein gutes Beispiel für einen bedingt essenziellen Nährstoff. Streng genommen ist es kein echtes Vitamin, weil unser Körper es selbst herstellen kann. Aber da wir UV-Strahlung brauchen, um es zu produzieren, wird Vitamin D essenziell, wenn das Sonnenlicht fehlt.

Das Co-Enzym Q10 (CoQ10), ein wichtiges Antioxidans, ist ein weiteres Beispiel für einen bedingt essenziellen Nährstoff. Wir brauchen es für die Mitochondrienfunktion. Wir müssen CoQ10 als Nahrungsergänzung aufnehmen, wenn wir cholesterinsenkende Statine nehmen, weil Statine nicht nur die Synthese von Cholesterin, sondern auch von CoQ10 blockieren.

Als Grundbaustein oder Vorläufer des Adrenalins und Noradrenalins ist auch die Aminosäure Tyrosin bedingt essenziell. Wir können recht viel davon über eiweißhaltige Nahrung aufnehmen. Wir können Tyrosin auch aus einer weiteren Aminosäure, Phenylalanin, herstellen, die ebenfalls in eiweißreichen Nahrungsmitteln enthalten ist. Doch bei Stress wird Tyrosin essenziell. Unter Stressbedingungen ist es unwahrscheinlich, dass die normale Ernährung genügend Tyrosin liefert, um den Gesamtbedarf zu decken, ganz gleich, wie gut wir essen.

Tyrosin wird für die Herstellung zahlreicher wichtiger Moleküle benötigt, die unabdingbar für den Stoffwechsel sind, und man kann sich leicht vorstellen, dass die Versorgung mit dem über die Nahrung aufgenommenen Tyrosin angesichts der überaus hohen Nachfrage nicht ausreicht. Wir nutzen Tyrosin, um das Schilddrüsenhormon Thyroxin und das Farbpigment Melanin für Haut und Haare herzustellen. Es ist ein Baustein für CoQ10 und außerdem erforderlich, um Endorphine oder Enzephaline – die natürlichen Schmerzmittel des Körpers – zu bilden. Doch zu den wichtigsten Aufgaben des Tyrosins gehört die Produktion des Neurotransmitters Dopamin, der, wie wir in früheren Kapiteln gesehen haben, eine entscheidende Rolle bei der Steuerung der Hirnfunktion spielt.

Der Stress chronischer Schmerzen

Wir vergessen manchmal, wie belastend und zehrend chronischer Schmerz sein kann. Ich erinnere mich an einen Patienten, der mich aufsuchte und den ich hier Michael nennen will. Bei Michael hatte man schon in jungen Jahren eine schwere Form von Arthritis festgestellt, und fast sein ganzes Erwachsenenleben hindurch hatte er unter chronischen Schmerzen gelitten. Jetzt war er in seinen Fünfzigern und konnte nur noch an Krücken gehen.

Im Laufe eines Jahres fing er an, von einer umfassenden Behandlung mit Vitaminen und Mineralstoffen zu profitieren. Insbesondere wurde sein niedriger Vitamin D-Spiegel korrigiert und die Magnesiumaufnahme optimiert, weil beide Nährstoffe mit Schmerzen des Bewegungsapparats in Zusammenhang stehen. Michael legte im Allgemeinen Wert auf eine gesunde Ernährung, mied Junkfood und stark verarbeitete Lebensmittel, aber wir optimierten seinen Speiseplan noch weiter, indem wir Zuckerzusätze strichen und den Anteil stärkehaltiger Kohlehydrate reduzierten.

Überzeugt, dass Stress starke Auswirkungen auf seine Schmerzen hatte, beschloss Michael, seinen anspruchsvollen Job aufzugeben und in Frührente zu gehen. Als ich ihn fragte, wie er seinen Ruhestand verbringen wolle, lächelte er und gestand, dass seine geheime Leidenschaft, der er während seiner Berufstätigkeit nur selten frönen konnte, das Schreiben von Gedichten sei. Jetzt wollte er sich ernsthaft darauf konzentrieren. Meine spontane Reaktion war, dass er von einer Tyrosinsupplementierung profitieren könnte. Dopamin ist ein wichtiger Neurotransmitter, der mit der Kreativität zusammenhängt, und Studien haben gezeigt, dass Tyrosin das kreative Denken verstärkt.[6] Dopamin beeinflusst den schöpferischen Antrieb, weil es eine Flut von sensorischen Reizen ins Gehirn strömen lässt. Bei künstlerisch veranlagten Menschen kann das zur Wahrnehmung ungewöhnlicher verbaler, visueller und klanglicher Muster führen und den Ideenreichtum fördern.[7]

Da Schmerz nur einer von vielen Stessoren ist, die das Tyrosin aufbrauchen können, schien es einleuchtend, dass es Michael beim Schreiben helfen würde, wenn er zusätzliches Tyrosin zur Ankurbelung der Dopaminproduktion erhielt. Und so fing er an, jeden Morgen beim Aufwachen 2000 Milligramm L-Tyrosin einzunehmen und mit dem Essen eine halbe Stunde zu warten. Die Wartezeit sollte dafür sorgen, dass das Tyrosin ungehindert durch die Konkurrenz anderer Aminosäuren ins Gehirn gelangen konnte. Einige Tage später erhielt ich eine E-Mail von ihm, in der er mir alles, was ich wissen musste, in einem Satz mitteilte: »Wow! Es ist, als hätte ich den Anknipser für mein Gehirn gefunden!«

Dopaminschwund im Gehirn

Was ist die Verbindung zwischen Tyrosin, Dopamin und Stress, und warum profitieren Menschen bei jeder Form von Stress von einer Tyrosin-Supplementierung? Um diese Frage zu beantworten, müssen wir einen elementaren Stoffwechselvorgang verstehen. Bei Stress wird Dopamin sehr schnell abgebaut, weil es zur Herstellung der Stresshormone Noradrenalin und Adrenalin verwendet wird.

Dopamin → Noradrenalin → Adrenalin

Nach einem Adrenalinschub können wir das verbrauchte Dopamin wieder auffüllen, wenn genügend Tyrosin zirkuliert. Doch wenn nicht, bekommen wir die Folgen unweigerlich zu spüren. Ein Mangel an Dopamin löst Erschöpfung, Niedergeschlagenheit und Antriebsarmut aus. Konzentration und Fokus leiden. Und ohne ausreichendes Dopamin sind wir natürlich auch nicht in der Lage, im Bedarfsfall weiteres Noradrenalin oder Adrenalin zu produzieren.

Die Tatsache, dass das Dopamin für die Bildung von Stresshormonen aufgebraucht wird, wird von der Mainstream-Medizin größtenteils übersehen. Doch ich bin überzeugt, dass dies der eigentliche Grund dafür ist, dass wir uns bei Stress so elend fühlen. Ein Dopaminmangel erklärt die meisten der Symptome, die mit extremem oder chronischem Stress einhergehen. Er ist auch der Grund dafür, dass Tyrosin-Supplemente so hilfreich sind – sie können die Dopaminspeicher sogar dann auffüllen, wenn sie durch die Nebennieren aufgezehrt werden.[8]

Wem helfen Tyrosin-Supplemente?

Jeder, der eine traumatische Erfahrung wie eine Scheidung oder den Verlust eines geliebten Menschen durchmacht, kann von Tyrosin als Nahrungsergänzung profitieren. Im Gegensatz zu Medikamenten betäubt es zwar nicht den Schmerz, aber es stärkt die Fähigkeit, den Stress zu bewältigen. Tyrosin-Supplemente verringern auch einen stressbedingten Anstieg des Blutdrucks und verbessern nachweislich die Hirnfunktion in allen Situationen, die hohe Anforderungen stellen.

Wie zahlreiche Studien belegen, kann Tyrosin dem Leistungsabfall beim Arbeitsgedächtnis und bei der Informationsverarbeitung entgegenwirken, von dem auch jeder gesunde Mensch betroffen ist, wenn er mit einer schwierigen Situation konfrontiert wird, sei es eine arbeitsbedingte Überlastung des Gehirns, der Verlust des Arbeitsplatzes oder auch eine extreme Wetterlage.[9] Da Dopamin für das Wortgedächtnis gebraucht wird, werden Vortragsredner feststellen, dass es ihren Sprachfluss verbessert. Jeder, der vor einer nervenaufreibenden Präsentation oder einem öffentlichen Auftritt steht, wird Tyrosin besonders hilfreich finden.

Sportler profitieren davon, weil es Ausdauer und Konzentration steigert.[10] Ich empfehle es häufig Golfspielern, die es vor einem Match nehmen und oft feststellen, dass sich ihr Spiel verbessert. Ein Pianist, den ich mit Tyrosin-Supplementen bekannt machte, konnte die Medikamente, mit denen er sein Lampenfieber bekämpfte, absetzen, und hatte das Gefühl, dass sich auch sein Klavierspiel verbesserte. Manche Menschen empfinden das Altern als Stress, und über Siebzigjährigen empfehle ich ganz selbstverständlich Tyrosin. Es kann dazu beitragen, die höhere Stressempfindlichkeit, die häufig mit dem Alter einhergeht, zu dämpfen.

Posttraumatische Belastungsstörung (PTBS)

Obwohl es die posttraumatische Belastungsstörung (PTBS) schon lange gibt, wurde sie erst im Jahr 1980 offiziell als Krankheit anerkannt. Außergewöhnlich brutale Stressformen, wie Folter oder das Miterleben von gewalttätigen oder lebensbedrohlichen Taten, können eine PTBS auslösen, ebenso wie anhaltender körperlicher oder seelischer Missbrauch. Während manche Menschen fähig sind, ein furchterregendes oder schockierendes Erlebnis nach einer Weile hinter sich zu lassen, scheinen andere in der Fight-or-flight-Reaktion gefangen zu bleiben und leiden auch Monate, Jahre oder sogar Jahrzehnte danach immer noch unter Stress- und Angstgefühlen.

Soldaten im aktiven Militärdienst sind harten körperlichen und psychischen Anforderungen ausgesetzt und besitzen ein hohes Risiko, eine PTBS zu entwickeln. Tyrosin als Nahrungsergänzung steigert nachweislich nicht nur die mentale und körperliche Leistung bei Militärangehörigen, sondern wirkt auch prophylaktisch gegen PTBS.[11] Tatsächlich wurden viele Studien, die die Vorteile einer Tyrosin-Supplementierung belegen, ursprünglich bei der Armee durchgeführt. In den USA läuft derzeit ein zweijähriges, vom Kongress in Auftrag gegebenes Forschungsprojekt, das untersuchen soll, welche Nachweise dafür vorliegen, dass eine Supplementierung mit Vitaminen und anderen essenziellen Nährstoffen die Hirnfunktion bei Militärangehörigen verbessern und vielleicht vor einer PTBS schützen kann. Doch jeder, der mit anhaltendem Stress zu kämpfen hat, ob im Beruf oder im Privatleben, kann von ähnlichen Nahrungsergänzungsprogrammen profitieren.

Ich führe Tyrosin-Supplemente am liebsten dann ein, wenn keine anderen Veränderungen bei Ergänzungsmitteln und bei der Ernährungsweise stattfinden. Auf diese Weise können Patienten selbst herausfinden, ob sie davon profitieren. Als Erstes stelle ich sicher, dass andere Cofaktoren, die zur Bildung von Dopamin erforderlich sind, vorhanden sind. Ich sorge dafür, dass der Patient mindestens einen Monat lang ein qualitativ hochwertiges Vitaminpräparat eingenommen hat und ausreichend mit Omega-3-Fettsäuren ebenso wie mit Vitamin C und Magnesium versorgt ist.

Die wasserlöslichen B-Vitamine scheinen besonders wichtig zu sein. Wie wir gesehen haben, profitieren wir bei Stress von zusätzlichen B-Vitaminen in Dosierungen, die weit über den gegenwärtig empfohlenen Tagesdosierungen liegen. Manche Multivitaminpräparate enthalten B-Vitamine lediglich in der Menge der derzeit empfohlenen Tagesdosis, doch es gibt andere mit höheren Dosierungen. Achten Sie darauf, dass das Präparat mindestens 25 Milligramm Vitamin B6 enthält.

Vitamin C und Stress

Wie in Kapitel 4 erörtert, ist Vitamin C ein wirkungsvolles Antioxidans, das das Gehirn vor Schädigungen durch freie Radikale schützt. Die meisten Tiere bilden ihr Vitamin C eigenständig aus Glukose. Leider ist eines der dazu erforderlichen Gene bei den Primaten mutiert, deshalb können wir Vitamin C nicht selbst produzieren und sind auf die Ernährung angewiesen, um ausreichende Mengen aufzunehmen. Evolutionsbiologen vermuten, dass Tiere, die nicht zur eigenständigen Vitamin-C-Herstellung in der Lage sind, nur überlebt haben, weil ihre Umwelt reich an Vitamin-C-haltigen Nahrungsmitteln war. Die Bildung von Vitamin C verbraucht sehr viel Energie – Energie, die bei den ersten Menschen wahrscheinlich knapp war. Die Genmutation hat den Primaten also vermutlich zusätzliche Energie beschert, damit sie in einer energiearmen Nährstoff-Umwelt erfolgreich überleben konnten. Doch heutzutage brauchen wir keine Extra-Energie mehr: Moderne Ernährungsweisen enthalten typischerweise zu viele Kalorien. Und wir essen zweifellos nicht genügend Obst und Gemüse, also Nahrungsmittel, die reich an Vitamin C sind.

Im Jahr 2009 kam eine Studie über junge Erwachsene, die in Toronto studierten und zwischen zwanzig und neunundzwanzig Jahre alt waren, zu dem Ergebnis, dass jeder Siebte einen Vitamin-C-Spiegel hatte, der dem Skorbut-Wert entsprach, und dass bei einem weiteren Drittel der Probanden die Vitamin-C-Konzentration im Blut suboptimal war. Trotz ihrer Jugend hatten die Teilnehmer mit niedrigem Vitamin-C-Spiegel einen erhöhten Blutdruck, Übergewicht und einen größeren Taillenumfang; außerdem wies ihr Blut Entzündungsmarker auf, die normalerweise mit einem erhöhten Risiko für Herzerkrankungen verbunden sind.[12]

Reiche Vitamin-C-Speicher finden sich sowohl in den Nebennierenrinden als auch im Nebennierenmark, was vielleicht erklärt, warum Vitamin-C-Supplemente die Cortisol- ebenso wie die Adrenalinkonzentration im Blut verändern. Vitamin C wird benötigt, um Neutrotransmitter wie Dopamin und Serotonin zu bilden und um

Noradrenalin und Adrenalin zu generieren. Von daher könnte man vermuten, dass wir bei Stress zusätzliches Vitamin C brauchen, und diese Vermutung ist zutreffend. Wie Sie der unten stehenden Tabelle entnehmen können, bilden Tiere, die zur eigenständigen Vitamin-C-Produktion fähig sind, nicht nur wesentlich mehr Vitamin C pro Kilogramm Körpergewicht als wir für die menschliche Gesundheit für angemessen halten, sondern reagieren auf Stress auch durch eine dramatische Ankurbelung der Produktion.

Angenommen, ein Durchschnittsmensch wiegt 70 Kilogramm; damit liegt seine empfohlene Tagsdosis an Vitamin C bei 70–90 Milligramm. Wäre diese Person hingegen eine Ziege mit ähnlichem Körpergewicht, können wir aus der Tabelle ableiten, dass sie etwa 2,3 Gramm Vitamin C pro Tag bilden würde. Das heißt, vorausgesetzt die Ziege wäre völlig stressfrei und würde vielleicht den ganzen Tag über einfach ein bisschen Gras auf der Wiese knabbern. Wenn dieselbe Ziege Stress hätte oder krank wäre, würde die tägliche Vitamin-C-Produktion auf verblüffende 13,3 Gramm ansteigen. Diese Fähigkeit, die Vitamin-C-Produktion unter Stressbedingungen anzukurbeln, ist bei allen Tieren, die das Vitamin selbst herstellen können, von Mäusen bis Elefanten, gang und gäbe. Zweifellos ein Beleg dafür, wie wichtig Vitamin C für die biologische Reaktion auf Stress ist.

Spezies	Niedrigster Tagesbedarf (mg/kg/Tag)	Höchster Tagesbedarf bei Stress oder Krankheit (mg/kg/Tag)
Ziege	33	190
Ratte	39	199
Maus	34	275
Kaninchen	9	226
Hund	5	40
Mensch (RDA, empfohlene Tagesdosis)	0,9	keine Angabe

Quelle: Nach M. Levine »New Concepts in the Biology and Biochemistry of Ascorbic Acid«, *New England Journal of Medicine* 314, 14 (1986): 892–902.

Bislang gibt es keine Versuche, systematisch zu erforschen, wie hoch der Vitamin-C-Bedarf der menschlichen Spezies bei Krankheit oder Stress ist. Ein anderes Säugetier, das Vitamin C nicht selbst produzieren kann, ist das Meerschweinchen. Ursprünglich waren Meerschweinchen die bevorzugten Versuchstiere, weil sie wie der Mensch auf die Ernährung angewiesen sind, um ihren Vitamin-C-Bedarf zu decken. Heute werden sie nur noch selten für Forschungszwecke eingesetzt: Da sie unfähig sind, sich durch eine Ankurbelung ihrer Vitamin-C-Produktion an die unausweichlichen Stressbedingungen anzupassen, die in experimentellen Situationen entstehen, sterben sie zu leicht und ruinieren unsere Experimente.

Sogar Meerschweinchen, die als Haustiere gehalten werden, sind äußerst stressanfällig und zeigen alle Symptome, die wir mit Stress assoziieren. Sie können reizbar und aggressiv werden oder depressiv und weniger aktiv. Bei manchen Tieren kommt es auch zu Durchfall, Haarausfall oder Hautproblemen – den ersten Anzeichen von Skorbut. Stressauslöser kann der Familienhund sein, der viel bellt, oder ständige laute Musik. Auch Temperaturunterschiede machen Meerschweinchen zu schaffen – sie dürfen keinen Zug bekommen, sonst sterben sie.

Wenn wir Meerschweinchen wären

Der Wissenschaftler Man Li-Yew arbeitete in den 1970er Jahren an der University of Texas in Austin. Er wusste, dass heftig umstritten war, wie viel Vitamin C der Mensch braucht und ob sich sein Bedarf bei Stress erhöht, und wandte deshalb seine Aufmerksamkeit den Meerschweinchen zu. Hatten sie einen höheren Bedarf, wenn sie krank oder gestresst waren? Wenn ja, konnte er mit ziemlicher Sicherheit davon ausgehen, dass auch Menschen bei Stress mehr Vitamin C benötigten.

Er wählte Gruppen von gesunden Meerschweinchen aus, setzte sie auf Diäten, die unterschiedliche Mengen an Vitamin C enthielten, und unterzog sie dann dem Stress einer Operation. Die Tiere erlitten keine Schmerzen, weil sie in Narkose versetzt wurden. Eine Narkose verhindert zwar, dass Schmerzsignale das Gehirn erreichen, dennoch laufen die hormonellen und metabolischen Veränderungen ab, die normalerweise mit einem Trauma oder einer Verletzung einhergehen.

Vor und nach der Operation wurde die Wachstumsrate der Meerschweinchen gemessen (das Alter der Tiere entsprach dem von Teenagern). Dann beobachtete Yew, wie schnell die Wunden heilten und wie schnell die Tiere sich von der Narkose erholten. Um Skorbut zu verhindern, brauchten die Tiere nur 1,5 Milligramm pro Kilogramm Körpergewicht am Tag (mg/kg/Tag). Das ist ein bisschen mehr als die empfohlene Tagesdosis (RDA) für Menschen, die bei 0,9 mg/kg/Tag liegt. Für ein optimales Wachstum brauchten die Tiere allerdings 16 mg/kg/Tag, und für eine optimale Erholung von der Narkose und der Operation benötigten sie noch erheblich mehr – 50 mg/kg/Tag.

Wenn menschliches Gewebe einen ähnlichen Bedarf an Vitamin C hat, legen diese Zahlen nahe, dass ein Kind oder Teenager mit einem Körpergewicht von 30 Kilogramm ungefähr 1500 Milligramm pro Tag für ein normales Wachstum und eine normale Entwicklung braucht. Und ein Erwachsener mit einem Gewicht von 70 Kilogramm würde mindestens 3500 Milligramm pro Tag brauchen, um sich von einer Operation zu erholen. Wie Yew anmerkt, lassen Studien an Meerschweinchen nur Vermutungen darüber zu, wie hoch der Bedarf des Menschen bei Stress ist, dennoch beharrt er: »Die Beweislast verschiebt sich jetzt zu den Medizinern, denen die Gesundheit und körperliche Verfassung junger Menschen am Herzen liegt: Sie müssen nachweisen, dass Überlegungen, die auf junge Meerschweinchen zutreffen, nicht gleichermaßen für junge Menschen gelten.«[13]

Zu einer neueren Studie über Herzpatienten gehörte, dass man ihnen direkt vor einer Operation entweder ein Placebo oder 2 Gramm Vitamin C injizierte und dass sie nach der Operation vier Tage lang täglich 1 Gramm Vitamin C oral erhielten. Die Patienten, die zusätzliches Vitamin C bekamen, konnten das Krankenhaus früher verlassen und hatten weniger Operationskomplikationen.[14] Bei Extremsportlern, die 1500 Milligramm Vitamin C nach einem Marathon erhielten, war der Cortisolspiegel verglichen mit den sonst üblichen Werten verblüffend niedrig. Ähnliche Effekte wurden beobachtet, wenn sportlicher Stress mit Hitzestress einherging: Bei Sportlern, die zusätzliches Vitamin C erhielten, waren die Cortisolspiegel nach dem Sport niedriger.[15]

Vielleicht ist es höchste Zeit, dass wir den Vitamin-C-Bedarf des Menschen neu bewerten und dieses Mal dabei Stress und Heilungsprozesse berücksichtigen.

Magnesium und Stress

Ein Nährstoffbedarf, der durch moderne Ernährungsweisen eindeutig nicht gedeckt wird, ist der an Magnesium. Diesen Nährstoff brauchen wir, um Tyrosin in Dopamin, Noradrenalin und Adrenalin umzuwandeln. Die Unterversorgung mit Magnesium ist unstrittig – Umfragen in Nordamerika und der ganzen Welt zeigen, dass die meisten Menschen die empfohlene Tagesdosis nicht erreichen. In den USA gelingt das weniger als 50 Prozent der Bevölkerung.[16] In Kanada nehmen etwa 40 Prozent der jungen Erwachsenen zu wenig Magnesium auf, und diese Zahl steigt mit zunehmendem Alter stark an; bei fast 70 Prozent der Frauen und Männer, die 71 Jahre oder älter sind, wird der tägliche Bedarf nicht gedeckt.[17]

Magnesium ist von wesentlicher Bedeutung für unsere Reaktion auf Stress. Ohne ausreichend Magnesium können wir keine Neurotransmitter herstellen und Hormone nicht nutzen. Wir brauchen es für den Glukose-Stoffwechsel und die Energieproduktion. Magnesium sorgt dafür, dass das Verdauungssystem funktioniert, das Herz regelmäßig schlägt und der Blutdruck unter Kontrolle bleibt. Die Ausschüttung von Stresshormonen führt zu einer verstärkten Ausscheidung von Magnesium im Urin und dadurch zum Abbau des Nährstoffs. Wenn wir also unter einem Magnesiummangel leiden, trifft uns der Stress sozusagen doppelt – er schränkt unsere Fähigkeit zu einer angemessenen Stressreaktion ein und verschlimmert dieses Defizit gleichzeitig noch. Studien bei Tier und Mensch zeigen, dass ein Magnesiummangel Angst und Anspannung verstärkt.[18]

Meiner Ansicht nach gibt es einen guten biologischen Grund, warum es unter Stressbedingungen zu einem Abbau des Magnesiums kommt. Das Zusammenspiel von Magnesium und Kalzium trägt dazu bei, dass die Muskeln funktionieren. Die Muskeln ziehen sich in Gegenwart von Kalzium zusammen und entspannen, wenn genügend Magnesium zur Verfügung steht. Wenn die Magnesiumvorräte der Muskeln niedrig sind, können die Muskeln sich nicht lockern, und wir fühlen uns verspannt. Unsere Schultern fühlen sich an, als bräuchten sie eine Ganztagesmassage, wir bekommen Krämpfe in den Beinen, im Rücken zwickt es, und an unseren Augenlidern oder Lippen treten irritierende Zuckungen auf. Wir leiden unter Verstopfung oder haben sogar Stunden nach einem kleinen Imbiss noch ein unangenehmes Völlegefühl, weil die glatten Muskeln, die den Durchgang der Nahrung durch unseren Verdauungstrakt steuern, sich nicht ordentlich entspannen können.

Wenn das Gewebe hingegen magnesiumgesättigt ist, sind wir nicht angespannt und ängstlich, sondern fühlen uns körperlich wohl und entspannt. Epsomsalze bestehen aus Magnesiumsulphat und jeder, der sich vor dem Schlafengehen schon einmal ein Bad mit Epsomsalzen gegönnt hat, kann deren muskelentspannende Wirkung bestätigen. Doch entspannte Muskeln sind alles andere als ideal für den Umgang mit einem Notfall. Für die Fight-or-flight-Reaktion müssen wir uns anspannen, nicht entspannen. Und dazu müssen wir Magnesium loswerden – was möglicherweise der Grund ist, warum es bei Stress abgebaut wird.

Wir werden später noch einmal auf das Magnesium zurückkommen und erklären, wie man gute Vorräte im Körper anlegen kann.

Stressmanagement

Für den Umgang mit Stress sollten wir zunächst unseren Konsum an Kaffee und Alkohol reduzieren. Beide sind – in Maßen genossen – in Ordnung, aber bei einem Übermaß können sie den Cortisolspiegel erhöhen. Davon abgesehen gibt es aber noch viele weitere bewährte Methoden.

Bewegung ist aus vielen Gründen wichtig, aber besonders wertvoll für das Stressmanagement.[19] Regelmäßige Bewegung kann Blutdruck, Ärger und Feindseligkeit senken. Extremsport kann sich allerdings negativ auswirken. Die Überstrapazierung des Körpers kann zum Abbau von Nährstoffen führen ebenso wie zu körperlichen Verletzungen, wie etwa zu schwer heilbaren Gelenkschäden. Moderate regelmäßige Bewegung schützt vor den meisten chronischen Krankheiten, doch es gibt einige Hinweise darauf, dass übertriebener Sport die normale Lebenserwartung reduziert.[20]

Massagetherapie und die Pflege starker persönlicher Beziehungen senken beide nachweislich einen zu hohen Cortisolspiegel. Außerdem können wir uns selbst durch kognitives Verhaltenstraining beibringen, weniger empfänglich auf Stress zu reagieren. Achtsamkeitsbasierte Stressreduktion ist eine Technik, die auf buddhistischen Traditionen beruht und sich wachsender Beliebtheit erfreut. Man hat nachgewiesen, dass dieser Ansatz den Cortisolspiegel und die Stresssysmptome bei einer Vielzahl psychischer und physischer Störungen senkt. Doch auch gesunde Menschen können davon profitieren.[21]

Die Suche nach präventiven Ansätzen im Gesundheitswesen hat eine neue Art von Ärzten hervorgebracht. Bekannt als Vertreter einer integrativen Medizin setzen sie sowohl die Mittel konventioneller Medizin als auch eine breite Palette von alternativen oder traditionellen Methoden ein, um die Gesundheit zu fördern oder wiederherzustellen. Sie konzentrieren sich auf die Ernährung und eine ausreichende Nährstoffversorgung, aber auch auf Sport, Akupunktur, Yoga und Tai Chi und manuelle Therapien wie Chiropraktik und Massage, um den ganzen Menschen – Geist, Körper und Seele – zu behandeln.

Die integrative Medizin findet immer mehr Anhänger unter den Patienten und fasst auch Fuß in amerikanischen Krankenhäusern, Universitäten und medizinischen Ausbildungseinrichtungen.

Stressmanagement spielt eine zentrale Rolle in der Praxis und Philosophie der integrativen Medizin. Man könnte sagen, dass der integrative Arzt endlich die Implikationen von Hans Selyes Forschung aufgreift.

7. Kapitel

Hirnverletzungen: Trauma und Schlaganfall

Erfolg bemisst sich weniger an der Position, die man im Leben erreicht hat, als vielmehr an den Hindernissen, die man überwunden hat.

Booker T. Washington
Up from Slavery

Es ist später Nachmittag, und ich sitze mit mehreren anderen Gästen auf dem Bootssteg, der zum Cottage eines Freundes gehört. Wir machen uns einen faulen Tag, verbringen die Zeit größtenteils mit Schwimmen und Lesen. Am Abend werden wir uns über unsere Erlebnisse austauschen, aber im Moment sind wir still, genießen die Ruhe unserer Umgebung und entspannen auf eine Weise, die dem Stadtleben fremd ist. Der vor uns liegende See ist der Traum jedes Fotografen, die spiegelglatte Oberfläche reflektiert die felsige Küstenlinie und den wolkenlosen Himmel über uns. In der Ferne hört man das fröhliche Kreischen von Kindern, die von Felsen und Bootsstegen ins Wasser springen und vor dem Abendessen noch einmal schwimmen gehen.

Es ist der Inbegriff eines Sommertags im Ferienhausland von Nordontario in Kanada. Mit unserem sonnensatten Hirn im Leerlauf rückt das Arbeits- und Stadtleben in weite Ferne und eine wortlose Kommunikation mit der Natur setzt ein. Ein paar Tage lang können wir uns Träumen vom einfachen Leben auf dem Land hingeben – ein rustikales Cottage mit Holzofen, gemeinsames Kochen und Essen und sicherheitshalber ein paar städtische Luxusartikel obendrein. Als hätte sie unsere Gedanken gelesen, taucht unversehens unsere Gastgeberin auf dem Bootssteg auf, in den Händen ein Tablett mit Gläsern, die vom eisgekühlten Wein beschlagen sind.

Plötzlich kreuzen mehrere Schnellboote auf, fahren im wilden Zickzack über den See und wühlen das gerade noch glatte Wasser zu beachtlichen Wellen auf. Sie ziehen große aufgeblasene Schwimmreifen hinter sich her, in denen Kinder unterschiedlichen Alters sitzen. Trifft eines der Boote auf eine Welle, wird es durchgerüttelt, und der Schlauch hüpft wild auf und ab. Die Kinder klammern sich fest und kreischen, was das Zeug hält. Immer wieder werden die Köpfe der Kinder in einer Abfolge schneller, ruckartiger Bewegungen nach vorn und nach hinten gerissen.

»Klingt, als hätten die 'ne Menge Spaß«, kommentiert eine Bekannte auf dem Bootssteg, ohne von ihrem Buch hochzusehen. Doch als ich zuschaue, wie die jungen Köpfe vor und zurück geschleudert werden, muss ich unwillkürlich an die geleeartige Hirnmasse der kleinen Kinder denken, die sich hin und her bewegt und bei diesen Manövern wiederholt gegen den harten Schädel prallt. Welcher Schaden wird dabei angerichtet? Und summieren sich mögliche Schäden, wenn diese Spritztour ein regelmäßiges Wochenendvergnügen ist?

Traumatische Hirnverletzungen

Vielleicht hätte ich mir keine Sorgen um die Kinderhirne am See gemacht, wären wir nicht in den letzten Jahren gezwungen gewesen, uns mit Hirnschädigungen bei professionellen Sportlern auseinanderzusetzen, vor allem in knallharten Kontaktsportarten wie Hockey und Football.

Bereits seit Jahren sprach man hinter vorgehaltener Hand über mögliche langfristige Hirnschäden bei professionellen Football-Spielern. Außerhalb des Spielfelds brockten sich viele von ihnen Ärger mit dem Gesetz ein, häufig wegen häuslicher Gewalt. Anfangs wurde dies dem von Haus aus brutalen Wesen der Sportarten angelastet. Irgendwie sprang die notwendige Feindseligkeit und Aggression, die

Spieler auf dem Feld oder auf dem Eishockeyplatz zeigen mussten, auf ihr Privatleben über. Spieler waren wohl einfach so beschaffen, dass sie eine niedrigere Schwelle für Zorn und Gewalt hatten.

Doch viele Symptome ließen sich nicht so einfach wegerklären. Manche Spieler litten unter einem Verlust des Kurzzeitgedächtnisses. Einige entwickelten Bewegungsstörungen, die an Parkinson erinnerten, oder gingen, als ob sie betrunken wären. Und bei Spielern, die sich zur Ruhe setzten, bestand eindeutig ein erhöhtes Suizidrisiko.

Punch-Drunk

Der aus New Jersey stammende Pathologe Harrison Martland (1883–1954) machte als Erster die Beobachtung, dass professionelle Boxer unter Hirnschädigungen litten. Sein Bericht »Punch Drunk«, veröffentlicht 1928, beginnt mit den Worten: »Seit einiger Zeit fällt Fans und Förderern ein sonderbarer Zustand bei Preisboxern auf, den sie im Ringjargon ›punch drunk‹ nennen. Kämpfer, bei denen die ersten Symptome deutlich erkennbar sind, werden von den Fans als ›durchgeknallt‹, ›vertrottelt‹ oder ›bekloppt‹ bezeichnet.«[1] Als Marland die Gehirne toter Boxer untersuchte, stellte er fest, dass es in weiten Teilen des Gehirns zum Zelltod und zum neurologischen Verfall gekommen war. Er nannte diesen Zustand chronisch traumatische Enzephalopathie oder CTE. Heute wissen wir, dass es keiner wiederholten harten Schläge auf den Kopf bedarf, um CTE zu entwickeln. Dafür reichen schon leichte Schläge oder wiederholtes Schütteln.

Im Jahr 2008 gründete die Boston University School of Medicine eine »Gehirn-Bank«, um das Gehirn und Rückenmark von 85 Personen zu untersuchen, die im Laufe ihres Lebens wiederholt leichte traumatische Hirnverletzungen erlitten hatten. Von den 85 verstorbenen Personen waren 64 ehemalige Sportler und 21 Kriegsveteranen (die ebenfalls größtenteils Sportler gewesen waren); bei einem Headbanger (Leute, die den Kopf wie wild zu Hardrock-Musik schütteln) wurden die Verletzungen als selbstzugefügt betrachtet. Nicht alle untersuchten Gehirne wiesen die verräterischen Zeichen auf, die typisch für CTE sind, aber bei den 68 Personen, bei denen das der Fall war, zeigten sich umfangreiche Hirnschädigungen (bei einigen Gehirnen lokal begrenzt, aber bei anderen in ausgedehnten Bereichen), die von akkumulierten neurofibrillären Tangles bis hin zum Verlust von Axonen in der weißen Substanz reichten.

Zu den Symptomen, unter denen diese Personen vor ihrem Tod gelitten hatten, gehörten Kopfschmerzen, der Verlust von Aufmerksamkeit und Konzentration, Depressionen, explosive Wut und der Verlust des Kurzzeitgedächtnisses. Die Männer, die die aggressivsten Persönlichkeiten gehabt hatten, wiesen auch die schwersten Hirnschädigungen auf; bei ihnen bestand zudem eine höhere Wahrscheinlichkeit, dass man am Ende ihres Lebens eine Demenzdiagnose gestellt hatte. Bei den 34 Football-Spielern, die man in die Studie aufgenommen hatte, war die Hirnschädigung umso gravierender, je länger sie den Sport ausgeübt hatten.[2]

Sind Hirnschädigungen bei Kindern schwerwiegender?

Als ich klein war, dachten unsere Eltern sich nichts dabei, wenn wir uns den Kopf stießen, was wir unweigerlich taten. Wenn wir irgendwo herunterfielen – von Klettergerüsten, Schaukeln oder Bäumen –, heulten wir ein bisschen und hatten vielleicht am nächsten Tag eine große eiförmige Beule am Kopf. Doch nur eine offene Wunde wurde als so schwerwiegend erachtet, dass sie einen Arztbesuch rechtfertigte. Der Gedanke, dass subtile Verletzungen langfristige Auswirkungen auf unser Gehirn haben könnten, kam meinen Eltern nie in den Sinn. Niemand achtete darauf, ob Kinder unter Stimmungsschwankungen oder Aufmerksamkeits- und Konzentrationsstörungen litten.

Heute wissen wir, dass Kopfverletzungen in der Kindheit, die anfangs harmlos wirken, dauerhafte und sogar schwere Komplikationen nach sich ziehen können. Ein Schlag auf den Kopf verursacht vielleicht keine Bewusstlosigkeit, führt aber möglicherweise langfristig zu ernsthaften Gedächtnisproblemen. Die Symptome können zunächst subtil sein – verstärkte Angst, schlechte Konzentration, Reizbarkeit oder leichte Depressionen und Schwierigkeiten in der Schule. Auch wenn die meisten Probleme spontan wieder verschwinden, können die Schädigungen chronisch werden.[3] Wiederholte Stoßeinwirkungen sind bei kleinen Kindern schwerwiegender als bei Erwachsenen. Eine Studie über Football-Spieler kam zu dem Ergebnis, dass sie als Erwachsene bei neuropsychologischen Tests schlechter abschnitten, wenn sie vor dem Alter von zwölf Jahren einen Kontaktsport betrieben hatten.[4]

Es hält sich beharrlich der Mythos, dass Kinder widerstandsfähiger auf Hirnverletzungen reagieren als Erwachsene, deshalb wird jüngeren Spielern oft erlaubt, den Sport früher wieder aufzunehmen, manchmal schon einen Tag nach der Verletzung. Bevor jedoch eine vollständige Genesung eingetreten ist, kommt es schon bei geringerer Krafteinwirkung zu einer erneuten Gehirnerschütterung, und die Symptome werden wahrscheinlich schwerer und anhaltender sein.[5] Wenn direkt nach einem Unfall keine Symptome auftreten, heißt das nicht zwangsläufig, dass keine Schädigung vorliegt: Eine Studie kam zu dem Ergebnis, dass Kinder, die zunächst symptomfrei waren, tatsächlich neurologische Symptome aufwiesen, als sie zwei Wochen später untersucht wurden.[6]

Der Mediziner Robert Cantu, Autor von *Concussions and Our Kids*, ist der Ansicht, dass die strukturelle Schädigung, die man im Gehirn erwachsener Sportler feststellt, häufig schon in jungen Jahren beginnt. »Alle Studien, die ich gesehen habe, deuten darauf hin, dass eine Hirnverletzung in der Jugend gravierender ist als ein gleich starkes Hirntrauma bei einem Erwachsenen«, erklärt er. »Jugendliche erholen sich von Hirnverletzungen im Durchschnitt langsamer als Erwachsene … eine frühe Hirnverletzung kann im späteren Leben zu gravierenden Folgen in Form von kognitiven, verhaltensbezogenen und affektiven Störungen führen.«[7]

Schlaganfälle und der Tod von Hirnzellen

Ein Schlaganfall ist eine weitere Art von Hirnschädigung, die auftritt, wenn die Blutzufuhr zu Teilen des Gehirns unterbrochen oder schwer beeinträchtigt wird. In diesem Fall wird das Hirngewebe in der betroffenen Region von Nährstoffen und Sauerstoff abgeschnitten. Innerhalb weniger Minuten beginnen die Hirnzellen abzusterben. Ein Schlaganfall hat häufig Lähmungen zur Folge, die manchmal reversibel sind und manchmal nicht.

Es gibt zwei Hauptarten von Schlaganfällen: den ischämischen Schlaganfall, bei dem ein Blutpfropf ein Gefäß verstopft, und den hämorrhagischen Schlaganfall. Von einem hämorrhagischen Schlaganfall spricht man, wenn eine Arterie reißt, wodurch Blut in das umliegende Gewebe austritt und Druck ausübt. Der Riss kann durch eine angeborene Missbildung eines Blutgefäßes entstehen oder durch ein Aneurysma verursacht werden – eine Schwachstelle in einem Blutgefäß, die sich bei Druck ausdehnt und schließlich platzt.

Zu einer transitorischen ischämischen Attacke (TIA) kommt es wie beim Schlaganfall, wenn die Blutzufuhr zum Gehirn für kurze Zeit unterbrochen wird. Im Gegensatz zum Schlaganfall dauern TIAs allerdings normalerweise nur einige Minuten und werden häufig als Mini-Schlaganfälle bezeichnet. Die meisten Attacken währen nur zwei bis zehn Minuten, obwohl es auch Fälle gibt, die bis zu 24 Stunden andauern. TIAs verursachen in der Regel keine bleibenden Schäden, können aber ein Vorbote für einen bevorstehenden Schlaganfall sein; etwa ein Drittel der Patienten, die von einer TIA betroffen sind, entwickeln in der Folge einen Schlaganfall. Den meisten Schlaganfällen geht allerdings keine TIA voraus.

Die Gefahrenzone

Nach einem Schlaganfall lassen sich durch bildgebende Verfahren zwei unterschiedliche Verletzungsregionen erkennen. Im Zentrum oder Kern der Verletzung sterben Zellen ab, die irreversibel geschädigt sind. Zwischen diesen toten Zellen und gesunden Hirnzellen, die weiter vom Zentrum der Schädigung entfernt sind, liegt eine Region, die als Penumbra (Halbschatten) bezeichnet wird. Hier sind Zellen durch den Schlaganfall funktionell gestört, aber prinzipiell noch lebensfähig. Wenn jedoch die Durchblutung dieser Region unter einen bestimmten Schwellenwert fällt, werden auch diese Zellen sterben und dadurch die ursprüngliche Schädigung verschlimmern. Mit anderen Worten, es entsteht ein Teufelskreis, in dem die ursprüngliche Verletzung dazu führt, dass sich die Schädigung ausweitet und auch Zellen erfasst, die ursprünglich nicht betroffen waren. Wie bei einem Stein, der in einen ruhigen Teich geworfen wird, breitet sich die Wirkung wellenförmig vom Zentrum des ersten Aufschlags aus.

Da der Bereich des überlebensfähigen Penumbra-Gewebes eng verbunden mit der Genesungsrate nach einem Schlaganfall ist, konzentriert sich die Notfallbehandlung auf die Rettung dieser Zellen. Um ihre Regeneration sicherzustellen, muss die Blutzufuhr zur Penumbra so schnell wie möglich wiederhergestellt werden. Ein Blutpfropf lässt sich operativ entfernen oder durch Medikamente – sogenannte Antigerinnungsmittel – auflösen. Da höchste Eile geboten ist, müssen diese Medikamente innerhalb von viereinhalb Stunden nach einem Schlaganfall verabreicht werden. Die Behandlung mit Aspirin, das entzündungshemmend und blutverdünnend wirkt, kann ebenfalls verhindern, dass sich neue Gerinnsel bilden.

Trotz unterschiedlicher Ursachen haben Schlaganfälle und traumatische Gehirnverletzungen (TBI, Traumatic Brain Injury) in ihren physiologischen Abläufen einige Gemeinsamkeiten. Bei traumatischen Hirnverletzungen entwickelt sich ein Bereich mit reduziertem Sauerstoff- und Glukosestoffwechsel um einen zentralen Kern toter oder sterbender Zellen. Wie beim Schlaganfall kann dies zum Tod von nahe gelegenen gesunden Hirnzellen in der Penumbra führen, und die Rettung von Zellen in diesem Bereich ist von entscheidender Bedeutung, um eine Eskalation des Schadens zu verhindern.[8]

Handelt es sich bei TIAs manchmal um Hirnkrämpfe?

Obwohl einige medizinische Experten der Ansicht sind, dass transitorische ischämische Attacken (TIA) und ischämische Schlaganfälle beide durch Blutgerinnsel unterschiedlichen Schweregrads verursacht werden, vertreten andere die Auffassung, dass die Gefäßspasmen, die kennzeichnend für eine TIA sind und manchmal einem Schlaganfall vorausgehen, durch eine Verkrampfung der Muskelschicht in den Gefäßwänden ausgelöst werden.[9] Diese Muskelschicht, die sogenannte glatte Muskulatur der Gefäße, kontrahiert und entspannt, um das Blut in denjenigen Regionen zu verteilen, in denen es gebraucht wird. In Bereichen, die mehr Sauerstoff brauchen, zieht sich der Muskel zusammen, und in Bereichen, die weniger Sauerstoff benötigen, entspannt er sich.

Wie im letzten Kapitel ausgeführt, ist Magnesium zum Entspannen von Muskelzellen erforderlich, daher deuten anhaltende Kontraktionen oder Spasmen darauf hin, dass die lokalen Gewebespeicher unzureichend sind. Wadenkrämpfe, Rückenspasmen und Magenkrämpfe oder Spasmen in den Muskeln hängen alle damit zusammen, dass sich zu wenig Magnesium im Gewebe befindet. Herzrhythmusstörungen und hoher Blutdruck sind ebenfalls Anzeichen für einen Magnesiummangel – tatsächlich ist eine schlechte Gefäßgesundheit im Allgemeinen mit einer unzureichenden Magnesiumversorgung verbunden.[10]

Der Magnesiumbedarf des Gehirns ist hoch, und bei einer Person, die reichlich Magnesium aufnimmt, wird ein höherer Level aufrechterhalten als im Blut.[11] Ein plötzlicher Abfall des Magnesiums in der Muskelschicht der Blutgefäße, die das Gehirn versorgen, könnte möglicherweise einen ischämischen Schlaganfall oder eine TIA auslösen. Diese Theorie wird durch Tierstudien gestützt, die zeigen, dass eine Vorfütterung mit Magnesium das Ausmaß der Schädigung, die auf einen experimentell herbeigeführten Schlaganfall folgt, verringern kann.[12]

Leben und Tod der Neurone

Zellen sterben auf zweierlei Art. Bei der ersten – Nekrose – bersten geschädigte Zellen einfach auseinander. Dabei schütten sie Enzyme und andere Entzündungsmoleküle ins umliegende Gewebe aus. Wir merken im Allgemeinen, wann Zellen durch Nekrose sterben, weil dabei eine Entzündung entsteht, die Schmerzen, Schwellungen, Röte und Wärme am Ort der Verletzung erzeugt.

Doch es gibt noch eine zweite Form des Zelltods – die Apoptose. Das ist ein besser strukturierter und systematischer Prozess, durch den der Körper Zellen beseitigt, die überflüssig, ungesund oder einfach zu alt sind. Er wird auch als programmierter Zelltod oder Zellsuizid bezeichnet. Bevor Zellen auf diese Art sterben, schließen sie ihre Enzyme sorgfältig in membranumwickelte Abfallpakete ein. Es entsteht keine Entzündung, und wir merken nicht, was vor sich geht. Als problematisch kann sich eine zu starke oder zu schwache Apoptose erweisen. Zu schwach bedeutet, dass Zellen, die beseitigt werden sollten, wie etwa Krebszellen, möglicherweise weiterleben. Umgekehrt kann eine über das Ziel hinausschießende Apoptose verheerende Gewebeschäden verursachen und wird mit der Entstehung von Parkinson, Alzheimer und weiteren neurologischen Störungen in Zusammenhang gebracht.

Magnesium spielt möglicherweise eine zentrale Rolle bei der Prävention einer unangemessenen Apoptose im Anschluss an einen Schlaganfall oder eine Kopfverletzung. Die Apoptose wird durch Kalzium angetrieben, das durch Kanäle (Kalziumkanäle) in die Membran der Nervenzelle und dann in die Mitochondrien dringt. Dort angekommen, löst das Kalzium eine Reihe von Vorgängen aus, und es werden »Todessignale«, die mit dem Untergang der Nervenzelle enden, ausgesendet. Bei Patienten mit akuten Hirnverletzungen durch Traumata oder Blutungen hat man Medikamente, sogenannte Kalziumkanalblocker, getestet. Theoretisch sollten sie funktionieren, aber die meisten Studien sind wenig erfolgreich verlaufen.

Magnesium ist auch als »natürlicher Kalziumkanalblocker« bekannt und kann – zumindest im Labor – eine hemmungslose Apoptose stoppen und das Todesurteil für die Zelle umwandeln. Einige klinische Studien haben gezeigt, dass Magnesium nach einem Schlaganfall gewisse Vorteile bringt, sogar wenn die Verabreichung sich bis zu sechs Stunden hinauszögert.[13] Doch die Ergebnisse von neueren, umfangreicheren Studien haben sich als enttäuschend erwiesen.

Eine empfindliche Balance

Die enttäuschenden Ergebnisse vieler klinischer Studien, in denen untersucht wurde, ob Magnesium einer unnötigen Apoptose nach einem Schlaganfall oder einer Kopfverletzung entgegenwirkt, könnten damit zusammenhängen, dass es schwierig ist, die korrekte Dosis für jeden einzelnen Patienten zu finden. Wenn Magnesium über die Nahrung oder als Ergänzungsmittel zugeführt wird, hat der Körper Schwierigkeiten, große Mengen aufzunehmen. Zu viel Magnesium führt zu einer übertriebenen Entspannung der glatten Darmmuskulatur, was Durchfall verursacht, der jeden Überschuss beseitigt. Auf diese Weise schützt uns die Natur vor einer überreichlichen Magnesiumversorgung.

In Notsituationen – nach einer Kopfverletzung oder einem Schlaganfall – gelten orale Nahrungsergänzungsmittel als unpraktisch, und in allen bislang durchgeführten klinischen Studien hat man unterschiedliche Magnesiumdosierungen intravenös verabreicht. Eine intravenöse Zufuhr umgeht die schützende Rolle des Verdauungstraktes, deshalb gelangt möglicherweise zu viel Magnesium ins Blut. Das kann gefährlich sein – Magnesium entspannt, wie gesagt, die Muskeln, und das Herz ist ein Muskel. Zu viel Magnesium im Blut kann zu einem unregelmäßigen Herzrhythmus und sogar zum Herzstillstand führen.[14] Wenn zu viel Magnesium ins verletzte Gehirn gelangt, könnte es sogar genau den Zelltod auslösen, den es eigentlich verhindern soll.[15]

Verglichen mit unseren Jäger-Sammler-Vorfahren leben wir in einer kalziumreichen, magnesiumarmen Umwelt und nehmen Kalzium und Magnesium in einem völlig anderen und unphysiologischen Verhältnis auf. Dass diese Veränderung das Risiko eines Schlaganfalls erhöht, zeigt sich deutlich an der Tatsache, dass in Ländern, in denen das Verhältnis von Kalzium zu Magnesium (viel Kalzium/wenig Magnesium) in Wasser und Boden besonders hoch ist, auch die meisten Herzkreislauferkrankungen und Schlaganfälle auftreten.[16] Wie in Kapitel 6 erwähnt, ist Stress ein Magnesiumräuber, aber Kalzium scheint er nicht zu beeinflussen. Ein stressreiches Leben könnte also das Ungleichgewicht von Kalzium und Magnesium, das durch unsere Ernährungsweise entsteht, weiter vergrößern.

Eine Studie, die alle verfügbaren Nachweise über den Zusammenhang zwischen Magnesiumaufnahme und Schlaganfallrisiko zusammenfasste, kam zu dem Schluss, dass das Schlaganfallrisiko umso geringer war, je mehr Magnesium die Menschen durch Ernährung und Ergänzungsmittel aufnahmen. Jeder Anstieg der Magnesiumaufnahme um 100 Milligramm senkte die Zahl der Schlaganfälle um acht Prozent, und dieses Ergebnis war gleichbleibend in allen ausgewerteten Studien.[17] Magnesium gehört zu den Nährstoffen, die wichtig für die Hirngesundheit sind und deren Aufnahme durch die Ernährungsweise in Nordamerika eindeutig unzureichend ist.[18]

Auch in Tierversuchen hat sich gezeigt, dass Magnesium vor traumatischen Hirnschädigungen schützt und die Genesung beschleunigt. Umgekehrt verschlimmert ein Magnesiummangel die Schädigungen.[19] Bei Patienten, die sich von einer Hirnverletzung, ob durch einen Schlaganfall oder ein Schädel-Hirn-Trauma, erholen, könnten orale Magnesiumpräparate also dazu beitragen, den Tod von Nervenzellen in der Penumbra zu verhindern. Intravenöse Verabreichung von Magnesium könnte ebenfalls helfen, ist aber problematisch, weil der Kalziumstatus des Patienten bei der Dosierung normalerweise nicht berücksichtigt wird.

Die besten Ergebnisse werden wahrscheinlich bei Personen erzielt, deren Magnesiumaufnahme ohnehin hoch ist, was nicht nur das Anfangsrisiko eines Schlaganfalls reduziert, sondern auch die Heilung von Hirnverletzungen, gleich welchen Ursprungs, beschleunigt.

Kalzium an den falschen Orten

Obwohl Kalzium hochtoxisch wirken kann, insbesondere im Zusammenhang mit Hirnverletzungen, ist es doch gleichzeitig von entscheidender Bedeutung für die Gesundheit. Es ist der Hauptbestandteil von Knochen und Zähnen, denen es strukturellen Halt gibt. Elektrisch geladenes Kalzium (Kalziumionen) ist zudem an jedem Aspekt der Zellfunktion beteiligt und steuert so wichtige und unterschiedliche Prozesse wie Fruchtbarkeit, Gewebereparatur, Lernen und Gedächtnis.[20] Wie wir bereits gesehen haben, kann eine hohe Kalziumaufnahme schädlich wirken, wenn der Magnesiumspiegel niedrig ist. Auch bei einem Vitamin-K-Mangel kann Kalzium zum Problem werden.[21]

Vitamin K ist ein fettlösliches Vitamin, das zur Herstellung lebensnotwendiger Proteine, der sogenannten G1a-Proteine, in der Leber notwendig ist. Weil diese Proteine für die normale Blutgerinnung erforderlich sind, verursacht ein Vitamin-K-Mangel übermäßige Blutungen.[22] Deshalb gehört es in den meisten Ländern zu den ersten Maßnahmen nach der Geburt, dass Neugeborenen prophylaktisch Vitamin K verabreicht wird. Andernfalls sind Säuglinge anfällig für eine Blutungsstörung, die sogenannte hämorrhagische Krankheit bei Feten und Neugeborenen. Diese Krankheit kann spontane Blutungen auslösen, die, wenn sie im Gehirn auftreten, zu ausgedehnten Schädigungen führen können.

Bislang hat man 17 Gla-Proteine entdeckt. Eines davon, Osteocalcin, arbeitet mit Vitamin D zusammen, um die Speicherung von Kalzium in Knochen und Zähnen zu regulieren, und ist wichtig, um Osteoporose und Karies vorzubeugen.[23] Ein weiteres Gla-Protein, das Matrix-Gla-Protein, verhindert anomale Kalziumablagerungen, die in Weichgewebe wie Brust, Nieren, Herzklappen und Gefäßwänden auftreten können.[24] Kalziumablagerungen sind unerwünscht, weil sie vitale Prozesse in dem Gewebe, in dem sie auftreten, beeinträchtigen. In Arterien verursachen sie Verhärtungen und Verengungen und beeinträchtigen die Versorgung mit sauerstoff- und nährstoffreichem Blut.

Arterienverkalkung erhöht das Schlaganfall- und Demenzrisiko, und zur Zeit wird gerade erforscht, ob Vitamin-K-Supplemente diesem Risiko entgegenwirken können.[25] Die empfohlene Tagesdosis für Vitamin K liegt bei 90–120 Mikrogramm/Tag. Möglicherweise sind jedoch höhere Mengen erforderlich, damit die Gla-Proteine voll aktiviert werden und eine Verkalkung verhindern.[26] Auch wenn bislang erst sehr vorläufige Ergebnisse vorliegen, deuten sie darauf hin, dass Dosierungen ab 500 Mikrogramm Vitamin K2 den Vitamin-K-Status verbessern können und das Fortschreiten koronarer Arterienverkalkung verlangsamen.[27] Für Vitamin K gibt es keine Obergrenze, und Vitamin-K-Nahrungsergänzungsmittel sind sehr sicher. In Studien über Vitamin K und Osteoporose wurden bis zu 45 Milligramm (45 000 Mikrogramm) pro Tag verabreicht, ohne dass Nebenwirkungen auftraten.[28]

Allzeit bereit!

Nach einem Schlaganfall, einer transitorischen ischämischen Attacke (TIA) oder einer traumatischen Hirnverletzung (TBI) ist eine breitgefächerte Nährstoffunterstützung entscheidend für die Genesung.[29] Der Nährstoffbedarf des Gehirns, der ohnehin schon sehr hoch ist, wächst durch den metabolischen Stress, der durch das Ereignis ausgelöst wird, noch weiter an. Die Schädigung löst eine Kette molekularer Ereignisse aus, die große Mengen von schädlichen freien Radikalen erzeugen, was den Bedarf an Antioxidantien erhöht.

Phytochemikalien – die Farbpigmente der Pflanzen – gehören zu den wirkungsvollsten Antioxidantien, die uns zur Verfügung stehen. In einer Ernährung, die reich an Obst, Gemüse, Kräutern und Gewürzen ist, sind sie reichlich vorhanden und können Neuroinflammationen bekämpfen und Nervenzellen vor Schädigungen durch freie Radikale schützen.[30] Wie bereits erwähnt, bieten zehn Portionen Gemüse und Obst am Tag einen optimalen Gesundheitsschutz. Erwachsene, die diese Tageszufuhr erreichen, sind am besten darauf vorbereitet, sich von einer Hirnschädigung zu erholen. Die vermehrte Aufnahme von Vitamin C mit der Nahrung und höhere Vitamin-C-Konzentrationen im Blut senken nachweislich das Schlaganfallrisiko.[31] All diese Antioxidantien wirken synergistisch; deshalb ist eine Kombination von Vitaminen, Mineralstoffen und Phytochemikalien wahrscheinlich am effektivsten.

Bei allen Nährstoffen, die essenziell für das Gehirn sind, erweist sich in klinischen Studien, dass sie eine Schutzwirkung haben. Eine Supplementierung mit B-Vitaminen zum Beispiel ist mit einem geringeren Risiko für Schlaganfälle und Hirnblutungen verbunden.[32] In Philadelphia haben Wissenschaftler die Ernährungsweise von Patienten untersucht, die in einer ambulanten Praxis für traumatische Hirnverletzungen behandelt wurden. Die Wissenschaftler ermittelten die tägliche Aufnahme von 14 Mikronährstoffen, die als wichtig für die Hirngesundheit gelten, und bewerteten die körperliche, emotionale und kognitive Verfassung der Patienten nach der Hirnverletzung. Die meisten Patienten erreichten bei vielen Mikronährstoffen nicht die empfohlene Tagesdosis. Je ausgeprägter die Unterversorgung mit Mikronährstoffen bei den Patienten war, desto schlechter waren ihre Testergebnisse.[33]

Wadenkrämpfe und toxische Medikamente

Margery lernte ich kennen, als sie Anfang siebzig war. Obwohl im Ruhestand, führte die ehemalige Lehrerin ein äußerst aktives Leben. Jeden Morgen konnte man sie bei einer ihrer zahlreichen ehrenamtlichen Tätigkeiten antreffen: im örtlichen Krankenhaus, als Dozentin im Museum oder bei der Auslieferung von »Essen auf Rädern« für Menschen, die ans Haus gefesselt waren. Jeden Nachmittag nach der Schule erhielt sie Besuch von ihren Enkeln. Margery beaufsichtigte die Kinder bei den Hausaufgaben, bis die Eltern von der Arbeit nach Hause kamen.

Mich suchte sie auf Empfehlung ihres Hausarztes auf, um meinen fachlichen Rat einzuholen. Ihre Energie ließ nach, und sie fühlte sich niedergeschlagen. Ihr Blutdruck stieg immer weiter an. Sie wollte wissen, ob ich der Ansicht sei, dass eine Ernährungsumstellung oder Vitaminergänzung ihren schleichenden Blutdruckanstieg bekämpfen und ihr etwas von ihrer früheren Lebensfreude zurückbringen könne.

Ihre Ernährung ließ sich zweifellos verbessern. Obwohl sie wenig Junkfood aß, bereitete sie viele frittierte, stärkehaltige und zuckerhaltige Nahrungsmittel zu, die in ihrer ukrainischen Heimat sehr beliebt waren. In Anbetracht ihres Alters nahm sie nicht annähernd genug Protein auf, um Muskelmasse und Kraft zu bewahren, und ihre Obst- und Gemüseaufnahme lag deutlich unter den zehn Portionen pro Tag, die für eine langfristige Erhaltung der Gesundheit anzuraten sind.

Bei unserem Gespräch über ihre Krankenvorgeschichte erfuhr ich, dass Margery unter schlimmer Verstopfung litt, und zwar schon so lange sie denken konnte. Im mittleren Alter hatte sie schlimme Wadenkrämpfe bekommen, hauptsächlich nachts, für die man ihr Chinin verschrieben hatte. Chinin, das früher gegen Malaria eingesetzt wurde, ist der Stoff, der dem Tonicwasser seinen charakteristischen Bittergeschmack verleiht. Es wird heute nicht mehr gegen Wadenkrämpfe verschrieben, weil es toxisch auf die Augen wirken kann. Obwohl es in Tonicwater nur in minimalen Mengen enthalten ist (ein Zehntel der Dosis, die zur Malariaprophylaxe angewandt wird), kann sogar diese Menge toxische Wirkungen entfalten.[34]

Ein glückliches Ende

Ich wies darauf hin, dass das Chinin Margerys Symptome bestenfalls überdeckte, ohne bei der eigentlichen Ursache ihrer Wadenkrämpfe anzusetzen. Da Magnesiummangel mit Wadenkrämpfen ebenso wie mit Verstopfung verbunden ist, vermutete ich, dass dieser Mangel für beide Probleme verantwortlich war. Margerys Arzt wollte das Chinin absetzen, und Margery war bereit, ihre Magnesiumaufnahme ganz langsam auf »Darmtoleranz« (siehe Kapitel 15) zu erhöhen.

Margery kam mit den Ernährungsumstellungen von Anfang an sehr gut klar und hielt sich auch konsequent an den Behandlungsplan mit den Nahrungsergänzungsmitteln: Ein Multivitaminpräparat mit hoher Vitamin-B-Dosierung, zusätzlich die Vitamine C und E, 4000 IE (Internationale Einheit) Vitamin D und täglich einen Teelöffel Fischöl. Als die Verstopfung sich besserte, begann der Blutdruck zu sinken. Margery hatte wieder mehr Energie, und ihre quirlige Persönlichkeit kam wieder zum Vorschein. Obwohl sie gelegentlich immer noch unter Wadenkrämpfen leidet, hat die Häufigkeit und Schwere der Krämpfe enorm abgenommen. Sie hatte offenbar einen hohen Magnesiumbedarf, was in ihrem Fall möglicherweise genetisch bedingt war. Die Magnesiumspiegel im Blut fallen im Laufe der Nacht und sind zwischen vier und acht Uhr morgens am niedrigsten.[35] Ich riet Margery, morgens auf Anzeichen für einen niedrigen Magnesiumspiegel zu achten, der Schwindel, Übelkeit oder Bewusstlosigkeit auslösen kann.

Eines Morgens kam ihr Ehemann zum Frühstück herunter und fand sie zusammengesunken und nicht ansprechbar auf einem Sessel vor. Mit Verdacht auf Schlaganfall wurde sie auf dem schnellsten Weg ins Krankenhaus gebracht. Die üblichen Notfallmaßnahmen bei einem Schlaganfall wurden sofort durchgeführt – sie erhielt blutverdünnende Medikamente, die mögliche Blutpfropfen und dadurch verursachte Blockaden auflösen sollten. Abends rief ich im Krankenhaus an, um mich nach ihrem Befinden zu erkundigen und wurde direkt zu ihr durchgestellt. »Mir geht's gut«, erklärte sie. »Anscheinend ist kein körperlicher oder neurologischer Schaden entstanden.« Sie beklagte sich allerdings über das Essen im Krankenhaus, das sie als ungesund und wenig ansprechend beschrieb.

Ich versprach, sie am nächsten Tag mit einer Auswahl an Lebensmitteln zu besuchen, über die sie sich vielleicht freuen würde. Bevor ich jedoch zum Einkaufen kam, rief sie mich an, um mir zu sagen, dass man sie entlassen habe. Seit damals ist es zu keinen weiteren Vorfällen dieser Art gekommen. Inzwischen ist sie Mitte neunzig und zeigt keinerlei körperliche oder kognitive Symptome, die darauf hindeuten, dass sie je einen Schlaganfall hatte. Ich denke gern, dass es ihr geholfen hat, die ganzen Nährstoffe aufzunehmen, die nachweislich die Genesung beschleunigen und die Ausbreitung des neuronalen Zelltods in der Penumbra verhindern.

Außerdem bin ich überzeugt, dass sie nicht so schnell und vollständig genesen wäre, wenn sie ihre Wadenkrämpfe weiterhin mit Chinin behandelt hätte, anstatt ihren offenkundigen Magnesiummangel anzugehen.

Unterstützende Nährstoffe für die Gesundung nach einem Schlaganfall oder Hirntrauma

Die besten Aussichten auf eine vollständige Genesung haben eindeutig Menschen, die fit sind und sich gut ernähren – die regelmäßig Sport treiben, gesund essen und die notwendigen Tagesdosierungen von Vitaminen und Mineralstoffen erreichen; dennoch kann jeder bestimmte Maßnahmen ergreifen, um nach einer Hirnverletzung schnell wieder ganz gesund zu werden.

Als Unterstützung für die grundlegende Hirnfunktion und Reparatur sollten Sie den in Teil 5 beschriebenen Ernährungs- und Supplementplan so schnell wie möglich umsetzen. Achten Sie darauf, dass das Multivitaminpräparat höhere Konzentrationen von B-Vitaminen (25–50 Milligramm von jedem B-Vitamin) enthält. Hier einige zusätzliche Tipps, die zur Rekonvaleszenz nach einer Hirnschädigung beitragen können.

Guter Schlaf. Nach einem Schlaganfall oder einer traumatischen Hirnverletzung leidet für gewöhnlich die Qualität des Schlafs – man braucht länger, um einzuschlafen, und wacht nachts häufiger auf. Die Proteinklumpen, die mit der Alzheimer-Krankheit verbunden sind, finden sich auch im Gehirn von Menschen, die eine Kopfverletzung hatten, und diese Anhäufung könnte das erhöhte Alzheimerrisiko nach Schlaganfällen und Traumata erklären.[36] Wie in Kapitel 5 ausgeführt, ist Schlaf von wesentlicher Bedeutung, damit das glymphatische System diese Proteinklumpen erfolgreich aus dem Gehirn entfernen kann.

Schlaf ist auch unabdingbar für die Produktion von Melatonin. Versuchsmodelle haben gezeigt, dass Melatonin sowohl bei Schlaganfall als auch bei traumatischer Hirnverletzung neuroprotektiv wirkt, Entzündungen reduziert und die graue ebenso wie die weiße Substanz schützt.[37] Bei Schlafstörungen empfiehlt sich das in Kapitel 15 beschriebene Ernährungsprotokoll.

Mehr Antioxidantien. Wie wir gesehen haben, können Antioxidantien verhindern, dass Schädigungen und Entzündungen, die unter Umständen noch Tage oder sogar Monate nach einer Hirnverletzung auftreten, eskalieren. Eine Verdopplung der Vitamin-C-Dosis in der Basisbehandlung mit Nahrungsergänzungsmitteln kann sich hier als hilfreich erweisen. Das C-reaktive Protein (CRP) ist ein Blutmarker, der Entzündungen anzeigt, und hohe CRP-Spiegel, die nach einer Gehirnerschütterung weiterbestehen, sind mit einem schlechteren Heilungsverlauf in Verbindung gebracht worden.[38] Vitamin-C-Supplemente können das CRP senken.[39]

Alpha-Liponsäure ist ein wirkungsvolles Antioxidans, das zusätzliche Vorteile bietet, weil es dazu beitragen kann, andere Antioxidantien wie die Vitamine C und E zu regenerieren. Außerdem recycelt es die Co-Enzyme Q10 und Glutathion – zwei starke Antioxidantien, die unser Körper selbst herstellt. Obwohl wir Alpha-Liponsäure in kleinen Mengen auch selbst produzieren, nehmen wir den größten Teil über die Nahrung auf. Reiche Quellen sind rotes Fleisch, insbesondere Innereien wie Nieren, Herz und Leber. Zu den Gemüsequellen gehören Spinat und Broccoli. Zumindest in Tierversuchen hat sich erwiesen, dass Liponsäure-Supplemente die Genesung nach einer traumatischen Hirnverletzung oder einem Schlaganfall beschleunigen.

In kommerziellen Nahrungsergänzungsmitteln finden sich zwei Arten von Liponsäure: die R-Form und die S-Form. Bei der R-Form handelt es sich um die Variante, die sich in der Nahrung findet und die wir auch selbst produzieren, und einigen Studien zufolge ist es die effektivere Variante. Die meisten Nahrungsergänzungsmittel enthalten entweder nur die R-Form oder eine 50/50-Mischung der R- und S-Form. Ich empfehle 300 Milligramm der R-Form zweimal täglich. Man sollte sie zwischen den Mahlzeiten einnehmen, da Nahrung die Absorption zu verringern scheint.

Viel Eiweiß. Achten Sie bei den Makronährstoffen insbesondere auf das Protein. Nach einer traumatischen Hirnverletzung oder einem Schlaganfall erhöht sich der Proteinbedarf. Wie in Kapitel 3 ausgeführt, können wir Protein nicht speichern, deshalb fängt unser Körper nach ein bis drei Tagen unzureichender Proteinzufuhr an, sein eigenes Muskelgewebe aufzuzehren, um sich mit den Aminosäuren zu versorgen, die er für die Herstellung wichtiger Hormone und Neurotransmitter braucht.

Der Proteinbedarf schwankt zwischen 1,2 bis 1,5 Gramm pro Kilogramm Körpergewicht pro Tag, je nach Art der Verletzung und dem Ausmaß der bestehenden Entzündung.[40] Dieser Bedarf wird oft vernachlässigt, vor allem weil Patienten, die sich von einem Schlaganfall erholen, mitunter Probleme mit dem Essen haben. Viele leiden nach einer Hirnverletzung unter Übelkeit und völliger Appetitlosigkeit. Wie an früherer Stelle erwähnt, sollte die Tagesdosis Protein nicht bei einer einzigen Mahlzeit aufgenommen werden, sondern über den Tag verteilt sein.

Gut geeignet ist das Molkenprotein: Es liefert nicht nur die Aminosäuren, die für Reparaturmaßnahmen im Gehirn erforderlich sind, sondern auch Lactoferrin, ein wirksames entzündungshemmendes und anti-infektives Protein, das ausschließlich in Milch vorkommt.[41] Es wird in pulverisierter Form angeboten und lässt sich gut in Suppen oder Smoothies mischen.

Lassen Sie Zuckerzusätze weg und reduzieren Sie die stärkehaltigen Kohlehydrate. Zucker und schnell absorbierte stärkehaltige Kohlehydrate wie Brot, Cracker und andere raffinierte Getreideprodukte lassen Blutzucker und Insulin nach dem Verzehr in die Höhe schnellen. Eine gute Blutzuckerkontrolle hat maßgeblichen Einfluss auf die

Herzgesundheit und erhöht die Lebenserwartung nach einem Schlaganfall.[42] Die Bewahrung gleichmäßiger Blutzuckerspiegel verbessert auch die Ergebnisse nach traumatischen Hirnverletzungen.[43] Der Blutwert von Hämoglobin A1c (HbA1c) lässt Rückschlüsse auf die Blutzuckerkonzentrationen über einen Zeitraum von drei Monaten zu und ist daher ein hilfreicher Test, um zu ermitteln, wie gut der individuelle Blutzucker- und Insulinspiegel einreguliert ist. Im Idealfall sollte HbA1c unter einem Wert von 5,7 liegen.

Essen Sie mehr Obst und Gemüse (und vergessen Sie das Fett nicht). Jeder, der *vor* einem Schlaganfall oder einer traumatischen Hirnverletzung täglich zehn Portionen Obst und Gemüse verzehrt, bringt bessere Voraussetzungen für eine vollständige Genesung mit. Doch nach einer Hirnverletzung werden die Phytochemikalien in Obst und Gemüse sogar noch wichtiger. Alle Erwachsenen müssen ihre »Zehn am Tag« erreichen. Kinder sollten eine altersentsprechende Anzahl von Portionen aufnehmen (siehe unten). Die Ära der fettfreien Salatdressings war eine Katastrophe, was die Ernährung mit Phytochemikalien anging, und hat die Absorption dramatisch gesenkt. Vergessen Sie also nicht, etwas Fett an jede der zehn Portionen zu geben.

Empfohlene Anzahl von Obst- und Gemüseportionen pro Tag

2–3 Jahre	4–8 Jahre	9–13 Jahre	14–18 Jahre		19 Jahre und älter
Jungen und Mädchen	Jungen und Mädchen	Jungen und Mädchen	Jungen	Mädchen	Erwachsene (beiderlei Geschlechts)
4	5	6	7	8	10

Quelle: Health Canada: »How much Food Guide Servings of Vegetables and Fruit Do I Need?«, http://www.hc-sc.gc.ca/fn-an/food-guide-ailment/choose-choix/fruit/need-besoin-eng.php.

Smoothies sind ein hervorragendes Mittel, wenn man die Aufnahme von sekundären Pflanzenstoffen nach einem Schlaganfall oder einer

TBI steigern möchte. Auch bei Appetitmangel oder Schwierigkeiten mit fester Nahrung kann man sie über mehrere Stunden nach und nach mit einem Strohhalm aufnehmen. Wenn möglich, sollten die Mixgetränke aus drei bis vier Portionen Gemüse und/oder Obst sowie einem Löffel (ca. 30 g) Molkenproteinpulver pro Portion bestehen. Aber achten Sie darauf, dass die glykämische Last der Smoothies nicht zu hoch ist. Halten Sie sich an die weniger süßen Früchte – Äpfel, Birnen, Blaubeeren etc. – und überirdisch wachsendes Gemüse. Fett lässt sich durch Avocado, Nussbutter oder Kokosnussöl hinzufügen.

Die Menge einer Portion entspricht laut Food Guide einer mittelgroßen Frucht bei rohem Obst, einer halben Tasse bei zerkleinertem, gefrorenem oder Dosengemüse und einer ganzen Tasse bei Blattgemüse. Auf der Website von Health Canada finden Sie Beispiele für die Portionsgrößen einzelner Gemüse- und Obstsorten (http:///www.hc-sc.gc.ca/fn-an/food-guide-aliment/choose-choix/fruit/serving-portion-eng.php).

Teil 3

Zurück zum Anfang

8. Kapitel

Gehirn im Aufbau: Ernährung und Schwangerschaft

»Eine Frage des Gehirns«, sagte ich. »Eine reine Gehirnfrage! Wie machen Sie das bloß, Jeeves, um so weit zu kommen? Sie essen sicher eine Menge Fisch oder so. Essen Sie viel Fisch, Jeeves?«
»Nein, Sir.«
»Dann muss es wohl eine Gabe sein, nehme ich an. Entweder wird man damit geboren oder nicht, was?«

P. G. Wodehouse
Weiter so, Jeeves

Als ich eines Morgens meine E-Mails öffne, entdecke ich eine Nachricht, auf die ich schon gewartet habe – eine Geburtsanzeige. Im Anhang finden sich Fotos eines wunderhübschen Babys, dem ersten Kind eines Ehepaars Anfang dreißig. Das kleine Mädchen bringt gesunde 3500 Gramm auf die Waage, und ist weder zu klein noch zu groß. Und trotz langer und anstrengender Wehen ist die Geburt komplikationslos verlaufen.

Mit vier Wochen ist das Baby wohlgenährt und gönnt seinen Eltern zum Glück nachts schon einige längere Durchschlafphasen. Die Kleine scheint zu wissen, wann Schlafenszeit ist. Anstatt alle drei Stunden zu schreien, weil sie Hunger hat, schläft sie nachts mindestens sechs Stunden am Stück durch. Das Ratgeberbuch sagt zwar, dass sie noch zu klein sei, um zu lächeln – falls es so aussehe, verziehe das Baby lediglich den Mund beim Furzen –, aber ihre Eltern und stolzen Großeltern sind da anderer Meinung. »Wenn wir sie direkt ansehen und lächeln, lacht sie sofort zurück«, behaupten sie steif und fest.

Ich bezweifle das nicht. Ich weiß, wie gut dieses Baby seit dem Moment der Empfängnis ernährt wurde, und jetzt zeigt es alle Zeichen der neurologischen Reife, die man meiner Erfahrung nach bei Säuglingen erwarten kann, die in utero gewissenhaft ernährt wurden. Ich arbeite seit einigen Jahren mit den Eltern zusammen. Obwohl sie schon immer auf eine gesunde Ernährung geachtet haben, haben sie auf meinen Vorschlag hin ihre Essgewohnheiten allmählich so umgestellt, dass sie den Ergebnissen der wachsenden Forschungsliteratur über gesunde Ernährung entsprechen. Auch sonst bemühen sie sich um eine gesunde Lebensweise. Die beiden treiben regelmäßig Sport, rauchen nicht und trinken nur wenig Alkohol. Wenn möglich versuchen sie, Bioprodukte zu essen, und achten darauf, nicht mit Umweltgiften in Berührung zu kommen.

Auf die Schwangerschaft haben sie sich sorgfältig vorbereitet: Beide befolgten einen Behandlungsplan mit ergänzenden Vitaminen und Mineralstoffen, die darauf zielten, die Fruchtbarkeit zu fördern und die neurologische Entwicklung ihres möglichen Nachwuchses zu optimieren. In meiner Traumwelt würde jeder Säugling unter ähnlichen Bedingungen an den Start gehen.

Die Hirngesundheit beginnt vor der Geburt

Seit Jahrzehnten ist inzwischen klar, dass, ernährungstechnisch gesprochen, die ersten Lebensjahre absolut entscheidend sind. Eine gesunde Ernährung der Mutter schafft die Voraussetzungen für eine gesunde und komplikationslose Schwangerschaft und einen besseren Gesundheitszustand in der Kindheit und im gesamten späteren Leben. Unwiderlegbare Nachweise zeigen, dass das Risiko, als Erwachsener eine chronische Krankheit wie Diabetes, Herzerkrankung oder Demenz zu entwickeln, vor der Geburt beginnt.[1] Und es steht nicht nur das künftige Krankheitsrisiko auf dem Spiel, sondern auch die geistige Entwicklung.[2]

Der Großteil aller Neuronen, die uns im Laufe des Lebens zur Verfügung stehen – geschätzte 80 bis 100 Milliarden – werden durch eine explosionsartige Zellteilung während der Schwangerschaft produziert, insbesondere in den letzten Monaten. Landwirte wissen, dass Pflanzen in Phasen schnellen Wachstums gewissenhaft mit fein abgestimmten Nährstoffen versorgt werden müssen, damit sie gedeihen und reiche Ernte bringen. Warum sollte die Ernährung von 100 Milliarden Neuronen weniger Aufmerksamkeit erfordern? Da sich das Gehirn eines Babys während der Schwangerschaft rapide entwickelt, erscheint es intuitiv sinnvoll, dieses Wachstum mit der bestmöglichen Nahrung zu unterstützen. Essen und die lebenswichtigen Nährstoffe, die es enthält, sind schließlich das Baumaterial für das heranreifende Gehirn.

Die Barker-Theorie

Der britische Wissenschaftler David Barker (1938–2013) vertrat im Jahr 1990 als Erster die These, dass eine schlechte Ernährung in der Schwangerschaft die Gesundheit des Kindes lebenslang beeinträchtigt. Seine Forschungsarbeiten deuteten darauf hin, dass reifgeborene Säuglinge, die wider Erwarten zu klein oder untergewichtig in Bezug auf das Schwangerschaftsalter waren (bei der Geburt fünf Pfund oder weniger wogen), ein erhöhtes Krankheitsrisiko im späteren Leben hatten.[3] Zu klein oder zu leicht für das Gestationsalter zu sein (SGA, *small for gestational age*) bedeutete, dass das körperliche Wachstum des Säuglings in der Schwangerschaft in irgendeiner Form beeinträchtigt worden war. Obwohl es dafür mehrere mögliche Erklärungen gibt, ist der Hauptgrund für eine Wachstumsverzögerung in einer ansonsten normal verlaufenden Schwangerschaft eine unzureichende Ernährung.

Bei SGA-Babys wurde nachgewiesen, dass sie als Erwachsene häufiger von Herzerkrankungen und Schlaganfällen ebenso wie von Insulinresistenz und Typ-2-Diabetes betroffen waren. Ihr Risiko, an verschiedenen Krebsarten zu erkranken, war ebenfalls höher. Überraschenderweise bestand bei den winzigen Neugeborenen auch eine höhere Wahrscheinlichkeit als bei normalgewichtigen Babys, dass sie im Erwachsenenalter übergewichtig wurden. Anfangs trafen Barkers Ideen auf Skepsis, aber im Laufe des folgenden Jahrzehnts wurde seine These bestätigt. In Ländern wie Indien mit hoher Armutsrate bis hin zu vergleichsweise reichen Ländern wie Finnland oder Großbritannien waren die Forschungsergebnisse eindeutig: Wenn Neugeborene zu klein oder zu leicht für ihr Reifealter waren, spiegelte dies fast immer die Ernährung der Mutter vor und während der Schwangerschaft wider und hatte weitreichende und dauerhafte Auswirkungen auf die Gesundheit des Kindes.[4]

Ist das Gehirn geschützt, wenn Nahrung knapp ist?

Barker hielt das Gehirn für ein privilegiertes Organ: Wenn es während der Schwangerschaft zu Engpässen in der Ernährung kam, so seine These, erhielt das Gehirn des Kindes den Löwenanteil auf Kosten der anderen Organe. Obwohl dies in gewisser Weise zutreffend ist – das Gehirn scheint tatsächlich besser abzuschneiden als andere Organe, wenn Nahrung knapp ist –, wäre es überraschend, wenn eine Unterernährung während der Schwangerschaft nicht auch das Gehirn in irgendeiner Form beeinträchtigen würde. Wie wir bereits gesehen haben, stellt das Gehirn wesentlich höhere Nährstoffanforderungen als jedes andere Organ.

Misst man die Gehirnentwicklung mit Hilfe von IQ-Tests kommen einige Studien zu dem Ergebnis, dass Kinder, die bei der Geburt zu klein in Bezug auf ihr Reifealter waren, intellektuell beeinträchtigt sind, während andere Studien dies nicht bestätigen. IQ-Tests bei Kindern sind allerdings bekanntermaßen fehlerhaft. In Großbritannien haben Wissenschaftler eine Langzeitstudie bei über 14 000 voll ausgetragenen Säuglingen, die 1970 geboren wurden, durchgeführt und dabei verschiedene Maßstäbe angewandt, einschließlich Erfolg in Bildung, Beruf und sozialen Beziehungen im späteren Leben. Die Studie ergab, dass bei den Neugeborenen, die zu klein in Bezug auf ihr Reifealter gewesen waren, im Alter von 16 Jahren eine höhere Wahrscheinlichkeit bestand, dass sie eine sonderpädagogische Schule besuchten. Im Alter von 26 Jahren waren sie von kleinerer Statur, hatten ein geringeres Einkommen und verglichen mit den normalgewichtigen Säuglingen seltener einen akademischen Beruf oder eine Führungsposition.[5]

Fürs Leben programmiert?

Der Begriff »fetale Programmierung« bezieht sich auf die inzwischen gesicherte Erkenntnis, dass eine zu geringe Aufnahme von essenziellen Nährstoffen während der Schwangerschaft verändert, wie sich das Kind im Mutterleib entwickelt. Unterernährung kann die Zellteilung einschränken und damit die Entwicklung fetaler Organe beeinträchtigen. In der späten Schwangerschaft, wenn die Organe am schnellsten wachsen, reduziert Unterernährung zum Beispiel dauerhaft die Anzahl der Nierenzellen. Da die Nieren eine zentrale Rolle bei der Regulierung des Blutdrucks spielen, besteht bei SGA-Babys ein höheres Risiko, dass sie – schon im Kindesalter – Probleme mit dem Blutdruck bekommen.[6]

Auch auf molekularer Ebene kommt es zu Veränderungen – zu Modifikationen an Genen, die deren Funktionsweise verändern. Die Gene selbst werden nicht verändert, aber mit winzigen chemischen »Markierungen« versehen, die ihnen sagen, wann sie arbeiten und wann sie die Arbeit einstellen sollen. Die Hinzufügung dieser Markierungen zu den Genen wird Epigenetik genannt, nach dem griechischen Wort *epi*, »dazu«, »außerdem«. Obwohl alle Zellen im menschlichen Körper dasselbe Sortiment an Genen enthalten, werden Gene in unterschiedlichen Zelltypen unterschiedlich aktiviert – einige werden angeschaltet, während andere abgeschaltet werden. Epigenetik ist der Grund, weshalb eine Gehirnzelle anders aussieht als eine Herz- oder Hautzelle.

Die Epigenetik steuert, wie unsere Gene mit der Umwelt interagieren. Äußere Einflüsse wie Kontakt mit Giftstoffen, Infektionen und Stress können den Genen allesamt ihren Stempel aufdrücken. Sobald epigenetische Modifikationen einmal da sind, können sie von einer

Generation an die nächste weitergegeben werden. Diese Interaktion zwischen Genen und Umwelt erklärt, warum der eine Mensch vielleicht ein ängstliches Wesen hat oder der andere dazu neigt, schnell an Gewicht zuzulegen. Sie erklärt auch, warum diese Neigungen wahrscheinlich bei den Kindern dieser Menschen ebenfalls vorhanden sind.

Prä- und postnatale Ängste der Mutter haben einen starken Einfluss auf die Entwicklung der psychischen Gesundheit des Kindes. Wenn die Schwangerschaft von Angst und Depressionen überschattet wird, beeinflusst dies die Art, wie sich der Hippocampus entwickelt. Der Hippocampus ist ein wichtiger Teil des limbischen Systems, das Gefühle reguliert und eng mit dem Gedächtnis, insbesondere dem Langzeitgedächtnis, verbunden ist. Wenn die Angst anhält, nachdem das Baby geboren ist, werden die negativen Auswirkungen auf die spätere psychische Gesundheit des Kindes noch ausgeprägter sein.

Mit dieser neuen Erkenntnis über die Übertragung von Eigenschaften von einer Generation auf die nächste, können wir endlich die uralte Frage beantworten, was wichtiger ist – Veranlagung (Gene) oder Umwelt (Epigenetik). Die Antwort ist, dass beide wichtig sind. Die pränatale epigenetische Programmierung kann die Persönlichkeit, das künftige Risiko für Suchtverhalten sowie den Ausbruch, das Fortschreiten und die Schwere chronischer Krankheiten beeinflussen.

Du bist, was deine Mutter gegessen hat

Es gibt jedoch auch gute Nachrichten. Wir haben die Möglichkeit, in diese epigenetische Übertragung von Krankheitsrisiken einzugreifen. Zumindest in Tierstudien wurde nachgewiesen, dass eine gesunde Ernährung vor und während der Schwangerschaft diese epigenetischen Marker entfernen und die Gene »sauberwischen« kann.[7] Deshalb ist Schwangerschaftsplanung so wichtig. Wir sind tatsächlich, was unsere Mütter gegessen haben. Und da die Eizelle, aus der wir uns entwickelt haben, gebildet wurde, als unsere Mütter selbst in utero waren, sind wir epigenetisch sogar das, was unsere Großmütter gegessen haben!

Auch Väter und Großväter tragen einen Teil der Verantwortung für die Gesundheit künftiger Generationen. Fettleibigkeit zum Beispiel, ob beim Vater oder der Mutter, kann ein Kind auf künftiges Übergewicht programmieren.[8] Ob unsere Väter geraucht haben, eine Hungersnot überlebten oder sich durch die grauenhafte Erfahrung eines Krieges kämpfen mussten, kann ihre Gene prägen, und diese Prägung kann an uns, ihre Nachfahren, weitergegeben werden. Wir wissen auch, dass die Einflüsse, denen beide Elternteile während ihrer eigenen Zeit im Mutterleib ausgesetzt waren – Rauchen, übermäßiger Alkoholkonsum, Stress oder Gifte wie Quecksilber, Herbizide und Pestizide – epigenetische Veränderungen hervorrufen können, die auf uns übertragen werden.[9]

Die Gesundheit eines Säuglings wird außerdem davon beeinflusst, was die Mütter vermeiden. Ein Beispiel, das jüngst große Aufmerksamkeit erregte, ist der Kontakt mit Bisphenol A (BPA), einer chemischen Substanz, die sich in vielen Kunststoffen findet. Pränataler oder frühkindlicher Kontakt mit BPA ist mit späterer chronischer Angst, Depression und Hyperaktivität, insbesondere bei Jungen, in Verbindung gebracht worden.[10] BPA kommt in vielen Haushaltsprodukten vor, zum Beispiel in Nahrungs- und Getränkeverpackungen, ebenso wie in Zahnfüllungen aus Kompositmaterialien.[11] Bis zu seinem Verbot in zahlreichen Ländern enthielten auch Babyfläschchen häufig BPA.

Zu wenig oder zu viel?

In Industrieländern wird zunehmend erkennbar, dass auch eine übermäßige Kalorienaufnahme und eine unausgewogene, ungesunde Ernährung problematisch sind. Fettleibigkeit und eine fettreiche Ernährung während der Schwangerschaft und Stillzeit programmieren den Säugling nicht nur auf künftiges Übergewicht, sondern auch auf eine höhere Anfälligkeit für affektive Störungen.[12] Gleichzeitig sind die beiden essenziellen Fettsäuren, die in Kapitel 2 besprochen wurden – Omega 3 und Omega 6 –, in der westlichen Ernährung normalerweise nicht ausgewogen vorhanden. Eine hohe Aufnahme von Omega-6-Fettsäuren ohne eine entsprechend hohe Aufnahme von Omega-3-Fettsäuren beeinträchtigt die Hirnentwicklung.[13]

Viele Schwangerschaftskomplikationen lassen sich durch eine gesunde Ernährung vermeiden. Schwangerschaftsdiabetes zum Beispiel beeinflusst nicht nur die Wachstumsrate des Kindes und dessen künftiges Diabetesrisiko, sondern auch die Gesundheit der Mutter und ihr Risiko, später Diabetes im Vollbild zu entwickeln. Wir wissen, dass die Art und Menge der aufgenommenen Kohlehydrate wichtig ist, wenn man eine übermäßige Gewichtszunahme und Diabetes vermeiden will. Wiederholt in die Höhe schnellende Blutzuckerwerte – durch Mahlzeiten mit hoher glykämischer Last – führen zu exzessiver Gewichtszunahme, Insulinresistenz und Schwangerschaftsdiabetes.[14]

Werdende Mütter, die einem Schwangerschaftsdiabetes vorbeugen möchten, sollten von daher Zuckerzusätze möglichst vermeiden und dafür sorgen, dass alle Getreidearten so unverarbeitet wie möglich sind. Wie wir gesehen haben, kann zu Mehl verarbeitetes Getreide den Blutzucker genauso schnell in die Höhe treiben wie ein gezuckertes Getränk. Gemüse und Obst haben im Allgemeinen einen niedrigen glykämischen Index und sorgen für die gleichmäßige Versorgung mit Glukose, die das reifende Gehirn des Kindes braucht. Außerdem stecken sie voller Pflanzenfasern und sekundärer Pflanzenstoffe. Phytochemikalien haben wie gesagt große Gesundheitsvorteile, weil sie antioxidativ, antimikrobiell und entgiftend wirken. Es sind Kohlehydrate, die es nährstoffmäßig ordentlich in sich haben, ohne eine Hyperglykämie auszulösen. Der Verzehr von viel Obst und Gemüse wirkt möglicherweise auch vorbeugend gegen Allergien in der Kindheit.[15]

Warum Protein so wichtig ist

Nachdem das Protein über viele Jahre einen ziemlich schlechten Ruf hatte, erhält es allmählich wieder die Wertschätzung, die ihm in einer gesunden Schwangerschaft gebührt. Die Aminosäuren, die das Eiweiß liefert, sind die Bausteine für alle Zellen und Gewebearten des heranwachsenden Babys. Außerdem sind sie erforderlich für die Herstellung der Hormone und Neurotransmitter, die entscheidend für die Aufrechterhaltung einer gesunden Schwangerschaft sind. Protein ist besonders wichtig im letzten Drittel der Schwangerschaft, und zwar sowohl für das heranreifende Kind als auch für die Mutter, deren Brust, Bauch und innere Organe sich vergrößern müssen, um sich dem Wachstum des Kindes anzupassen.

Da wir Protein nicht speichern können, müssen wir es Tag für Tag kontinuierlich aufnehmen. Das ist wichtig für Frauen, die unter morgendlicher Übelkeit, insbesondere der schlimmsten Form, der *Hyperemesis gravidarum*, leiden. Wenn der Proteinbedarf ein bis drei Tage lang nicht hinreichend gedeckt wird, baut der Körper Muskeln ab, um die Aminosäuren zu erhalten, die in der Ernährung fehlen. Werdenden Müttern, die unter Übelkeit leiden, rate ich nachdrücklich, den Proteinbedarf unbedingt zu decken, und empfehle für gewöhnlich mehrere Eiweißshakes pro Tag. Die Shakes lassen sich über mehrere Stunden in kleinen Schlückchen trinken und werden in der Regel gut vertragen.

Kann man auch zu viel Eiweiß essen?

Im weiteren Verlauf der Schwangerschaft steigt der Proteinbedarf an. Laut der derzeitigen Empfehlung decken 0,88 Gramm Protein pro Kilogramm Körpergewicht den Proteinbedarf in der Schwangerschaft – das sind etwa 60 Gramm pro Tag für eine Frau mit einem Körpergewicht von 70 Kilogramm. Diese Empfehlung basiert allerdings auf überholten Berechnungsmethoden für den Proteinbedarf. Neuere Methoden deuten darauf hin, dass in den ersten 30 Wochen der Schwangerschaft eine Proteinzufuhr von 1,22 Gramm pro Kilogramm Körpergewicht erforderlich ist. Dieser Bedarf erhöht sich auf 1,66 Gramm für den Rest der Schwangerschaft – fast 50 Prozent mehr als derzeit empfohlen.[16]

Trotz gegenteiliger Beweise wird in populärwissenschaftlichen ebenso wie in medizinischen Veröffentlichungen immer wieder behauptet, dass Nordamerikaner zu viel Eiweiß aufnehmen, obwohl Umfragen zeigen, dass die Eiweißzufuhr häufig zu niedrig ist, insbesondere während der Schwangerschaft und im Alter. Was hingegen stimmt, ist, dass Nordamerikaner zu viel Protein bei einer einzelnen Mahlzeit aufnehmen – normalerweise beim Abendessen –, und das ist ungünstig. Studien zufolge können wir jeweils nur etwa 30 Gramm Protein verarbeiten. Da der Überschuss nicht gespeichert werden kann, muss er in Zucker und dann in Fett umgewandelt werden, ein Prozess, der unsere Mikronährstoff-Ressourcen aufzehrt. Außerdem muss mehr Nitrogenabfall aus dem Blut entfernt werden, was die Nieren belastet.

Gemäß neuerer Studien ist es wichtig, die Proteinzufuhr über den Tag zu verteilen.[17] In Kapitel 14 wird besprochen, wie man genug, aber nicht zu viel Protein mit jeder Mahlzeit aufnehmen kann.

Die Fette des Lebens

Ich bin in der Nähe des malerischen Fischerörtchens Howth in Irland aufgewachsen, wo wir Zugang zu einer herrlichen Vielfalt an fangfrischem Fisch und Meeresfrüchten hatten. Dienstags und donnerstags kehrten die Fischkutter mit ihrem Fang zum Hafen zurück, und wir konnten den Fisch direkt am Boot kaufen. Meine Mutter war eine hervorragende Köchin und zauberte im Handumdrehen ein köstliches Fischgericht auf den Tisch.

In katholischen Familien war es damals üblich, dass freitags Fisch gegessen wurde. Bei einigen meiner Freunde, die keinen Fisch mochten, war das Freitagsgericht das unbeliebteste der Woche, aber es nützte alles nichts – sie mussten es essen. »Das ist Futter fürs Gehirn«, behaupteten ihre Eltern. Man könnte es intuitives Ernährungswissen nennen, denn diese Eltern hatten recht, auch wenn es noch mehrere Jahrzehnte dauern sollte, bevor Wissenschaftler den Zusammenhang zwischen Fischverzehr und Hirngesundheit bestätigten.

Omega-3-Fettsäuren und das Gehirn

Wie in Kapitel 3 ausgeführt, gibt es zwei Arten von lebenswichtigen Fetten: Omega 3 und Omega 6. Die beiden langkettigen Omega-3-Fettsäuren Eicosapentaensäure (EPA) und Docosahexaensäure (DHA), die ausschließlich in Fisch vorkommen, sind wichtig für die normale Funktionsweise von allen Körpergeweben. Für das Gehirn haben die Omega-3-Fettsäuren eine besondere Bedeutung: Sie bilden einen integralen Bestandteil der Rezeptoren für Dopamin und Serotonin. Ein Gehirn, dem Omega-3-Fettsäuren fehlen, wird also Schwierigkeiten haben, diese Neurotransmitter zu nutzen.

Studien haben gezeigt, dass Säuglinge, die während der Schwangerschaft zusätzliche Omega-3-Fette durch Fischölsupplemente erhalten haben, nachts früher durchschlafen – ein Segen für die Eltern.[18] Omega-3-Fette sind auch wichtig für die Augen, weil DHA für die Entwicklung der Netzhaut benötigt wird. In Tierstudien hat man festgestellt, dass eine Unterversorgung mit Omega-3-Fetten während der Trächtigkeit mit einem schlechteren Sehvermögen verbunden ist und dass diese Beeinträchtigung auch durch Ernährungsumstellungen nach der Geburt nicht reversibel ist.[19] Eine verstärkte Aufnahme von Omega-3-Fettsäuren während der Schwangerschaft reduziert außerdem das Risiko einer postpartalen Depression bei der Mutter.[20]

Vielleicht haben unsere Vorfahren ihren Bedarf an essenziellen Fettsäuren durch eine maritim orientierte Ernährung gedeckt, die reich an Fisch und anderen Meeresfrüchten, Vogeleiern, Fröschen und Wasserpflanzen war. Die eigentliche Quelle für EPA und DHA beim Fisch sind die Meeresalgen. Fische, die sich von Algen ernähren, enthalten daher hohe Konzentrationen dieser Fette. Vegetarier können ihren DHA- und EPA-Bedarf durch Algenöl-Präparate decken, die allerdings recht teuer sind. Leinsamen-, Raps- und Sojabohnenöl enthalten zwar ebenfalls Omega-3-Fettsäuren, aber nicht die langkettige DHA und EPA, die für die Gehirnentwicklung benötigt werden.

Das Problem bei der Omega-3-Versorgung durch Fisch ist, dass Fischbestände inzwischen mit Quecksilber und anderen Giften belastet sind. Quecksilber wirkt schon in geringen Mengen neurotoxisch, und der Kontakt mit Quecksilber während der Schwangerschaft ist mit einem größeren Risiko für ADHS in Verbindung gebracht worden. Schwangeren Frauen wird deshalb empfohlen, die Aufnahme von Meeresfisch auf 340 Gramm pro Woche zu beschränken (zwei Portionen à 170 Gramm). Diese Fischmenge liefert etwa 200 Milligramm DHA pro Tag. Höhere Mengen könnten jedoch von Vorteil sein. Eine Studie bei Mexikanerinnen kam zu dem Ergebnis, dass Supplemente von 400 Milligramm DHA dazu führten, dass die Babys ein höheres Geburtsgewicht und einen größeren Kopfumfang hatten – zwei Faktoren, die mit einem höheren IQ in der Kindheit in Verbindung gebracht worden sind.[21] Die meisten Omega-3-Nahrungsergänzungsmittel liefern etwa 500 Milligramm DHA und 750 Milligramm EPA pro Portion.

Ein zusätzlicher Bonus für Menschen, die keinen Fisch mögen, ist, dass die Nahrungsergänzungsmittel normalerweise nicht nach Fisch schmecken! Das Öl wird destilliert, um es von potentiellem Quecksilber oder anderen Giften zu reinigen, und dieser Vorgang beseitigt auch den Fischgeschmack. Die meisten Hersteller fügen natürliche Aromen wie Zitrus- oder Erdbeerextrakt hinzu.

Cholin: Das vergessene Fett

Cholin, ein vitaminähnlicher essenzieller Fettnährstoff, wird in kleinen Mengen in der Leber hergestellt. Es wird häufig den B-Vitaminen zugeordnet oder als »vitamin-B-ähnliche Substanz« beschrieben, aber im Gegensatz zur Folsäure, B6 oder B12 haben die meisten Menschen noch nie etwas davon gehört. Cholin ist der Baustein für

Acetylcholin, einem der wichtigsten Neurotransmitter im menschlichen Körper; dieser chemische Botenstoff sorgt für die Kommunikation zwischen Gehirn und Muskeln und weist sie zum Arbeiten an. Wir sind in der Lage, eine zum Überleben notwendige Menge der Substanz selbst herzustellen – für die glatten Muskeln, die unsere Atmung und Verdauung steuern, sowie für den Herzmuskel, der die Herzfunktion kontrolliert.

Acetylcholin ist auch als »Gedächtnismanager« des Gehirns bekannt. Es ist entscheidend für die Erinnerungsbildung und für die Entwicklung des sprachlichen und logischen Denkvermögens. Die Aufnahme von zusätzlichem Cholin während der Schwangerschaft fördert die Aufmerksamkeitsspanne und räumliche Intelligenz.[22] Räumliche Intelligenz ermöglicht uns, die Welt in drei Dimensionen wahrzunehmen – zu erkennen, was oben, unten, vorne und hinten ist und zwischen rechts und links zu unterscheiden. Geringe räumliche Intelligenz macht uns tollpatschig und unbeholfen und verlangsamt unser Reaktionsvermögen. Für Menschen mit schlechter räumlicher Intelligenz kann es schwierig sein, Richtungsangaben zu folgen oder einzuparken. Es ist unwahrscheinlich, dass sie Schachmeister werden oder in Mathematik glänzen.

Die Bedeutung des Cholins wurde erst im Jahr 1998 offiziell anerkannt, als man einen Wert für eine ausreichende Aufnahme (AI, *Adequate Intake*) einführte. Ein AI-Wert wird verwendet, wenn nicht genügend wissenschaftliche Nachweise vorliegen, um die empfohlene Tagesdosis oder RDA (*Recommended Daily Allowance*) zu bestimmen, und beruht auf Schätzwerten des täglichen Bedarfs eines gesunden Durchschnittserwachsenen. Für Frauen sind das 425 Milligramm pro Tag und für Männer 550 Milligramm. Man geht allerdings davon aus, dass die durchschnittliche Aufnahme in der Bevölkerung weit unter diesen Werten liegt.[23] Außerdem gibt es genetische Variationen beim Cholinbedarf, so dass diese Schätzung vermutlich nicht bei allen dem Optimum entspricht. Während der Schwangerschaft und Stillzeit steigert die Leber der Mutter ihre Kapazität für die Cholinproduktion, aber trotz dieses Aufschwungs übersteigt die

Nachfrage normalerweise das verfügbare Angebot, und die Körperspeicher werden aufgebraucht. Das Stillen erhöht den Bedarf und baut die Speicher noch weiter ab.

Woher bekommen wir Cholin?

Leber und Eigelb waren traditionell die beiden besten Cholinlieferanten in der Ernährung. Kleinere Mengen finden sich in Milch, Fleisch und pflanzlichen Quellen wie Erdnüssen und Blumenkohl. Auch wenn Leber sehr nährstoffreich ist, gibt es gute Gründe, den Cholinbedarf während der Schwangerschaft nicht ausschließlich über dieses Nahrungsmittel zu decken. Medikamente, Hormone und Umweltgifte wandern in die Leber, weil sie das zentrale Entgiftungsorgan des Körpers ist. Diese Toxine können in der Leber von Tieren, die mit modernen landwirtschaftlichen Methoden gezüchtet werden, in hochkonzentrierter Form vorliegen. Wenn man gern Leber isst und Zugang zu Biofleisch hat, dann ist sie eine gesunde Ergänzung für jeden Speiseplan, vor allem während der Schwangerschaft. 85 Gramm Leber liefern etwa 350 Milligramm Cholin.

Die ganze Menschheitsgeschichte hindurch waren Eier ein geschätzter Bestandteil der Ernährung. Bei nur 75 Kalorien pro Stück enthalten Eier 6 Gramm qualitativ hochwertiges Protein und eine ordentliche Portion Cholin: Ein Eigelb kann 125 Milligramm liefern (im Eiweiß ist kein Cholin enthalten). In den letzten Jahren hat man uns vom Eierverzehr abgeraten. Cholesterinreiche Nahrungsmittel wie Eigelb und Meeresfrüchte standen in dem Ruf, den Cholesterinspiegel zu erhöhen, ein bekanntes Risiko für Herzkreislauferkrankungen. Doch es gibt keinen Nachweis dafür, dass der Cholesterinwert, den der Arzt im Blut ermittelt, aus unserem Essen stammt – den größten Teil stellen wir selbst her. Es ist nicht belegt, dass die Streichung cholesterinreicher Lebensmittel vom Speiseplan dazu beiträgt, die Cholesterinwerte im Blut zu senken.[24]

Kann man Stressgene in der Schwangerschaft ausschalten?

Für die meisten Frauen ist die Schwangerschaft eine magische Zeit voller Aufregung und Vorfreude. Doch manche Schwangerschaften werden leider durch Stress überschattet. Das kann der Stress eines unerwarteten Arbeitsplatzverlustes sein oder ein plötzlicher Trauerfall oder einfach der tagtägliche Stress, den der Balanceakt zwischen Beruf und Familie verursacht. In Kanada leiden 8 bis 11 Prozent der werdenden Mütter unter einer generalisierten Angststörung – unter pathologischer Sorge und unkontrollierbaren Ängsten in Bezug auf ganz gewöhnliche, alltägliche Dinge. Das Problem ist, dass auch das Baby unter Stress gerät, wenn die Mutter belastet ist. Wie bereits erwähnt, zeigen Babys, die in der Schwangerschaft starken Angstgefühlen ausgesetzt waren, eine erhöhte Stressreaktion und sind selbst anfällig für lebenslange Depressionen und Angst. Keine Frau möchte dies für ihr Baby, aber die meisten schrecken vor Medikamenten während der Schwangerschaft zurück, aus Angst, ihrem ungeborenen Kind zu schaden.

Wissenschaftler von der Cornell-University haben jetzt eine sichere ernährungsbezogene Lösung gefunden, die dem Säugling einen gewissen Schutz vor mütterlichem Stress zu bieten scheint – zusätzliches Cholin. Sie haben 26 gesunde Frauen im dritten Schwangerschaftstrimester untersucht. Die Hälfte wurde auf eine Ernährung gesetzt, die etwa 480 Milligramm Cholin enthielt, ein bisschen mehr als die offizielle Empfehlung, während die anderen Frauen 930 Milligramm erhielten, mehr als doppelt so viel wie derzeit angeraten. Dann maßen die Forscher das Stresshormon Cortisol in Blutproben von Müttern und deren Kindern direkt nach der Geburt. Die höhere Aufnahme von Cholin änderte nichts an den Stresshormonen der Mütter, senkte diese Hormone jedoch signifikant bei den Babys.[25]

Ohne Nahrungsergänzungsmittel ist diese höhere Aufnahme von Cholin schwer zu bewerkstelligen. Ich empfehle allen schwangeren Frauen, mindestens ein Ei pro Tag zu essen, besser noch zwei, und einmal die Woche Bioleber, wenn sie dieses Fleisch mögen. Zusätzlich empfehle ich allerdings Extra-Cholin in Form von Nahrungsergänzungsmitteln (siehe Kapitel 10). Es macht mich traurig, wenn in Schwangerschaftskochbüchern Omelettes aus Eiweiß zum Frühstück empfohlen werden. Auch wenn eine fettarme Ernährungsweise wünschenswert ist, wird doch fett*arm* zu oft als fett*frei* verstanden. Ohne es zu wollen, haben viele Menschen, die auf ihre Ernährung achten, zusammen mit den schlechten auch die guten Fette von ihrem Speiseplan gestrichen – das Kind sozusagen mit dem Bade ausgeschüttet.

Was »Essen für zwei« tatsächlich bedeutet

Obwohl eine zu geringe Gewichtszunahme während der Schwangerschaft ein Problem ist, durch das sich das Risiko einer Frühgeburt und eines geringen Geburtsgewichtes erhöht, ist es eine irrige Annahme, dass schwangere Frauen »für zwei essen« sollten.

Eine übermäßige Gewichtszunahme in der Schwangerschaft ist mit einem erhöhten Komplikationsrisiko verbunden und erhöht die Wahrscheinlichkeit, dass der Säugling zu einem übergewichtigen Erwachsenen heranwächst. Es hat auch großen Einfluss darauf, ob die Mutter die zusätzlichen Pfunde, die sie erworben hat, nach der Entbindung wieder los wird oder ob sie übergewichtig bleibt. Experten sind sich uneins über die Menge der zusätzlichen Kalorien, die während der Schwangerschaft benötigt werden. Laut dem US Institute of Medicine ist das Kind während der ersten drei Monate so klein, dass keine zusätzlichen Kalorien gebraucht werden, und während des zweiten und dritten Trimesters reichen möglicherweise bereits 200 bis 300 zusätzliche Kalorien.

Einige Experten vertreten allerdings auch die Ansicht, dass überhaupt keine Extra-Kalorien erforderlich sind. Wissenschaftler vom Imperial College in London haben kürzlich gezeigt, dass durch die Empfängnis spezielle schilddrüsenähnliche Hormone freigesetzt werden, die ein starkes Wachstum der mütterlichen Gedärme auslösen. Diese Größenanpassung hilft ihr, mehr Energie aus der Nahrung zu gewinnen, und stellt sie damit auf den künftigen Energiebedarf des wachsenden Kindes ein.[26] Diese Studien wurden zwar bisher hauptsächlich im Tiermodell durchgeführt, aber die Wissenschaftler sind überzeugt, dass dieselben Prozesse auch bei der menschlichen Schwangerschaft ablaufen.

Obwohl »für zwei zu essen« also möglicherweise keine Riesenmengen an zusätzlichen Kalorien erfordert, steigt der Bedarf an Vitaminen und Mineralstoffen zweifellos an. Im folgenden Kapitel wollen wir einen Blick auf spezielle Nahrungsergänzungen werfen, die in der Schwangerschaft von Vorteil sein können.

9. Kapitel

Supplemente und Schwangerschaft

Das Leben ist eine Flamme, die sich selbst verzehrt, aber sie fängt jedes Mal wieder Feuer, wenn ein Kind geboren wird.

George Bernard Shaw

Lange Zeit hielt man den Fötus für einen »perfekten Parasiten«, der die gesamte Nahrung, die er für seine Entwicklung braucht, von der Mutter absaugt. Doch in den 1980er Jahren wurde dieses Konzept allmählich fallen gelassen. In einem Bericht hieß es: »Der Fötus ist kein ›perfekter Parasit‹; die mütterlichen Speicher können als Unterstützung angezapft werden, aber die Fähigkeit des Fötus zur Aufzehrung mütterlicher Vorräte ist begrenzt.«[1]

Tatsächlich leiden sowohl Mutter als auch Kind, wenn die Nährstoffaufnahme der Mutter unzureichend ist. Obwohl alle Nährstoffe wichtig für die Hirnentwicklung sind, scheinen einige in der späteren Schwangerschaft und frühen Kindheit stärkere Auswirkungen zu haben. Dazu gehören Protein, Cholin und die in Kapitel 8 besprochenen langkettigen ungesättigten Fettsäuren sowie Eisen, Zink, Jod und Folat.[2] Bei der Mutter erhöhen Defizite das Risiko von längeren Wehen, hohem Blutdruck, Schwangerschaftsdiabetes und starken Blutungen vor und nach der Entbindung. Beim Baby erhöht ein Mangel an essenziellen Nährstoffen das Risiko für Geburtsfehler, Typ-1-Diabetes und Leukämie in der Kindheit und für verschiedenste psychische Störungen – von Lernschwächen wie Aufmerksamkeitsdefizit und Hyperaktivität bis hin zu Störungen des autistischen Spektrums und Schizophrenie.[3]

In positiver Hinsicht bietet eine ergänzende Versorgung mit diesen Nährstoffen Vorteile für Eltern und Kind. Wie im vorangehenden Kapitel ausgeführt, schliefen Babys, deren Mütter Fischöl eingenommen hatten, nachts früher durch. Und eine höhere Aufnahme von cholinreichen Eiern oder Cholin-Supplementen schafft die Grundlage für lebenslange Erinnerungs- und Lernfähigkeiten.[4]

Notwendige Nahrungsergänzungen für eine gesunde Schwangerschaft

Heute weiß man, dass Schwangere weltweit zu wenig Vitamine und Mineralstoffe aufnehmen. In Ländern mit einem niedrigen und mittleren Einkommen wird eine Supplementierung bereits empfohlen, insbesondere für Folsäure, Eisen, Kupfer, Zink und Jod, weil diese Nährstoffe allesamt bekanntermaßen die neurologische und intellektuelle Entwicklung beeinflussen[5] und weil die Zufuhrmenge (RDI, Recommended Daily Intake) im Allgemeinen unter der empfohlenen Tagesdosis liegt. Doch sogar in Ländern mit einem hohen Einkommen wird die empfohlene Tagesdosis bei vielen Nährstoffen nicht erreicht, und sogar wenn doch, geben einige Experten zu bedenken, dass die RDIs zu niedrig für eine optimale Entwicklung des Fötus sind und individuelle Unterschiede im Nährstoffbedarf nicht berücksichtigen.[6] Nehmen wir zum Beispiel Eisen, das für eine gesunde Hirnentwicklung und Hämoglobinproduktion benötigt wird. Ohne Eisen ist die Funktion der Mitochondrien eingeschränkt, und die Axone der Nervenzellen werden nicht ausreichend myelinisiert. Es ist unabdingbar für die Herstellung von Serotonin und Dopamin. Für Tier und Mensch gilt gleichermaßen, dass der Nachwuchs von Müttern, die während der Schwangerschaft unter Eisenmangel litten, bei kognitiven und verhaltensbezogenen Tests schlecht abschneidet.[7]

Der tägliche Bedarf an Eisen schwankt beträchtlich von Mensch zu Mensch: Neuere Studien zeigen, dass eine Person mit hohem Bedarf unter Umständen vierzigmal so viel Eisen braucht wie jemand, der einen besonders niedrigen Bedarf hat.[8] Dieser Verschiedenartigkeit bei der täglich benötigten Aufnahmemenge kann man mit einem

Pauschalansatz niemals gerecht werden. Glücklicherweise kontrollieren Ärzte seit Jahrzehnten den Eisenbedarf bei Schwangeren und überprüfen routinemäßig Hämoglobin und Ferritin, ein Indikator für die Eisenspeicher des Organismus. Sogar bei Frauen, die völlig normale Testergebnisse haben, hält man ein bisschen zusätzliches Eisen in der Schwangerschaft für vorteilhaft; es lässt sich leicht durch ein pränatales Multivitaminpräparat zuführen.

Die Folsäure-Story

Die Geschichte der Supplemente in der Schwangerschaft ist die Geschichte der Folsäure. Sie beginnt in den 1920er Jahren. Eine junge Ärztin, Lucy Wills, erforscht die makrozytische Anämie, eine Art Blutkrankheit. Im Zuge ihrer Forschungen geht sie nach Indien, wo diese Störung außergewöhnlich häufig bei Arbeiterinnen in der Textilindustrie auftritt, vor allem bei Schwangeren.

Die Tatsache, dass die makrozytische Anämie gehäuft in Populationen auftritt, deren Ernährungsweisen arm an Protein, Obst und Gemüse sind, lässt Wills vermuten, dass ein Ernährungsdefizit eine Rolle spielen könnte. Im Experiment kann sie die makrozytische Anämie bei Ratten auslösen, wenn sie deren Nahrung verändert. Außerdem kann sie die Ratten wieder davon heilen, indem sie ihnen einen Hefeextrakt namens Marmite verabreicht, und sie stellt fest, dass Marmite auch bei den schwangeren Textilarbeiterinnen wirkt. Spätere Studien zeigen, dass Folsäure, eines der B-Vitamine, der in Marmite wirkende Schutzfaktor ist.

Im Schnelldurchlauf vorwärts in die 1960er Jahre: Zwei britische Forscher, Richard Smithells und Elizabeth Hibbard, nutzen Urinanalysen, um auf Folatmangel zu testen. Ihnen fällt auf, dass die Testergebnisse von Frauen, deren Kinder mit Spina bifida geboren wurden, auf einen Folatmangel hindeuten. Da sie wissen, dass Folat eine entscheidende Rolle bei der Zellteilung spielt, sind sie besorgt. Ist es möglich, dass ein Folsäuremangel verantwortlich für diesen verheerenden Geburtsfehler ist?

Das Wort »Folat« geht auf das lateinische *folium* für »Blatt« zurück, denn abgesehen von Hefeextrakten wie Marmite ist grünes Blattgemüse die reichste Quelle für diesen Nährstoff. Extrahiert man Folat aus der Nahrung, ist es instabil und schwer zu verarbeiten. Doch 1941 wird eine synthetische Form des Folats, die Folsäure, verfügbar, die ideal für klinische Studien ist. Seit den 1960er Jahren haben zahlreiche Studien bestätigt, dass Smithells und Hibbards Vermutung richtig war. Wenn Frauen vor der Empfängnis Folsäure erhalten, geht die Häufigkeit von Spina bifida dramatisch zurück.

Warum hat ein Folsäuremangel in der Schwangerschaft so schlimme Folgen?

Normalerweise sind die Nervenzellen und Fasern, die das Gehirn mit dem übrigen Körper verbinden, durch die knöchernen Wirbelkörper der Wirbelsäule geschützt. Doch bei einer zu geringen Folsäureaufnahme während der Schwangerschaft bildet sich die Wirbelsäule nicht richtig aus, so dass Teile des Rückenmarks ungeschützt und anfällig für Verletzungen bleiben. Bei Säuglingen, die mit Spina bifida (»Spaltwirbel«, »offener Rücken«) geboren werden, können schwerwiegende Nervenschäden sowie eine partielle oder vollständige Lähmung der unteren Extremitäten auftreten. Folsäuremangel verursacht noch weitere Geburtsfehler wie die Lippen-Kiefer-Gaumenspalte und angeborene Herzfehler.

Heute wird allen Frauen im gebärfähigen Alter zu Folsäuresupplementen geraten. Und in mindestens 60 Ländern, einschließlich Kanada und den USA, werden inzwischen Nahrungsmittel mit Folsäure angereichert.

Doch diese Anreicherung von Lebensmitteln ist keine Rundumlösung. Es ist besser, die Folsäure nicht allein, sondern als Teil eines Multivitaminpräparats einzunehmen, was etwa 92 Prozent dieser verheerenden Geburtsfehler verhindert.[9] Neuere Studien deuten darauf hin, dass Spina bifida auch bei Müttern, die während der Schwangerschaft viel Cholin aufnehmen, seltener auftritt.[10]

Dynamisches Duo: Folsäure und Vitamin B12

Von allen Vitaminen und Mineralstoffen, die in Wechselwirkung miteinander stehen, sind die B-Vitamine, insbesondere Folsäure und Vitamin B12, die Akteure, die am engsten zusammenarbeiten.

B12 wird für die Umwandlung von Folsäure in ihre aktive Form, Methyltetrahydrofolat, benötigt. Wie man heute weiß, hat ein Ungleichgewicht dieser beiden Vitamine in der Schwangerschaft – das heißt, zu wenig B12 im Verhältnis zur Folsäure – einen schädlichen Effekt auf den Schwangerschaftsverlauf. Säuglinge, die diesem physiologischen Ungleichgewicht ausgesetzt waren, sind bei der Geburt kleiner, wiegen weniger und haben einen geringeren Kopfumfang.[11]

Während der erhöhte Bedarf an Folsäure in der Schwangerschaft durch Folsäuresupplementierung oder Nahrungsmittelanreicherung gedeckt wird, erhält der zweite Akteur, Vitamin B12, selten die gleiche Aufmerksamkeit. Die meisten pränatalen Multivitaminpräparate enthalten bis zu 1 Milligramm (1000 Mikrogramm) Folsäure, aber höchstens 50 Mikrogramm B12. Da es wichtig ist, dieses enorme Ungleichgewicht zu korrigieren, empfehle ich immer zusätzliches B12.

Leiden die meisten Menschen unter einem B12-Mangel?

Auch wenn es absolut normal ist, dass Neugeborene schreien, wenn sie hungrig sind, eine frische Windel brauchen oder vielleicht einfach den körperlichen Trost einer Umarmung wollen, löst ein ständig schreiendes Baby eine Menge Angst und Frustration bei frischgebackenen Eltern aus. Niederländische Wissenschaftler haben die Verbindungen zwischen niedrigen B12-Konzentrationen im Blut schwangerer Frauen und übermäßigem Schreien untersucht. Sie definierten »übermäßig« als mehr als drei Stunden Schreien täglich. Beim Folatwert zeigte sich keine Verbindung mit übermäßigem Schreien, aber ein niedriger B12-Wert stand eindeutig in Zusammenhang damit.[12]

B12 ist ausschließlich in tierischen Nahrungsmitteln enthalten. Milchprodukte, Eier, Fleisch, Fisch, Geflügel und Meeresfrüchte sind die besten B12-Lieferanten. Vegetarier und Veganer haben von daher ein erhöhtes Risiko für einen B12-Mangel. Um aus der Nahrung aufgenommen zu werden, muss sich das B12 zunächst an ein Protein, den sogenannten intrinsischen Faktor, binden, der vom Magen abgesondert wird. Aus verschiedenen Gründen produzieren manche Menschen nicht genügend von diesem Träger-Protein. Morbus Crohn, Zöliakie oder operative Magenverkleinerungen können ebenfalls Probleme mit der B12-Aufnahme verursachen.

Um den intrinsischen Faktor herzustellen, ist Magensäure erforderlich. Von daher wird die B12-Absorption durch die Einnahme von Säureblockern (Antazida) bei Verdauungsproblemen wie Reflux blockiert. Gegen Ende der Schwangerschaft leiden Frauen häufig unter Reflux, der häufig mit Antazida behandelt wird. Zu den eingesetzten Medikamenten gehören beispielsweise Protonpumpenhemmer (PPH) wie Nexium und H2-Rezeptor-Antagonisten wie Tagamet und Zantac. Auch Metformin, ein Medikament zur Behandlung des Typ-2-Diabetes, behindert die B12-Aufnahme. Sogar bei einer B12-reichen Ernährung kann es also schwierig sein, so hohe B12-Konzentrationen im Blut zu erreichen, dass sie die Folsäurekonzentrationen, die in Ländern mit Lebensmittelanreicherung fast durchgängig hoch sind, ausgleichen.

Eine Möglichkeit, diese Probleme bei der Aufnahme von B12 aus der Nahrung zu lösen, sind Injektionen, aber B12-Lutschtabletten sind genauso effektiv: Bei dieser Darreichungsform gelangt das in den Tabletten enthaltene B12 über die Mundschleimhaut direkt in die Blutbahn.[13] In Nordamerika und Europa hat man keine Obergrenzen für die tägliche B12-Aufnahme festgesetzt, da weder eine hohe Zufuhr von B12-Supplementen noch hohe B12-Konzentrationen im Blut irgendwelche bekannten toxischen Wirkungen haben.[14] Ich empfehle in der Regel, täglich mindestens 1 Milligramm (1000 Mikrogramm) in Form von Lutschtabletten aufzunehmen.

Zink und Kupfer

Ein Zinkmangel im letzten Drittel der Schwangerschaft beeinträchtigt das Hirnwachstum. Ein Zinkdefizit kann außerdem Hormone verändern, die mit dem Einsetzen der Wehen zusammenhängen, und ist mit einem erhöhten Risiko für Frühgeburten in Verbindung gebracht worden.[15] Die normale Immunabwehr hängt von angemessenen Zinkspiegeln ab, und zu wenig Zink erhöht das Risiko von Infektionen bei der Mutter ebenso wie beim Kind, was ein weiteres Risiko für eine Frühgeburt darstellt. Aber Vorsicht! Zink hat eine geringe therapeutische Breite, was bedeutet, dass nur ein kleiner Unterschied zwischen der notwendigen und vorteilhaften Dosierung und einer zu hohen Dosierung besteht. Zu viel Zink kann das Immunsystem unterdrücken.

Kupfer wird für die Gefäßbildung und Herzgesundheit benötigt. Es stabilisiert das Kollagen, das Bindemittel, das unser Gewebe zusammenhält. Kupfer ist erforderlich für die Hirnreifung und für die Energieproduktion der Mitochondrien. Zink und Kupfer konkurrieren miteinander um die Aufnahme in den Körper und müssen in einem ausgewogenen Verhältnis zugeführt werden. Ein gut zusammengesetztes pränatales Multivitaminmittel enthält normalerweise ausgewogene Mengen dieser beiden Spurenelemente, die in der Schwangerschaft sehr wichtig sind: etwa 15 Milligramm Zink und 2 Milligramm Kupfer.

Jod, Schilddrüsenfunktion und Schwangerschaft

Hauptaufgabe des Jods ist es, das Schilddrüsenhormon Thyroxin herzustellen. Ein Jodmangel beeinträchtigt also die Schilddrüsenfunktion. Das hat Einfluss auf die Fruchtbarkeit, da eine Unterfunktion der Schilddrüse den Eisprung verhindern kann. Jodmangel ist weltweit eine der häufigsten vermeidbaren Ursachen für geistige Behinderungen. Eine Studie kam zu dem Ergebnis, dass die IQ-Werte von Kindern, deren Mütter unter Jodmangel litten, 6,9 bis 10,2 Punkte unter denen von Kindern lagen, deren Mütter einen guten Jodstatus hatten.[16]

Ein offenkundiges Anzeichen für einen schlechten Jodstatus ist der »Kropf« – eine schmerzhafte Schwellung am Hals, die durch eine Vergrößerung der Schilddrüse hervorgerufen wird. Jodmangel war früher in vielen Regionen Nordamerikas weit verbreitet, vor allem im Gebiet der Appalachen, der Großen Seen und im Nordwesten der USA, ein Landstrich, der als »Kropfgürtel« bekannt geworden ist. Seit man in den 1920er Jahren anfing, Speisesalz mit Jod anzureichern, ging die Häufigkeit des Kropfes in der Bevölkerung von etwa 30 Prozent auf unter 2 Prozent zurück. Heute meiden jedoch viele Menschen Salzzusätze, weil sie eine Erhöhung des Blutdrucks fürchten.

Der tägliche Jodbedarf steigt während der Schwangerschaft um etwa 50 Prozent an. Da eine Steigerung des Salzverzehrs um diese Menge nicht wünschenswert ist, ist eine Supplementierung mit Jod sehr wichtig. Pränatale Multivitaminmittel enthalten normalerweise reichliche 150 Milligramm Jod.

Knochenreifung und Vitamin D

An der Wand meiner Praxis hängt eine gerahmtes Werbeplakat von 1928, das Mütter auffordert, ihren Säuglingen und Kleinkindern Lebertran zu verabreichen, falls sie nicht genug Sonne bekommen. Lebertran trage dazu bei, so diese Werbung, dass sich Knochen und Zähne des Babys richtig entwickeln und beuge Infektionen vor. Auch für werdende und stillende Mütter sei es gut, schütze ihre Zähne und Knochen vor Schäden.

Aus irgendeinem Grund – wahrscheinlich weil es scheußlich schmeckt –, haben wir aufgehört, Lebertran einzunehmen, und gehen davon aus, dass Sonne und Nahrung genügend Vitamin D liefern. Wie oben ausgeführt, ist es jedoch schwierig, ausreichend Vitamin D über die Nahrung aufzunehmen, sogar wenn sie damit angereichert ist. Aufgrund des Hautkrebsrisikos wird zudem seit einiger Zeit davor gewarnt, sich der Sonne auszusetzen. Das Ergebnis ist ein katastrophaler Anstieg des Vitamin-D-Mangels in der Bevölkerung.

Die Rückkehr der Rachitis

Rachitis ist die extremste Form des Vitamin-D-Mangels. Um starke Knochen aufzubauen, brauchen wir Kalzium und Phosphor, aber um diese beiden Mineralstoffe aufzunehmen, brauchen wir Vitamin D. Rachitische Knochen sind weich, spröde und anfällig für Brüche. Krumme Beine oder O-Beine, Schädelverformungen, verkrümmte Wirbelsäulen, eine Trichterbrust und verformte Beckenknochen sind allesamt Kennzeichen der Rachitis. Unbehandelt verläuft die Krankheit tödlich, weil Kalzium nicht nur für starke Knochen erforderlich ist, sondern auch für einen kontinuierlichen Herzschlag.

Heute erleben wir die Rückkehr der Rachitis. Von Nordamerika bis Australien und sogar in sonnenverwöhnten Zonen wie dem Nahen Osten taucht eine Krankheit, die man einst zum Stillstand gebracht hatte, wieder auf.[17] »Die Babys sind schreckhaft, sehen ungesund aus, nehmen nicht zu, das Längenwachstum stoppt und ihre Beine sind nicht gerade«, erklärt Dr. Leanne Ward, Kinderendokrinologin am Childrens's Hospital of Eastern Ontario in Ottawa. Die Medizinerin leitet eine zweijährige Studie, um die Verbreitung der Krankheit in Kanada zu erforschen.

In Großbritannien ist es Wissenschaftlern gelungen, die Rachitis schon bei ungeborenen Kindern zu ermitteln. Ein spezieller 3D-Ultraschall kann eine fehlerhafte Knochenentwicklung bereits ab der neunzehnten Schwangerschaftswoche feststellen, sogar bei Frauen, die sich nur an der Grenze zu einem Vitamin-D-Mangel befinden.[18] Wenn diese Kinder eine schwierige oder traumatische Geburt erleben, kommt es leicht zu Frakturen der zerbrechlichen Knochen. Werden die Brüche entdeckt, solange das Baby noch im Krankenhaus ist, bezeichnet man die Krankheit als transitorische idiopathische Rachitis. Die Säuglinge erhalten eine hohe Dosis Vitamin D und scheinen sich zu erholen.

Wird ein Säugling jedoch mit unentdeckter Rachitis nach Hause entlassen, können selbst normale Alltagsbewegungen wie Anziehen oder Ausziehen eine Fraktur verursachen. Vitamin-D-Mangel kann auch ungewöhnliche Verletzungen ebenso wie Blutungen im Gehirn oder in den Augen des Babys auslösen. Das Schlimme ist, dass diese Symptome, insbesondere wenn sie zusammen mit Frakturen auftreten, im Allgemeinen für Anzeichen von Kindesmisshandlung gehalten werden.

Im Jahr 2012 bemerkten die jungen britischen Eltern Karrissa Cox und Richard Carter Blut im Mund ihres sechs Wochen alten Sohns, nachdem sie ihn gefüttert hatten. Besorgt eilten sie ins Krankenhaus, wo man kleinere blaue Flecken und außerdem einige Frakturen auf den Röntgenbildern entdeckte. Die Eltern wurden wegen Kindesmisshandlung angeklagt, und das Jugendamt brachte das Kind bei Pflegeeltern unter. Cox und Carter waren am Boden zerstört. Sie wussten, dass sie ihrem Baby kein Leid zugefügt hatten. Zum Glück für die Eltern werden in Großbritannien alle Babys am fünften Tag nach der Geburt einem Screening unterzogen, bei dem ihnen Blut abgenommen und als Tropfen auf einer Karte gespeichert wird. Als dieser sogenannte Guthrie-Test des Babys überprüft wurde, stellte man fest, dass ein schwerer Vitamin-D-Mangel vorlag, was die Ursache für die Frakturen und Blutungen war.

Inzwischen hatten allerdings die lokalen Behörden der rechtsverbindlichen Adoption des Kindes zugestimmt. »Wir haben unser Kind ins Krankenhaus gebracht, weil wir Hilfe suchten, und sie haben uns unser Baby weggenommen«, lautete der herzzerreißende Kommentar des jungen Paares, nachdem man es von allen Vorwürfen freigesprochen hatte. Jetzt bemühen sie sich darum, ihr Kind zurückzubekommen, aber da die Adoption rechtmäßig war, ist es wohl ein aussichtsloser Kampf. Ihr Verteidiger erklärte nach dem Gerichtstermin: »Diese unschuldigen Eltern sind von einer Verurteilung und einer Gefängnisstrafe für ein Verbrechen, das sie nie begangen haben, verschont geblieben. Trotzdem haben sie lebenslänglich bekommen, weil sie ihr Baby wahrscheinlich nie wiedersehen werden.« Das ist nur ein Fall von vielen, die kürzlich ans Licht gekommen sind und die vermutlich nur die Spitze des Eisbergs bilden.

In wessen Verantwortung liegt es, dafür zu sorgen, dass solche Fälle künftig verhindert werden? Ist es Aufgabe der Eltern? Oder liegt die Verantwortung bei den verschiedenen medizinischen Fachkräften und Vertretern der öffentlichen Gesundheitsdienste, die für die Aufklärung und Beratung schwangerer Frauen zuständig sind? Einer wissenschaftlichen Veröffentlichung zufolge sollte die Vitamin-D-Supplementierung während der Schwangerschaft dieselbe Priorität haben wie jede andere gesundheitspolitische Maßnahme, die darauf zielt, die Interessen des ungeborenen Kindes zu schützen; das sei einfach ein grundlegendes Menschenrecht.[19]

Hirnentwicklung und Vitamin D

Rattenbabys von Müttern mit Vitamin-D-Mangel weisen bei der Geburt gravierende Veränderungen im Gehirn auf. Ihr Aufmerksamkeitsprozess ist beeinträchtigt, und sie haben ein erhöhtes Risiko für ein psychose- und schizophrenie-ähnliches Verhalten.[20] Spanische Wissenschaftler, die die Vitamin-D-Konzentrationen im Blut von 2000 Frauen während des ersten und zweiten Schwangerschaftsdrittels untersucht hatten, stellten fest, dass die Kinder von Müttern, deren 25-Hydroxyvitamin-D-Werte unter 50 nmol/l (20 ng/ml) lagen, im Alter von 14 Monaten bei Tests von mentalen und körperlichen Fähigkeiten schlechter abschnitten.[21] »Diese Studie beweist«, sagte die Neonatologin Valencia Walker vom Matell Children's Hospital an der UCLA, »dass Vitamin D wichtig ist und dass schwangere Frauen nicht unter Vitamin-D-Mangel leiden dürfen.«

In vielen Industrieländern werden immer häufiger Autismus-Spektrum-Störungen diagnostiziert. In den USA ist etwa eines von 68 Kindern von dieser Diagnose betroffen, fast doppelt so viel wie im Jahr 2002.[22] Ob dieser Anstieg mit einer Zunahme der Krankheit oder mit besseren Diagnosemethoden zusammenhängt, ist umstritten. So oder so sind es alarmierende Zahlen für eine Entwicklungsstörung, die früher als extrem selten galt. Die Frage, auf die wir eine Antwort brauchen, lautet: Warum haben wir so viele Kinder, die unter Autismus-Spektrum-Störungen leiden?

Einige Wissenschaftler sind überzeugt, dass Vitamin-D-Mangel eine Rolle spielt. Eine neuere Auswertung von elf Studien stellte einen eindeutigen Zusammenhang zwischen niedrigen Vitamin-D-Konzentrationen in der Schwangerschaft und einem erhöhten Autismus-Risiko bei den Kindern fest.[23] Da liegt die Vermutung nahe, dass ein Zusammenhang zwischen dem erkennbaren Anstieg des Autismus und der wachsenden Besorgnis über weltweit sinkende Vitamin-D-Werte besteht.[24]

Samanthas Geschichte

Kimberly war eine junge Frau, mit der ich zusammenarbeitete, bevor sie eine Familie gründete. Da sie intensiv Eishockey spielte, machte ich mir Sorgen, dass sie zu wenig Reserven von einigen Nährstoffen haben könnte. Sie schwitzte sehr stark beim Spielen, und Schwitzen ebenso wie anstrengende körperliche Betätigung zehrten Nährstoffe auf. Also fing Samantha an, sich an das Supplement-Programm zu halten, das ich üblicherweise für die Schwangerschaft empfehle.

Bald darauf wurde sie schwanger und neun Monate später kam Tara auf die Welt. Tara war ein entzückendes Baby, aber als sie ins Kleinkindalter kam, tauchten beunruhigende Anzeichen für ADHS auf. Sie konnte nicht stillsitzen, wenn man ihr vorlas oder mit ihr spielte. In der Kita war sie nicht in der Lage, sich an Regeln und Routinen zu halten. Immer wieder kletterte sie auf Möbel oder krabbelte darunter. Es gab zwar keine offizielle Diagnose, aber Taras Eltern hatten den Verdacht, dass in ihrer beider Familien eine Neigung zu ADHS bestand.

Ein paar Jahre später kam Taras kleiner Bruder Michael zur Welt, und noch einige Jahre später wurde Samantha geboren. Vom Temperament her waren diese beiden jüngeren Kinder und Tara so verschieden wie Tag und Nacht. Beide waren pflegeleicht, schliefen schon früh die Nacht durch und zeigten keinerlei Anzeichen eines ADHS-typischen Verhaltens. Eines Tages suchten mich Kimberly und ihr Mann zu einem verabredeten Termin in der Praxis auf und brachten die vierzehn Monate alte Samantha mit.

Da beide Eltern gern am Termin des jeweils anderen teilnahmen, würden sie insgesamt zwei Stunden in meiner Praxis sein, und ich fragte mich besorgt, wie es sein würde, ein so kleines Kind für längere Zeit in der Praxis zu haben. Ich hätte mir keine Sorgen machen müssen. Einen Moment lang machte sie Sperenzien, aber dann kletterte sie vom Schoß ihrer Mutter, wackelte auf meine Seite des Schreibtisches, hob die Arme und krähte: »hoch«. Ich hob sie auf meine Knie und dort blieb sie zufrieden für den Rest unseres Termins sitzen. Ab und zu spielte sie mit den Schlüsseln in meiner Schreibtischschublade, aber die meiste Zeit saß sie still da und hörte zu, was ich zu sagen hatte, legte den Kopf schräg und schaute abwechselnd zu ihren Eltern und zu mir. Es war fast so, als ob sie alles verstehen würde, was wir besprachen. Ihre Mutter war so fasziniert von dem Anblick, dass sie ihr Handy herauszog und ein Foto von uns machte.

Dieses Foto behielt ich mehrere Monate lang auf meinem Desktop. Es erinnerte mich daran, dass Kleinkinder ruhig und geduldig sein können und nicht zwangsläufig frustriert auf fremde oder einschränkende Umgebungen reagieren. Samanthas ältere Schwester wäre mit dieser Situation nicht fertig geworden. Sie hätte herumgezappelt, wäre in der Praxis umhergelaufen und hätte unser Gespräch ständig unterbrochen. Es wäre unmöglich gewesen, sich ruhig zu unterhalten.

Hätten wir's nur gewusst

Alle drei Kinder waren während der Schwangerschaft der gleichen Ernährungsweise ausgesetzt gewesen, und Kimberly hatte jedes Mal *fast* die gleichen Supplemente genommen. Kurz nach Taras Geburt war mir allerdings bewusst geworden, dass die Standardempfehlungen für Vitamin D während der Schwangerschaft individuelle genetische Unterschiede oder den Baseline-Vitamin-D-Status der Mutter nicht berücksichtigten und von daher möglicherweise unzureichend waren. Deshalb ließ ich Kimberlys Vitamin-D-Status überprüfen.

Zu meiner Überraschung ergab die Blutuntersuchung einen niedrigen Vitamin-D-Gehalt, obwohl Kimberley seit einigen Jahren 2000 IE (50 µg) pro Tag einnahm. Ich steigerte ihre Vitamin-D-Supplementierung, und als sie mit Michael und Samantha schwanger wurde, hatte sie die Dosis schon seit einiger Zeit auf 4000 IE (100 µg) erhöht. War es reiner Zufall, dass die Persönlichkeiten von Michael und Samantha sich so stark von Taras unterschieden, oder spielte das höher dosierte Vitamin D ebenfalls eine Rolle? Seit damals haben Studien gezeigt, dass eine unzureichende Vitamin-D-Zufuhr während der Schwangerschaft tatsächlich zur Entwicklung von ADHS beitragen könnte.[25]

Als Tara zehn Jahre alt war, wurde ihre Diagnose leider von ADHS auf Autismus-Spektrum-Störung geändert. Aktuelle Forschungen deuten darauf hin, dass auch diese Störungen möglicherweise mit einer unzureichenden Vitamin-D-Versorgung in einer ansonsten gesunden Schwangerschaft zusammenhängen.[26] Die Theorie wird bestärkt durch den Befund, dass Mütter mit dunkler Haut, die in nördlichen Ländern wie Schweden oder Kanada leben, ein erhöhtes Risiko haben, ein Kind mit Autismus zu bekommen.[27] Sowohl ein dunklerer Hautton als auch ein Leben in höheren Breitengraden sind Risikofaktoren für einen Vitamin-D-Mangel.

Nun ist ein Vitamin-D-Mangel sicherlich nicht die einzige Ursache für Autismus. Man geht davon aus, dass andere Faktoren, einschließlich einer genetischen Prädisposition und dem Kontakt mit Umweltgiften, ebenfalls eine Rolle spielen. Dennoch zeigen Tierversuche, dass eine gesunde Gehirnentwicklung davon abhängt, dass während der Schwangerschaft und in der frühen Kindheit angemessene Vitamin-D-Konzentrationen vorhanden sind.[28] Da leicht zu überprüfen ist, ob ein Mangel vorliegt, sollten nach meiner Überzeugung alle Frauen, die schwanger werden möchten, ihren Vitamin-D-Status überprüfen lassen und sicherstellen, dass jegliche Unterversorgung mit Vitamin-D-Supplementen behandelt wird.

Wie ihre Geschwister ist auch Tara hochintelligent, aber ihr Verhalten ist anstrengend für Eltern und Lehrer. Sie wird eine ganz besondere Förderung brauchen, damit sie ihr geistiges Potential voll entfalten kann.

Was ist mit Vitamin-D-Supplementen?

Vitamin D ist preisgünstig und als Nahrungsergänzungsmittel problemlos erhältlich. Doch woher weiß man, wie viel man nehmen soll? Wie hoch ist die Supplement-Dosis, die einer täglichen Dosis Sommersonne entspricht? Aufgrund genetischer Variationen kann dieselbe Menge ergänzendes Vitamin D zu extrem unterschiedlichen Blutspiegeln bei verschiedenen Personen führen. In einer medizinischen Fachzeitschrift hieß es dazu: »Die unvorhersehbare Beziehung zwischen Vitamin-D-Aufnahme und Blutspiegeln macht es schwierig, eine Standardergänzungsmenge zu empfehlen und spricht für eine Berücksichtigung der gemessenen Blutwerte bei den ausgesprochenen Empfehlungen.«[29]

Erhebungen zufolge liegt der Vitamin-D-Spiegel bei mindestens 25 Prozent der hellhäutigen Kanadier unter dem Mindestwert für die Knochengesundheit (50 nmol/l oder 20 ng/ml), und bei Nicht-Hellhäutigen erhöht sich dieser Anteil auf 60 Prozent.[30] Denken Sie daran, je dunkler der Hautton, desto schwieriger ist es, Vitamin D aus dem Sonnenlicht zu gewinnen. Studien haben gezeigt, dass Frauen die ganze Schwangerschaft hindurch gefahrlos die Höchstmenge an Vitamin D – 4000 IE täglich – einnehmen können und dadurch möglicherweise dem Auftreten von Komplikationen entgegenwirken.[31] Im Idealfall sollte nach drei Monaten eine erneute Blutuntersuchung erfolgen; so lässt sich sicherstellen, dass die Menge ausreicht, um den Vitamin-D-Gehalt im Blut so weit zu erhöhen, dass er im Referenzbereich – Kanada zwischen 75–250 nmol/L und in den USA zwischen 30–100 ng/ml – liegt. Gute Vitamin-D-Werte sind nicht nur förderlich für die Gesundheit des Kindes, sondern verhindern möglicherweise auch eine postpartale Depression bei der Mutter.[32]

Weitere wichtige Nährstoffe in der Schwangerschaft

Für das Wachstum und die Entwicklung eines Babys werden *alle* essenziellen Nährstoffe gebraucht. Auch wenn es möglich ist, mit dem Finger auf Defizite bei bestimmten Hauptnährstoffen zu zeigen, wird sich jeder fehlende Nährstoff wahrscheinlich negativ auf den Verlauf der Schwangerschaft auswirken.

Viele Paare, die sich ganz auf ihre Karriere konzentrieren, schieben den Kinderwunsch bis in ihre Dreißiger oder Vierziger hinaus und haben dann Schwierigkeiten mit der Empfängnis. Wissenschaftler glauben, dass ein Vitamin-E-Mangel zu dieser nachlassenden Fruchtbarkeit beitragen könnte. Vitamin E wurde aufgrund seiner wichtigen Rolle bei der normalen Fortpflanzung ursprünglich als das »Fruchtbarkeitsvitamin« bezeichnet. In den Anfängen der Vitaminforschung stellte man fest, dass Ratten, denen dieses Vitamin entzogen wurde, unfruchtbar wurden. Eine US-amerikanische Studie kam zu dem Ergebnis, dass 93 Prozent der Zwanzig- bis Dreißigjährigen und 81 Prozent der über Dreißigjährigen einen suboptimalen Vitamin-E-Status hatten.[33]

Eine angemessene Kalziumaufnahme kann das Auftreten von Frühgeburten verringern, und eine tägliche Aufnahme von 1000 Milligramm wird vor und während der Schwangerschaft und während der Stillzeit empfohlen. Diese Menge lässt sich leicht durch die Nahrung aufnehmen, deshalb sind Supplemente unter Umständen nicht erforderlich.

Wie bereits erwähnt, hat das Magnesium unter anderem die Aufgabe, mit dem Kalzium im normalen Prozess der Muskelkontraktion und -entspannung zusammenzuarbeiten. Die erfolgreiche Arbeit des Herzens, der Skelettmuskulatur und der glatten Muskelzellen, die die Lungen, die Blase und den Verdauungstrakt steuern, hängt von diesem empfindlichen Gleichgewicht ab. Deshalb sollte man bei der Kalziumaufnahme, ob über Nahrungsergänzungsmittel oder aus der Nahrung, sorgfältig darauf achten, dass sich die Aufnahme in einem ausgewogenen Verhältnis zum Magnesium befindet. Im nächsten Kapitel werden wir darauf eingehen, wie man die Kalziumzufuhr berechnet, um sicherzustellen, dass man genug, aber nicht zu viel aufnimmt, und wie man die Kalzium- und Magnesiumaufnahme ins Gleichgewicht bringt.

Ein Missverhältnis von Magnesium und Kalzium ist leicht zu entdecken, weil zu wenig Magnesium normalerweise typische Symptome hervorruft, zum Beispiel Wadenkrämpfe, Erschöpfung und unruhigen Schlaf. Auch Kurzatmigkeit und häufiges Wasserlassen können Anzeichen eines Ungleichgewichts sein. Verdauungsstörungen wie Unwohlsein, Blähungen oder Völlegefühl bei sehr geringer Nahrungsaufnahme ebenso wie Sodbrennen oder Erbrechen signalisieren mitunter ebenfalls einen Magnesiummangel. Ein unangenehmes Zeichen für ein Defizit ist zunehmende Verstopfung während der Schwangerschaft. Korrekt eingenommen kann Magnesium sehr hilfreich bei Reflux und Verstopfung wirken. Bei diesen beiden Beschwerden wird Magnesium von der Mainstream-Medizin als Standardbehandlung akzeptiert, obwohl erst wenige Nachweise aus gut konzipierten klinischen Studien vorliegen.[34]

Vitamin C und Schwangerschaft

Vitamin C wird für die Herstellung von Collagen benötigt, das nach Wasser das häufigste Molekül im Körper ist. Collagen macht ein Viertel unseres gesamten Körperproteins aus und verleiht Haut, Muskeln, Sehnen und Bändern Kraft und Elastizität. Etwa 80 Prozent der schwangeren Frauen haben am Ende Dehnungsstreifen oder Stria – jene erhabenen, weißen narbenähnlichen Wellenlinien auf Bauch und Oberschenkeln. Das sind Zeichen für Störungen in der Collagen-Produktion, wenn die Schwangerschaft voranschreitet und die Bauchhaut sich ausdehnt.[35]

Während man Schwangerschaftsstreifen als simples kosmetisches Problem von geringer gesundheitlicher Bedeutung abtun kann, ist eine ernsthaftere Folge einer inadäquaten Collagenproduktion das vorzeitige oder frühe Platzen der Fruchtblase, die den Fetus im Mutterleib schützend umgibt. Das vorzeitige Platzen der Fruchtblase ist eine Hauptursache für Frühgeburten. Die Vitamin-C-Konzentration im Blut sinkt im Laufe der Schwangerschaft, und man hat nachgewiesen, dass eine signifikante Verbindung zwischen einer geringeren Vitamin-C-Konzentration im Plasma und einem vorzeitigen Platzen der Membranen besteht.[36] Wie bei Vitamin D ist die aus der Nahrung oder über Supplemente aufgenommene Menge an Vitamin C kein guter Indikator dafür, welche Vitamin-C-Konzentrationen im Blut erreicht werden.

Kinder unserer Zeit?

Es liegen immer mehr Hinweise darauf vor, dass schwangere Frauen weltweit unter einem Mangel an wichtigen Fetten leiden, die notwendig für die Hirngesundheit bei der Entwicklung des Kindes sind. Ein Mangel an Omega-3-Fettsäure ist außerdem mit Frühgeburten in Zusammenhang gebracht worden. In den USA gibt es Forderungen nach einer Supplementierung von 600 Milligramm DHA täglich für alle schwangeren Frauen, um dem Risiko von Frühgeburten vorzubeugen. Schätzungen zufolge könnte man durch diese Intervention 6 Milliarden US-Dollar jährlich an Gesundheitskosten einsparen, von der Vermeidung seelischen Kummers ganz zu schweigen.[37]

A Child of Our Time ist eine BBC-Dokumentarfilmreihe, die 25 Kinder, die im Jahr 2000 geboren wurden, auf ihrem Entwicklungsweg bis zum Jahr 2015 begleitete. In einer Folge werden zwei kleine Jungen mit sehr unterschiedlichen emotionalen Problemen vorgestellt. James ist außer Kontrolle. Seine Eltern werden täglich mit seinen Wut- und Aggressionsausbrüchen konfrontiert. In der Schule hat er ständig Ärger wegen seiner Raufereien – er boxt und tritt andere Kinder und schlägt auf alles ein, was ihn frustriert. Ruben hat andere Probleme. Er ist kein glückliches Kind. Er ist verschlossen gegenüber seinen Eltern und Lehrern und hat kaum Freunde. Keiner der Jungen ist gut in der Schule.

A Child of Our Time dokumentiert, was geschieht, wenn beide Jungen täglich Fischöl als Nahrungsergänzung erhalten. Im Laufe der Sendung sehen wir eine erstaunliche Verwandlung bei beiden Kindern – Veränderungen, die ebenso dramatisch wie inspirierend sind. Drei Monate nach Beginn der Supplementierung ist James in der Lage, problemlos mit anderen Kindern zu spielen. Er prügelt sich nicht mehr und nimmt den anderen nicht mehr die Spielsachen weg. Er ist ruhig und freundlich. Und die Veränderungen bei Ruben sind nicht weniger eindrucksvoll. Er ist regelrecht aufgeblüht – wir sehen, wie er fröhlich mit neugefundenen Freunden plaudert und gut mit seinem Lehrer interagiert. Er wirkt nicht mehr traurig und isoliert.

Obwohl keine fundierten Nachweise dafür vorliegen, dass es das Fischöl war, das diese Veränderungen bewirkte, gibt diese Dokumentation doch Anlass zu der Hoffnung, dass es nie zu spät ist, ernährungsbezogene Defizite aus der Schwangerschaft wieder auszugleichen. Diese Dokumentation bestätigt einfach, was auch andere Studien gezeigt haben: Wenn unsere Kinder vor der Geburt etwas verpasst haben, können wir später durchaus noch etwas dagegen tun. Trotzdem wäre es natürlich ideal, wenn diese Nährstoffbedürfnisse schon gleich ab der Empfängnis erfüllt würden.

10. Kapitel

Vorgeburtliche Planung: eine Checkliste

Calvin: Papa, wie machen die Leute Kinder?
Dad: Die meisten gehen zum Kaufhof, kaufen den Bausatz und befolgen die Montage-Anleitung.
Calvin: Ich bin aus dem Kaufhof?
Dad: Nein, du warst ein Sonderangebot bei Woolworth. Fast ebenso gut und viel billiger.

Bill Watterson
Calvin und Hobbes

Die Ernährung in der Schwangerschaft kann die Arbeitsweise von Genen nachweislich verändern – und diese Veränderungen können wiederum die geistige Entwicklung und körperliche Gesundheit eines Babys ein Leben lang beeinflussen. Außerdem können diese Modifikationen vererbt werden. Diese Tatsache macht künftige Eltern de facto zu Hütern unseres Genpools und der Gesundheit künftiger Generationen. Eine beängstigende Aussicht, die zudem nach einer Riesenverantwortung klingt.

Gleichzeitig haben wir in den letzten Jahrzehnten eine Fülle aufregender neuer Erkenntnisse gewonnen, die Väter und Mütter in die Lage versetzen, das Heft in die Hand zu nehmen. Sie haben die Möglichkeit, die Zukunft auf eine Weise zu prägen, die für unsere Eltern noch unvorstellbar gewesen wäre. Wir können bessere Babys machen! Oder korrekter ausgedrückt: Wir können es der nächsten Generation von Kindern ermöglichen, ihr volles körperliches und geistiges Potential zu entfalten. Obwohl Mutter Natur zweifellos noch weitere Geheimnisse preiszugeben hat, was die perfekte Schwangerschaftsernährung angeht, wissen wir heute genug, um vielfältige Ernährungsweisen vorzuschlagen, die die Hirnentwicklung fördern.

Und man kann gar nicht früh genug damit anfangen. Studien zeigen, dass die Ernährungsweise *vor* der Schwangerschaft möglicherweise genauso wichtig ist wie die Ernährung während der Schwangerschaft. Supplemente spielen zweifellos auch eine Rolle, vor allem da die Unterversorgung mit Mikronährstoffen sogar in reichen Ländern wie Kanada weitverbreitet ist.[1] Und sogar wenn Sie in absehbarer Zeit keine Schwangerschaft planen, kann sich eine Verbesserung Ihrer Ernährung nur positiv auf Ihre Gesundheit auswirken, weil sie die Energielevel, die mentale Verarbeitungsgeschwindigkeit, Stimmung, Aufmerksamkeit und Konzentration steigert.

Immer mehr Studien deuten darauf hin, dass die Gesundheit des Vaters zum Zeitpunkt der Empfängnis das künftige körperliche und mentale Wohl des Babys beeinflusst.[2] Auch Männer haben also die Möglichkeit, eine Schippe draufzulegen, ernährungstechnisch gesprochen, und sich Gedanken über ihre Verantwortung bei der Vorbereitung der Elternschaft zu machen.

Zwölf evidenzbasierte Schritte zu einer gesunden Schwangerschaft

1. Bringen Sie sich in Form. Sorgen Sie dafür, dass sich Ihr Body-Maß-Index (BMI) im normalen Bereich bewegt. Untergewicht macht es von vornherein schwieriger, schwanger zu werden, und erhöht das Risiko von Fehlgeburten zu Beginn der Schwangerschaft und von Frühgeburten.[3]

Auch Übergewicht ist von Nachteil und erhöht das Risiko von Komplikationen wie Schwangerschaftsdiabetes und Präeklampsie, eine in der späten Schwangerschaft auftretende Erkrankung, die durch erhöhten Blutdruck und Nierenprobleme gekennzeichnet ist.[4] Wenn einer der Elternteile übergewichtig oder adipös ist, erhöht sich die Wahrscheinlichkeit, dass auch das Kind mit dem ungewollten

Vermächtnis von Gewichtsproblemen zu kämpfen hat. Fettleibigkeit (BMI >35) bei beiden Eltern kann außerdem die Entwicklung ihres Nachwuchses beeinträchtigen. Verglichen mit Kindern von normalgewichtigen Eltern, kommt es bei Kindern, deren Eltern beide adipös sind, zu einer verzögerten Entwicklung der feinmotorischen und sozialen Fähigkeiten.[5]

Trotzdem ist eine Crash-Diät nie eine gute Idee! Extreme Diäten sind nur schwer auf gesunde Weise umzusetzen und führen häufig zu einer extrem eingeschränkten Aufnahme von essenziellen Nährstoffen und Phytochemikalien.[6] Wer eine Crash-Diät macht, nimmt für gewöhnlich viel schneller zu als jemand, der sich gesund ernährt, und ist in der Schwangerschaft eher anfällig für eine extreme Gewichtszunahme. Umgekehrt ist es auch wenig sinnvoll, ein geringes Körpergewicht erhöhen zu wollen, indem man zügellos hochkalorisches Junkfood in sich hineinstopft. Das führt zwar möglicherweise zur Gewichtszunahme, wird aber Nährstoffdefizite sehr wahrscheinlich weiter verschlimmern.

Wenn Sie in der Vergangenheit unter Essstörungen gelitten haben – entweder Anorexie oder Bulimie –, ist es extrem wichtig, dass Sie sich vollständig und lange genug davon erholt haben, damit Ihre Nährstoffspeicher sich wieder auffüllen konnten. Nach einer langwährenden Ernährungseinschränkung verfügt der Körper wahrscheinlich nur über geringe Nährstoffreserven, und ein Baby ist für sein Wachstum und seine Entwicklung auf diese Reserven angewiesen. Eine drastische Reduzierung der Nahrungsaufnahme während der Schwangerschaft kann katastrophal für das heranwachsende Kind sein.[7]

Meine Empfehlung lautet, dass Frauen sich im Idealfall mindestens ein Jahr an eine gesunde Ernährungsweise und Supplementbehandlung halten, bevor sie versuchen, schwanger zu werden. Vergewissern Sie sich, dass Sie sich der veränderten Körperform und -größe, die unweigerlich mit einer gesunden Schwangerschaft einhergehen, gewachsen fühlen, und holen Sie sich nötigenfalls professionelle psychologische Unterstützung.

2. Nehmen Sie ein pränatales Multivitamin- und Mineralstoffsupplement. Umfangreiche Forschungen bestätigen, dass es für eine gesunde Schwangerschaft besser ist, regelmäßig Multivitamine und nicht einzelne Nährstoffe wie Folsäure oder Vitamin D einzunehmen.[8] Laut einem Bericht »stehen Defizite bei Mikronährstoffen nachweislich in Wechselbeziehung miteinander, und die Supplementierung mit zahlreichen Nährstoffen ist von größerem Nutzen als die Supplementierung mit einem einzelnen Nährstoff.«[9]

Viele generische Multivitamin- und Mineralstoffpräparate für die vorgeburtliche Supplementierung enthalten die empfohlene Menge an Folsäure, aber nur geringe Mengen der anderen B-Vitamine. Wie oben ausgeführt, greifen die B-Vitamine ineinander und müssen in einem ausgewogenen Verhältnis zusammen eingenommen werden. Halten Sie Ausschau nach einem Ergänzungsmittel, das von allen B-Vitaminen mindestens die zehnfache Menge der empfohlenen Tagesdosis enthält, wenn möglich in ihrer aktivierten Form. B-Vitamine müssen normalerweise von der Leber umgewandelt werden, damit sie absorbiert und verwertet werden können, eine Aufgabe, die bei vielen Menschen nicht sehr erfolgreich abläuft. Mit aktivierten (oder Coenzym-) Formen von B-Vitaminen, nimmt man der Leber die Arbeit ab, und die B-Vitamine stehen sofort zur Verfügung. Ein erfahrener Therapeut oder ein guter Bioladen sollte in der Lage sein, Ihnen ein geeignetes Produkt zu empfehlen.

Sorgen Sie dafür, dass das pränatale Ergänzungsmittel, das Sie nehmen, mindestens 15 Milligramm Zink, 25–30 Milligramm Eisen und 150 Mikrogramm Jod enthält. Die suboptimale Jodzufuhr bei Nordamerikanerinnen, die schwanger werden wollen, gibt zunehmend Anlass zur Besorgnis.[10] Werdende Väter werden ebenfalls von der täglichen Einnahme eines Multivitaminpräparats profitieren, denn Multivitamine verbessern sowohl die männliche als auch die weibliche Fruchtbarkeit.[11]

3. Nehmen Sie zusätzliches B12. Obwohl ein pränatales Multivitaminmittel reichlich Folsäure enthalten wird, ist es unwahrscheinlich, dass es genügend B12 bietet. Denken Sie daran, dass Folsäure und B12 für eine optimale Schwangerschaft in einem ausgewogenen Verhältnis stehen müssen. Und wie wir gesehen haben, kann B12 schwer aufzunehmen sein, deshalb profitieren manche Menschen nicht von den in ihrem Multivitaminmittel vorhandenen Bestandteilen. B12-Lutschtabletten oder Drops, die man unter die Zunge legt, lösen die Probleme bei der Aufnahme, weil das B12 vom Mund direkt in den Blutkreislauf übergeht.

Nehmen Sie B12 in seiner aktiven Form – Methylcobalamin –, das in den meisten guten Apotheken und Reformhäusern erhältlich ist. Die Folsäure, die wir normalerweise über die Nahrung und Nahrungsergänzungsmittel aufnehmen, lässt sich in der Regel durch 1 Milligramm (1000 Mikrogramm) B12 einmal täglich aufwiegen. Diese Zufuhr (RDI), obgleich um ein Vielfaches höher als die empfohlene Tagesdosis (RDA), stellt auch in der Schwangerschaft kein Risiko dar – es gibt keine festgesetzten Obergrenzen (UL) für die Aufnahme der B12-Menge oder für die B12-Konzentrationen im Blut, und es gibt keinerlei Hinweise auf toxische Wirkungen.

4. Erhöhen Sie die Aufnahme von Omega-3-Fettsäuren durch Fischöl. Wie bereits erwähnt, schliefen Babys, deren Mütter während der Schwangerschaft Fischöl-Supplemente einnahmen, früher die Nacht durch. Auch die Augen und die Sehschärfe entwickelten sich besser.[12] Bei einer Bewertung im Alter von zwei Jahren schnitten die Kinder bei Tests der Hand-Auge-Koordination besser ab, und sie waren als Kleinkinder weniger unbeholfen.

Es wird empfohlen, während der Schwangerschaft zweimal wöchentlich fetten Fisch zu essen, der reich an Omega-3-Fettsäuren ist; Studien deuten jedoch darauf hin, dass dadurch nicht genug von den wichtigen EPA- und DHA-Fetten zugeführt wird, die sehr wichtig für eine optimale Hirnentwicklung sind. Eine Steigerung des Fischkonsums über die empfohlenen zwei Portionen hinaus erhöht allerdings das Risiko einer zu großen Belastung durch Quecksilber und andere Umweltgifte, die schädlich für die fetale Hirnentwicklung sein könnten. Daher sind Fischöl-Supplemente die sicherste und zuverlässigste Methode für eine ausreichende Versorgung. Lesen Sie die Angaben auf ihrem Supplement sorgfältig durch, um sicherzugehen, dass es nachweislich frei von Schwermetallen und anderen Umweltgiften ist.

Da es eine gewisse Zeit dauert, die Fettspeicher des Körpers aufzubauen, empfehle ich, mit der Aufnahme von Fischöl-Supplementen mindestens drei Monate vor einer Schwangerschaft zu beginnen. Für Vegetarier, die kein Fischöl nehmen möchten, ist Algenöl eine bewährte Alternative. Versuchen Sie, sich täglich etwa 500 Milligramm DHA und 750 Milligramm EPA zuzuführen. Besser als eine Handvoll Kapseln ist meiner Ansicht nach im Allgemeinen die flüssige Form des Öls. Für eine möglichst konsistente Absorption können Sie es in Nahrungsmittel wie Joghurt oder Apfelmus einrühren.

Dieses empfindliche Fett wird leicht zerstört. Lagern Sie geöffnete Flaschen im Kühlschrank, und achten Sie nach dem Öffnen auf die Herstellerangaben zum Mindesthaltbarkeitsdatum. Mischen Sie das Öl nicht in heiße Nahrungsmittel. Viele Leute rühren das Öl gern in ihren morgendlichen Smoothie. Das ist eine hervorragende Einnahmemethode, weil das Fett die Absorption der Phytochemikalien aus Obst und Gemüse fördert. Aber rühren Sie das Öl ein, *nachdem* Sie den Smoothie angefertigt haben – das Schleudern in der Mixmaschine würde es zerstören.

5. Ernähren Sie sich fettarm, aber vergessen Sie nicht, dass fett*arm* nicht fett*frei* heißt. Jede Mahlzeit muss ein bisschen Fett enthalten, damit der Körper Phytochemikalien und fettlösliche Vitamine aufnehmen kann. Denken Sie beim Fett auch daran, dass es »gute« und »schlechte« Fette gibt. Transfette oder teils gehärtete Fette wirken sich negativ auf eine gesunde Gehirnentwicklung aus. Ein hoher Transfettkonsum kann auch die Fruchtbarkeit beeinflussen. Bei Männern kann eine Ernährungsweise, die viele Transfette enthält, die Anzahl der Spermien reduzieren.[13]

Beide Elternteile sollten Kekse, Chips und andere abgepackte Convenience-Food-Artikel meiden ebenso wie frittiertes Fastfood. Nehmen Sie zusätzlich zum Fischöl-Supplement hauptsächlich gesunde Fette auf, wie Olivenöl, Avocados, Nüsse und Nussbuttersorten und Bio-Kokosnussöl. Achten Sie darauf, dass Ihre Mahlzeiten oder Snacks immer ein bisschen gesundes Fett enthalten.

6. Halten Sie Ihren Blutzucker unter Kontrolle. Um einen Schwangerschaftsdiabetes zu vermeiden und das Baby nicht auf künftige Gewichtsprobleme zu programmieren, sollten Sie auf Ihren Zucker- und Stärkekonsum achten.[14] Versuchen Sie, alle Zuckerzusätze vom Speiseplan zu streichen, und essen Sie möglichst nur Vollkorngetreide. Denken Sie aber daran, dass die Produkte möglichst unverarbeitet sein sollten, sogar Vollkorn treibt den Blutzucker in die Höhe, wenn es zu feinem Mehl zermahlen ist.

Bemühen Sie sich, die Aufnahme von stärkehaltigen Nahrungsmitteln wie Brot, Reis und Nudeln auf eine Portion pro Mahlzeit zu beschränken. Eine Portion ist eine Scheibe Brot oder eine halbe Tasse voll Reis, Nudeln oder Kartoffeln (gekocht). Verzichten Sie auf Obstsaft und essen Sie stattdessen lieber ganze Früchte, weil in Saft hochkonzentrierter Zucker steckt. In 240 ml Orangensaft beispielsweise kann das Äquivalent von zehn Teelöffeln Zucker stecken – genauso viel wie in einer Dose Cola.

Mit Zucker gesüßte Getränke haben in einer gesunden Ernährung tatsächlich nichts zu suchen. Wenn Sie nicht ohne Ihre tägliche Dose Limo leben können, greifen Sie zu Nullkalorien-Varianten, die mit Stevia, einem natürlichen pflanzlichen Süßstoff, der in Südamerika und Asien seit Jahrhunderten genutzt wird, gesüßt sind. Derzeit scheint es der sicherste verfügbare Süßstoff mit null Kalorien zu sein.

7. Setzen Sie sich täglich zehn Portionen Obst oder Gemüse zum Ziel. Wenn Sie nicht gerade verrückt nach Gemüse sind und es bislang nicht geschafft haben, die optimalen zehn Portionen am Tag zu essen, ist jetzt die perfekte Gelegenheit, um damit anzufangen. Obst und Gemüse bieten die kontinuierliche Versorgung mit Glukose, die das sich entwickelnde Gehirn eines Babys braucht. Dieser stete Glukose-Input nützt auch der Mutter und trägt dazu bei, das »vernebelte Gehirn« (Brain Fog) einer »Schwangerschaftsdemenz« zu verhindern – die Schusseligkeit und Vergesslichkeit, über die viele Frauen während und nach der Schwangerschaft klagen.

Obst und Gemüse sind reich an Fasern und sekundären Pflanzenstoffen. Wie oben ausgeführt, haben Phytochemikalien enorme Vorteile für die Gesundheit, weil sie antioxidativ, antimikrobiell und entgiftend wirken. Das sind die Kohlehydrate, die Sie wirklich brauchen, weil sie es nährstoffmäßig ordentlich in sich haben, ohne heftige Ausschläge beim Blutzucker auszulösen. Der Wechsel zu einer Ernährungsweise, bei der das Gemüse im Mittelpunkt steht (veggie-centric) und den Hauptbestandteil jeder Mahlzeit bildet, hilft Ihnen, die zehn Portionen täglich zu erreichen. Eine hohe Zufuhr von Phytochemikalien während der Schwangerschaft kann zudem das Risiko von späteren Allergien beim Kind reduzieren.[15]

Essen Sie möglichst viele unterschiedliche Früchte, Gemüsearten, Kräuter und Gewürze. Das kann darüber entscheiden, ob Ihr Kind später gern Gemüse isst oder zum pingeligen Suppenkaspar wird. Die Vorlieben von Kindern für neue Nahrungsmittel, die man in der Entwöhnungsphase einführt, werden von den Geschmacksnoten und Aromen beeinflusst, die sie im Mutterleib und nach der Geburt über die Muttermilch kennengelernt haben.[16]

8. Denken Sie an das Cholin. Wie an anderer Stelle ausgeführt, fördert zusätzliches Cholin in der Schwangerschaft die räumliche Intelligenz und das Kurzzeit-Arbeitsgedächtnis des Kindes; diese Vorteile scheinen lebenslang anzuhalten und sich sogar bis ins hohe Alter zu erstrecken. Da ein heranreifendes Baby einen hohen Cholinbedarf hat, ist es am besten, die Aufnahme schon lange vor der Schwangerschaft zu steigern.

Eigelb ist ein traditioneller Cholinlieferant in der Nahrung, und ein oder zwei Eier pro Tag dürften dem Cholesterinspiegel nicht schaden.[17] Wenn Sie keine Eier mögen oder allergisch dagegen sind, können Sie zu Supplementen greifen. Lecithin, das häufig als Emulgator in Nahrungsmitteln vorkommt, wird aus Soja hergestellt und ist reich an Cholin. Man kann es in Form von Kapseln kaufen oder auch als Granulat, das man sich übers Essen streut. Ein Esslöffel liefert etwa 2,5 Gramm Cholin, was weit unter der zulässigen Höchstdosis (Tolerable Upper Intake Level) von 3,5 Gramm pro Tag liegt.

Cholin trägt die Zulassungsbezeichnung »GRAS« der US-amerikanischen Food and Drug Administration, das heißt es gilt als unbedenklicher Lebensmittelzusatzstoff (GRAS steht für »generally recognized as safe«, allgemein als sicher anerkannt). Das bedeutet, dass es keine wissenschaftlich begründeten Bedenken gegen eine Überdosierung gibt. Ich empfehle normalerweise eine Aufnahme von etwa 1000 Milligramm pro Tag, was in etwa der Menge entspricht, die in der Schwangerschaftsstudie der Cornell University (siehe Kapitel 8) verwendet wurde.

9. Überprüfen Sie Vitamin D. Ein niedriger Vitamin-D-Gehalt im Blutkreislauf wird mit einem erhöhten Risiko für Frühgeburten in Verbindung gebracht,[18] und extrem niedrige Konzentrationen können, wie wir in Kapitel 9 gesehen haben, zu fetaler Rachitis führen. Niedrige Konzentrationen erhöhen das Risiko für Kaiserschnitt, Präeklampsie und Schwangerschaftsdiabetes. Außerdem besteht die wachsende Besorgnis, dass niedrige Vitamin-D-Spiegel in der Schwangerschaft die Anfälligkeit für Autismus erhöhen könnten.[19]

Die Vitamin-D-Konzentrationen im Blut brauchen eine Weile, um anzusteigen, nachdem man mit der Supplementierung begonnen hat; sie erhöhen sich langsam über einen Zeitraum von drei Monaten, bevor sie sich auf einem bestimmten Level einpendeln. Fangen Sie mit 4000 IE pro Tag an. Das ist die tolerierbare Aufnahmehöchstmenge (Upper Limit) für alle Menschen ab neun Jahren und ist nachweislich in der Schwangerschaft nicht nur sicher, sondern reduziert auch das Risiko von Schwangerschaftskomplikationen.[20] Neueren Forschungsergebnissen zufolge sind Vitamin-D-Konzentrationen über 100 nmol/L (40 ng/ml) optimal, um ADHS vorzubeugen.[21] Nach drei Wochen sollten Sie Ihre Blutwerte überprüfen lassen. Falls die Konzentrationen dann immer noch zu niedrig sind, können Sie die Aufnahme in Absprache mit Ihrem Arzt langsam steigern.

Denken Sie daran, das Vitamin D zu einer Mahlzeit, vorzugsweise der größten des Tages, einzunehmen, um eine maximale Absorption zu erreichen.

10. Achten Sie auf ein ausgewogenes Verhältnis von Kalzium und Magnesium. Kalzium trägt entscheidend zum Knochenwachstum und zur neurologischen Gesundheit des Babys bei. Wenn Sie zu wenig davon aufnehmen, setzt der Körper unter Umständen Kalzium aus Ihren Knochen und Zähnen frei, um den Bedürfnissen des werdenden Kindes gerecht zu werden. Um künftige Zahnprobleme und Osteoporose zu vermeiden, sollten Sie 1000 Milligramm täglich aufnehmen. Das schließt das in der Nahrung und in Supplementen enthaltene Kalzium mit ein, also denken Sie an das Kalzium in Ihrem Multivitaminpräparat – einige pränatale Multivitaminmittel enthalten 400 Milligramm und mehr.

Der restliche Kalziumbedarf lässt sich relativ problemlos über die Nahrung decken, vor allem wenn Sie Milchprodukte wie Milch, Käse und Joghurt essen. Eine daumengroße Portion harter Käse zum Beispiel liefert 200 Milligramm. Milchersatzstoffe wie Mandelmilch werden häufig mit Kalzium angereichert. Überprüfen Sie die Inhaltsstoffe. Sie können leicht herausfinden, ob Ihre tägliche Kalziumaufnahme angemessen ist, indem Sie einen der vielen online angebotenen Kalziumrechner nutzen.[22] Versuchen Sie, die Aufnahme von kalziumreichen Nahrungsmitteln jeden Tag konstant zu halten, und vermeiden Sie eine übermäßige Aufnahme.

Ein Magnesiummangel ist bei Frauen im gebärfähigen Alter weit verbreitet. In Tierstudien verhindert eine zu geringe Magnesiumaufnahme während der Trächtigkeit, dass sich die Plazenta richtig entwickelt, und schränkt das fetale Wachstum ein.[23] Der Magnesiumbedarf ist individuell verschieden, aber ob im Einzelfall ein Mangel vorliegt, kann auch durch eine Bestimmung des Serumspiegels letztlich nicht sicher geklärt werden. Das hängt damit zusammen, dass der Körper das Magnesium im Serum streng kontrolliert, um den Herzschlag zu regulieren. Bis die Blutwerte eine Unterversorgung anzeigen, kann der Mangel bereits stark ausgeprägt sein.[24]

Aber Sie brauchen keinen Bluttest, um zu erkennen, ob Sie mehr Magnesium benötigen – es gibt einige sehr charakteristische körperliche Anzeichen und Symptome, die mit dem Zusammenspiel von Kalzium und Magnesium verbunden sind. Wie an früherer Stelle erörtert, brauchen die Muskeln Kalzium für die Kontraktion, aber auch genügend Magnesium, um wieder zu entspannen. Zu den Anzeichen eines Ungleichgewichts zwischen diesen beiden essenziellen Mineralstoffen gehören Wadenkrämpfe, das »Restless Legs«-Syndrom, Kurzatmigkeit und vermehrtes Wasserlassen, insbesondere nachts. Verdauungsstörungen wie Verstopfung und Reflux sind weitere Symptome für eine Unterversorgung mit Magnesium.[25] Viele dieser Symptome können in der Schwangerschaft zu Problemen werden und spiegeln den steigenden Magnesiumbedarf bei Fortschreiten der Schwangerschaft wider.

Das Verhältnis von Kalzium und Magnesium kann leicht aus dem Gleichgewicht geraten, vor allem wenn Sie es mit kalziumreichen Nahrungsmitteln wie Milch übertreiben. Die meisten pränatalen Multivitaminpräparate enthalten etwa 100 Milligramm Magnesium. Die Höchstgrenze für Magnesiumsupplemente – das heißt, die tägliche Zufuhrmenge, die Frauen ab dem Alter von 19 Jahren ohne nachteiligen Einfluss auf die Gesundheit nehmen können –, ist bei 250 Milligramm pro Tag festgesetzt und sieht keine Erhöhung während der Schwangerschaft und Stillzeit vor. Für einige Frauen kann diese Menge ausreichen, aber bei vielen ist das nicht der Fall.

Für die Aufnahme des Magnesiums empfiehlt sich eine an Aminosäuren gebundene Form wie Magnesiumglycinat. Nehmen Sie jeden Abend vor dem Zubettgehen 100 Milligramm für einen besseren Schlaf und zur Verhinderung von Wadenkrämpfen. Alternativ könnten Sie – da der individuelle Magnesiumbedarf variiert – die Aufnahme auf Ihre individuellen Bedürfnisse abstimmen, indem Sie der in Kapitel 15 beschriebenen Methode folgen – am besten unter Anleitung eines sachkundigen Arztes oder Heilpraktikers.

11. Erhöhen Sie die Aufnahme von antioxidativen Vitaminen. Die antioxidativen Vitamine sind die Vitamine A, Beta-Carotin, Vitamin C und Vitamin E. Obwohl Vitamin A absolut unabdingbar für das Wachstum und die Entwicklung des Fötus ist, insbesondere für die Entwicklung der Augen, ist zu viel Vitamin A in der Schwangerschaft nicht wünschenswert, und die meisten Multivitaminpräparate beschränken die Menge an Vitamin A auf 4000 IE (1200 Milligramm). Wir können allerdings Vitamin A selbst aus Beta-Carotin herstellen, das reichlich in orangefarbenen und roten Obst- und Gemüsesorten enthalten ist. Beta-Carotin ist absolut sicher in der Schwangerschaft, weil unser Körper nur die Menge, die er braucht, in Vitamin A umwandelt. Für die erfolgreiche Umwandlung sind jedoch weitere Cofaktoren, insbesondere Zink und Vitamin C, notwendig.

Auch wenn unsere Ernährung reichlich Beta-Carotin liefert, ist es hilfreich, zusätzliches Vitamin C und E als Nahrungsergänzung zu nehmen, weil ein Multivitaminpräparat wahrscheinlich keine optimalen Mengen dieser beiden Vitamine enthält. Vitamin C wird für die Produktion von Collagen gebraucht, dem nach Wasser zweithäufigsten Molekül im Körper. Eine Störung der Collagenproduktion kann zu Schwangerschaftsstreifen und Krampfadern führen, zwei häufigen Schwangerschaftsfolgen. Collagenmoleküle sind entscheidend für die Stabilität der Fruchtblase – dem robusten flüssigkeitgefüllten Membransack, in dem Ihr heranwachsendes Baby während der Schwangerschaft schwimmt. Bei Frauen, deren Fruchtblase vorzeitig platzt, hat man niedrige Plasma-Vitamin-C-Spiegel festgestellt.[26]

Das antioxidative Vitamin E schützt die Fette des Gehirns, einschließlich DHA. Umfragen zufolge erreichen etwa 90 Prozent der Nordamerikaner nicht die empfohlenen Tagesdosierungen für Vitamin E. Wählen Sie ein Vollspektrum-Vitamin-E-Präparat, das alle acht in der Natur vorkommenden Vitamin-E-Formen umfasst. Eine kombinierte Supplementierung mit Vitamin E und Fischöl gilt als wichtig, um die Risiken für neurologische Entwicklungsstörungen wie Autismus zu verringern.[27] Bei Paaren, die sich wegen Unfruchtbarkeit ungeklärter Ursache behandeln lassen, hat sich gezeigt, dass eine Kombination aus Vitamin E, Vitamin C und Beta-Carotin schneller zu einer Schwangerschaft führt.[28]

12. Achten Sie auf Ihre Eiweißaufnahme. Proteine sind ein wichtiger Grundbaustein aller Körpergewebe. Eiweißstrukturen halten den gesamten Körper quasi zusammen. Außerdem brauchen wir Protein für die Produktion der Enzyme, Hormone und Neurotransmitter, die unseren Körper am Laufen halten. Neuere Studien haben gezeigt, dass die derzeit in der Schwangerschaft empfohlene Tagesdosis von 0,88 Gramm Protein pro Kilogramm Körpergewicht unzureichend ist und den tatsächlichen Bedarf stark unterschätzt; in der frühen Schwangerschaft sind 1,22 Gramm pro Kilogramm Körpergewicht erforderlich und in der späten Schwangerschaft 1,66 Gramm.[29] Für die meisten werdenden Mütter entspricht diese Menge 25–35 Gramm Protein zu jeder Mahlzeit, je nach Körpergewicht.

Vegetarierinnen, vor allem Veganerinnen, müssen vor und während einer Schwangerschaft besonders aufmerksam auf ausreichende Mengen hochwertigen Proteins achten. Die meisten vegetarischen Proteinquellen sind unvollständig – das heißt, sie enthalten nicht alle neun essenziellen Aminosäuren. Fehlt irgendeine dieser Aminosäuren oder wird sie in unzureichendem Maße aufgenommen, kann dies das Wachstum des Fötus in der Schwangerschaft beeinträchtigen. 80–120 Gramm Fisch, Hähnchen oder mageres Rindfleisch liefern etwa 25 Gramm Protein mit weniger als 200 Kalorien. Um dieselbe Menge Protein aus Mandel- oder Erdnussbutter aufzunehmen, sind sieben Esslöffel mit etwa 650 Kalorien erforderlich, und um 25 Gramm Protein aus schwarzen Bohnen aufzunehmen, müsste man eineinhalb der typischen 420-Gramm-Dosen vertilgen, mit etwa 500 Kalorien.

Um den höheren Proteinbedarf aus vegetarischen Quellen zu decken, muss man also unter Umständen unrealistisch große Mengen an Nahrungsmitteln verzehren und damit eine übermäßige Kalorienaufnahme und mögliches Übergewicht in Kauf nehmen. Am Ende dieses Buches finden Sie eine Liste mit einigen gängigen proteinreichen Nahrungsmitteln aus tierischen ebenso wie aus pflanzlichen Quellen. Überprüfen Sie auf entsprechenden Websites die Quellen und den Gehalt des Proteins, das in Ihren Lieblingsspeisen enthalten ist, und stellen Sie sicher, dass Ihre Proteinaufnahme vor und während der Schwangerschaft optimal ist.

Teil 4

Wie das Gehirn ein Leben lang hält

11. Kapitel

Das lernende Gehirn: Ernährung und schulischer Erfolg

Ich mache immer das, was ich nicht kann, damit ich lernen kann, wie man es tut.

Pablo Picasso

Ein leerer Bauch studiert nicht gern. Das ist der Hauptgrund, warum es in den meisten Industrieländern seit dem frühen 20. Jahrhundert Schulspeisungen gibt. Doch trotz staatlicher Ernährungsrichtlinien für Schulkantinen ist die schulische Standardkost häufig alles andere als gesund – sie ist reich an Zucker, Fett und stärkehaltigen Kohlehydraten und arm an Obst und Gemüse. Die miserable Auswahl wird normalerweise dem begrenzten Budget angelastet, mit dem die Schulen auskommen müssen.

Michelle Obama hat während ihrer Zeit im Weißen Haus versucht, das Bewusstsein für eine gesunde Ernährung zu wecken und Eltern dazu anzuregen, sich für ihre Kinder stark zu machen: »Wir als Eltern müssen das Gespräch über die Gesundheit der Kinder dieses Landes anführen … Wenn Schwarzmaler behaupten, dass wir es uns einfach nicht leisten können, unseren Kindern gesundes Essen vorzusetzen, ist es an uns als Eltern, dagegenzuhalten und zu sagen: ›Wir können es uns nicht leisten, unseren Kindern *kein* gesundes Essen vorzusetzen.‹«

Sogar wenn Schulen die Kalorien- und Zuckermenge in der Kantine begrenzen und Limo- und Bonbonautomaten verbannen, bieten sie nicht unbedingt gesunde Alternativen an. Auf alle Fälle stehlen sich viele Kinder mittags vom Schulgelände und besorgen sich ihr

Essen aus einem nahegelegenen Imbiss oder Supermarkt. Oft besteht ihr Lunch aus einer eisgekühlten Limo und einem Schokoriegel oder einer Riesentüte Chips. Diese Kinder sind für den Rest des Schultages praktisch »hirntot«.

Verborgener Hunger

Wir halten Unterernährung für ein Problem von Entwicklungsländern, aber das Problem ist allgegenwärtig. Jeder – ob Kind oder Erwachsener – kann unter sogenanntem »verborgenem Hunger« leiden, wenn er sich ständig von industriell verarbeiteten Lebensmitteln ernährt. Diese Art von Nahrung macht satt. Sie enthält zweifellos jede Menge Kalorien – tatsächlich viel zu viele, die weit mehr Energie liefern, als wir benötigen. Doch sie enthält zu wenig der lebenswichtigen Vitamine und Mineralstoffe, die wir brauchen, um diese Kalorien zu verarbeiten und den Stoffwechsel anzutreiben.

Wenn das Wort »Hunger« bei Ihnen Bilder von ausgemergelten, hinfälligen Menschen heraufbeschwört, überlegen Sie noch mal. Wer heute unter verborgenem Hunger leidet, ist eher übergewichtig oder adipös. In Nordamerika und in allen Industrieländern der westlichen Welt hat Adipositas bei Kindern epidemische Ausmaße erreicht und befindet sich auf einem Rekordhoch. In den USA haben Übergewicht und Fettleibigkeit in den letzten 25 Jahren um das Zwei- bis Dreifache zugenommen. In Großbritannien hat ein ähnlicher Anstieg in dem kürzeren Zeitraum von zehn Jahren stattgefunden.[1] In Kanada ist der Anteil der übergewichtigen und adipösen Kinder im Alter von zwei bis 17 Jahren von 15 Prozent im Jahr 1978 auf 26 Prozent im Jahr 2013 angewachsen. Wenn sich der derzeitige Trend fortsetzt, müssen wir damit rechnen, dass im Jahre 2025 weltweit etwa 70 Millionen Kinder übergewichtig oder adipös sind.[2]

Laut Kul C. Gautam, ehemaliger stellvertretender Direktor von Unicef, »erzeugt ›verborgener Hunger‹ durch Mikronährstoffmangel nicht das Hungergefühl, das wir kennen. Man spürt ihn vielleicht nicht im Bauch, doch er trifft den Kern unserer Gesundheit und Vitalität.« Bei Kindern behindert verborgener Hunger die geistige und körperliche Entwicklung; bei Erwachsenen führt er zu geringer Produktivität und erhöht das Risiko für ernsthafte Gesundheitsprobleme wie Diabetes und Herzkreislauferkankungen.

Verborgener Hunger hat vielfältige Ursachen, von schlechter Ernährung über einen genetisch bedingten Mehrbedarf an Mikronährstoffen bei manchen Menschen bis hin zur Auszehrung durch den Lebensstil oder durch Medikamente. Doch was auch immer die Ursache des Problems ist, die naheliegende Lösung scheint eine Intervention mit Supplementen zu sein, um die wie immer bedingten Defizite zu verringern.

Die Einkommenslücke schließen

Bildgebende Verfahren zeigen, dass die Hirnregionen, die für die Entwicklung von Sprache, Lesen und Exekutivfunktion notwendig sind, bei Kindern aus ärmeren Familien tendenziell kleiner sind. Mit zunehmendem Einkommen nimmt auch die Gehirngröße zu – der cerebrale Cortex ist um etwa sechs Prozent größer bei Kindern aus Familien mit einem Einkommen über 150 000 US-Dollar als bei Kindern aus Familien, die 25 000 US-Dollar oder weniger verdienen.[3]

Geistige Anregung in der frühen Kindheit kann dazu beitragen, die wirtschaftliche Benachteiligung auszugleichen. Kinder, die in einer liebevollen Umgebung aufwachsen, umringt von Büchern und pädagogischem Spielzeug, können am Ende der Teenagerzeit eine optimale kortikale Entwicklung erreichen, unabhängig vom Einkommen der Eltern.[4] Kreatives Spiel kurbelt das Wachstum des linken temporalen Cortex an, eine Hirnregion, die zuständig für Sprache und Spracherkennung sowie für das semantische Gedächtnis ist.

Das semantische Gedächtnis ist notwendig für die Verarbeitung des Wissens, das wir im Laufe des Lebens erwerben. Wir brauchen es, um uns an erlernte Informationen zu erinnern – an Fakten oder Ereignisse, die zum Allgemeinwissen gehören und nicht durch eigene Erfahrung erworben wurden. So lernen wir zum Beispiel aus Erfahrung, dass es unklug ist, etwas Heißes anzufassen. Dagegen können wir den Himmel an einem Sommertag nur beschreiben, wenn uns jemand das Wort »blau« beigebracht hat. Ein gut entwickeltes semantisches Gedächtnis ist nötig, um lesen zu lernen, Mathematik zu begreifen oder die Hauptstädte der Welt zu erinnern, und es ist unabdingbar für den schulischen Erfolg.

Kleinen Kindern vorzulesen, mit ihnen zu spielen und Spielzeug zur Verfügung zu stellen, das Farben, Formen, Zahlen und Buchstaben vermittelt, trägt zur Entwicklung des semantischen Gedächtnisses in frühen Jahren bei. In späteren Jahren kann ein beeinträchtigtes semantisches Gedächtnis das erste Anzeichen einer beginnenden Alzheimer-Erkrankung sein.

Wachsende Ansprüche des Gehirns treffen auf minderwertiges Essen

Oft verschlimmert sich das Problem des verborgenen Hungers noch, wenn die Kinder zu Hause ausziehen, um eine weiterführende Bildungseinrichtung wie ein Community College oder die Universität zu besuchen, und unter Umständen das erste Mal allein leben. Die meisten wissen nicht, welche Nahrungsmittel sie kaufen müssen oder wie man sie zubereitet, um sich gesund zu ernähren. Studierende aus sozial benachteiligten Familien müssen häufig zwischen dem Einkauf von Lebensmitteln oder der Bezahlung von Studiengebühren wählen. So werden dann fett- und kalorienreiche Tütengerichte, die für ein paar Pennys in Billigläden zu haben sind, zum Grundnahrungsmittel. Daher ist es nicht verwunderlich, dass Studierende in ihrem ersten Semester fast 15 Pfund zunehmen.[5]

Junge Frauen sind zwar tendenziell eher figurbewusst als männliche Studierende, glauben aber trotzdem, dass eine Gewichtszunahme an der Uni unvermeidlich sei, und schreiben es ihrer neu entdeckten Unabhängigkeit in Essensfragen und dem Einfluss von Freunden zu.[6] Obwohl die meisten Kantinen durchaus gesunde Auswahlmöglichkeiten bieten, habe ich beobachtet, dass Studenten an den zum Frühstück angebotenen Rühreiern und gegrillten Tomaten vorbeimarschieren und stattdessen schnurstracks die gezuckerten Zerealien und die Schokomilch ansteuern. Dazu holen sie sich dann vielleicht noch eine Cola. Wer sich regelmäßig von Muffins und Kaffee zum Frühstück, Pizza und Coke zum Mittag und einem Big Mac zum Abendbrot ernährt, erhöht nicht nur sein Risiko für eine Gewichtszunahme und für Diabetes, sondern schlittert auch geradewegs auf eine Mangelernährung und ein schlecht arbeitendes Gehirn zu.

Vielleicht ist es an der Zeit, dass Uni-Mensen nicht nur eine Auswahl an gesunden Gerichten anbieten, sondern auch die ungesunden aus dem Angebot nehmen. Immerhin stehen die Gesundheit und der schulische Erfolg ihrer Studenten auf dem Spiel.

Wachsende Depression und Angst bei Jugendlichen

Der psychische Stress bei Jugendlichen und jungen Erwachsenen nimmt in erschreckendem Maße zu. In Ontario gibt mehr als ein Viertel dieser Altersgruppe an, unter psychischem Stress zu leiden, wobei der Anteil der Mädchen höher ist (36 Prozent) als der der Jungen (17 Prozent). Neuere Daten zeigen, dass etwa 15 Prozent der Jugendlichen schon einmal Suizidgedanken hatten, auch wenn glücklicherweise nur wenige die Pläne in die Tat umsetzen.[7]

An der Universität sind Depression und Angst die am häufigsten genannten psychischen Probleme, und fast 50 Prozent der unter Angst leidenden Studierenden sagten, dass ihre Angst so stark sei, dass sie kaum noch funktionieren könnten.[8] Es gibt eine bemerkenswerte Überschneidung zwischen Angst, Depression und Drogenmissbrauch. Da das Dopamin ein natürlicher Hemmer von Süchten und Begierden ist, geht man davon aus, dass ein niedriger Dopaminspiegel das Verbindungsglied zwischen diesen drei Störungen ist.[9]

Dopamin ist der große Motivator und von allen Neurotransmittern das eigentliche Antidepressivum. Wir brauchen es für kreative Aktivitäten. Der Kunst- oder Architekturstudent, dem es nicht gelingt, sein Projekt zum Abschluss zu bringen, hat möglicherweise einen niedrigen Dopaminspiegel im Gehirn. Man braucht es auch für Artikulation und Wortgedächtnis, von daher gehen bei der Schauspiel- oder Gesangsschülerin, deren Stimme nicht trägt oder die sich ihren Text nicht merken kann, vielleicht gerade die Dopaminreserven zur Neige. Wie wir gesehen haben, hängt das Gehirn-Dopamin davon ab, dass man zu allen Mahlzeiten regelmäßig dessen Grundbaustein Tyrosin aufnimmt. Proteinreiche Nahrungsmittel zu jeder Mahlzeit tragen dazu bei, die Tyrosinspiegel hoch zu halten und die Dopaminproduktion anzukurbeln. Proteinreiche Snacks, vor allem am Nachmittag, können helfen, Stimmung und Konzentration zu verbessern.[10]

Meiner Ansicht nach sind auch Tyrosin-Supplemente für Schüler und Studenten hilfreich. Auch gesunde Menschen, die nicht ängstlich oder depressiv sind, können von zusätzlichem Tyrosin profitieren, wenn sie unter starkem mentalen oder psychischen Druck stehen.

Dopamin und andere Nährstoffe

Natürlich reicht das Tyrosin allein nicht aus und wird die Dopaminspiegel im Gehirn nur erhöhen, wenn auch alle anderen Cofaktoren, die an seiner Synthese beteiligt sind, vorhanden sind. Vitamin C ist eine Grundvoraussetzung. In den Dopaminneuronen finden sich nach den Nebennieren die höchsten Vitamin-C-Konzentrationen im Körper. Studien haben gezeigt, dass Vitamin-C-Supplemente die Stimmung in Stresssituationen verbessern und die Angst vermindern. Forschungsarbeiten aus den 1990er Jahren haben eine direkte Beziehung zwischen IQ und höheren Vitamin-C-Konzentrationen im Serum nachgewiesen.[11]

In Tierstudien wurde festgestellt, dass Dopamin besonders sensibel auf Defizite bei Omega-3-Fettsäuren und Vitamin D reagiert, die in Studentenpopulationen häufig vorkommen. Auch Magnesium wird benötigt, um Dopamin zu produzieren und um es an benachbarte Neuronen zu binden. Angst und Depression sind typische Anzeichen eines Magnesiummangels, der in Schüler- und Studentenkreisen weit verbreitet ist.

Die B-Vitamine, insbesondere Folat und B12, sind direkt an der Herstellung von Dopamin beteiligt. Es ist allerdings nicht hilfreich, sich nur auf einzelne B-Vitamine zu konzentrieren. Alle acht B-Vitamine haben eng miteinander verbundene Aufgaben, und jedes Defizit bei einem oder mehreren dieser Vitamine wird eine optimale psychische und neurologische Funktion beeinträchtigen.[12] B-Vitamine und Magnesium werden bei Stress leicht abgebaut.

Um also gesunde Dopaminkonzentrationen im Gehirn aufrechtzuerhalten, müssen alle Ernährungsaspekte zusammen berücksichtigt werden. In Kapitel 15 finden Sie Supplement-Protokolle, die für jeden Schüler oder Studenten, der sich vom Lernen überfordert fühlt und unter Angst oder Depressionen leidet, hilfreich sein können.

ADHS – eine wachsende Sorge

Zu den größten Lernbarrieren gehören die Aufmerksamkeitsdefizitstörung (ADS) und die Aufmerksamkeitsdefizit-/Hyperaktivitätsstörung (ADHS). Kinder mit ADHS können nicht still sitzen, sich nicht konzentrieren oder Anweisungen befolgen. Verborgener Hunger spielt eindeutig eine Rolle: Eine Unterversorgung mit Zink, Eisen, Magnesium, Jod, Vitamin D und DHA in utero und in den ersten Lebensjahren erhöht das Risiko für beide Störungen.[13]

Heute wird bei etwa jedem zehnten Kind in Nordamerika entweder ADS oder ADHS diagnostiziert – ein Anstieg um mehr als 20 Prozent seit Beginn des 21. Jahrhunderts. Nach Ansicht einiger Experten hängen die gestiegenen Zahlen mit besseren Diagnosemethoden und nicht mit einer tatsächlichen Ausbreitung der Störungen zusammen. Manche argumentieren auch, dass die Diagnose ADHS zu häufig gestellt wird – Kinder, die einfach energiegeladen und lebhaft seien, würden pathologisiert. Doch alle erfahrenen Lehrer sagen einem, dass der Anstieg sehr real ist. Sie müssen sich Tag für Tag mit einer wachsenden Anzahl von schwierigen Kindern in ihrem Unterricht auseinandersetzen.

ADHS hat eine genetische Komponente: Wenn ein Kind die Diagnose ADHS erhält, ist wahrscheinlich mindestens ein Elternteil ebenfalls davon betroffen.[14] Die Symptome von ADHS werden mit zunehmendem Alter mitunter schwächer, aber verschwinden nicht unbedingt vollständig. Bei etwa der Hälfte der Kinder mit ADHS halten die Symptome auch im Erwachsenenalter an.

Supplemente und ADHS

ADHS stellt Schule und Familie vor große Herausforderungen, aber gute Ernährungsweisen und bestimmte Nahrungsergänzungen können helfen. Wie bei Depression und Angst spielt Dopamin auch für Konzentration und Aufmerksamkeit eine entscheidende Rolle. Alle Nahrungsergänzungsmittel, die die Dopaminspiegel im Gehirn beeinflussen, sind auch bei ADHS wichtige Stützen. Besonders hilfreich finde ich allerdings ein weiteres Supplement, das man erforscht hat.

L-Theanin ist eine einzigartige Aminosäure, die sich in schwarzem und grünem Tee findet. Experimentell wurde nachgewiesen, dass es die Alpha-Hirnwellen verstärkt, die auch durch Meditation ausgelöst werden. Die verstärkte Bildung von Alpha-Hirnwellen fördert die Entspannung und ein Gefühl der inneren Ruhe. In Tierstudien erhöht L-Theanin mehrere Neurotransmitter, die wichtig für das Lernen und das Gedächtnis sind, einschließlich Serotonin, Dopamin und GABA (Gamma-Aminobuttersäure).[15] Man müsste allerdings schon furchtbar viel Tee trinken, um die Konzentrationen, die für eine Beeinflussung der Hirnchemie erforderlich sind, zu erreichen.

In Japan nutzt man L-Theanin seit Jahrzehnten als einen Geschmacksverstärker, der ebenso wie L-Theanin-Supplemente als GRAS ausgewiesen ist (GRAS steht für »generally regarded as safe«, also für »allgemein als sicher anerkannt«). In einer Studie gab man Jungen mit ADHS morgens und abends 200 Milligramm L-Theanin, was etwa 20 Tassen grünem Tee entspricht, und stellte fest, dass die

Qualität des Schlafs sich signifikant verbesserte.[16] Gestörter Schlaf geht häufig mit ADHS einher, und die Verwendung von stimulierenden Medikamenten zur ADHS-Behandlung kann das verschlimmern.

Aufgrund seiner relativen Sicherheit und möglichen Vorteilen setze ich in meiner Praxis häufig L-Theanin ein. Ich habe festgestellt, dass Kinder ebenso wie Erwachsene mit ADHS davon profitieren. Im Allgemeinen empfehle ich 200 bis 250 Milligramm L-Theanin beim Aufwachen und dann noch einmal, bevor die Kinder sich an die Hausaufgaben oder andere Arbeiten machen. Bei Schlafstörungen kann man es noch einmal direkt vor dem Zubettgehen einnehmen. Bei Erwachsenen und Kindern sind ähnliche Dosierungen wirksam.

Diät und ADHS

Die Feingold-Diät basiert auf einem Ratgeberbuch mit dem Titel *Why Your Child Is Hyperactive*, das 1974 von Dr. Ben F. Feingold veröffentlicht wurde. Anfang der 1970er Jahre betraf Hyperaktivität, wie es damals genannt wurde, fünf Prozent der Kinder. Feingold war überzeugt, dass die künstlichen Farbstoffe, Aromastoffe und Konservierungsstoffe, die sich im Laufe der vorausgehenden Jahrzehnte allmählich in die Ernährung von Kindern eingeschlichen hatten, dafür verantwortlich waren. Er beobachtete enorme Verbesserungen im Verhalten von Kindern mit ADHS, nachdem sie ihre Ernährung umgestellt hatten und keine künstlichen Zusatzstoffe mehr aufnahmen.

Obwohl einige kleinere Studien tatsächlich positive Wirkungen belegten, wurde in größeren randomisierten Kontrollstudien nicht bestätigt, dass diese Diät Vorteile für die Mehrheit der hyperaktiven Kinder bot.[17] Und so wurde die Feingold-Diät als eine weitere Modeerscheinung ohne wissenschaftliche Grundlagen abgetan – die Verhaltensbesserungen wurden allesamt darauf zurückgeführt, dass die nach Aufmerksamkeit suchenden Kinder besondere Zuwendung von ihren Eltern erhielten.

Vielleicht sind die künstlichen Farb- und Konservierungsstoffe tatsächlich eine falsche Fährte, weil der Ausschluss von Nahrungsmitteln, die diese Zusatzstoffe enthalten, gleichzeitig auch Zucker und raffinierte stärkehaltige Kohlehydrate ausschließt, die beide neurologische Auswirkungen haben.[18] Andererseits berichten tatsächlich viele Mütter von negativen Verhaltensreaktionen bei ihren Kindern – auch bei Kindern ohne ADHS –, nachdem sie großen Mengen von künstlichen Aroma- und Farbstoffen ausgesetzt waren. Und so ist das letzte Wort über die Feingold-Diät noch nicht gesprochen.

Lebensmittelallergie und Verhalten

Ein weiterer Ansatz, der manchmal bei ADHS genutzt wird, ist das Testen auf Nahrungsmittelallergien, wofür zwei Testverfahren angewendet werden. Beim Haut-Prick-Test wird eine winzige Nahrungsmittelprobe in die oberste Hautschicht eingebracht. Wenn sich innerhalb von 15 Minuten eine Reaktion – Röte oder Schwellung – zeigt, schließt man den auslösenden Stoff aus der Ernährung aus und überprüft, ob sich das Verhalten verbessert. Alternativ lassen sich durch einen Bluttest Antikörper gegen eine Vielzahl von Nahrungsmitteln testen. Hohe Antikörperkonzentrationen gelten als Anzeichen für eine Unverträglichkeit gegenüber dem betreffenden Nahrungsmittel.

Als Immunologin stehe ich beiden Testverfahren skeptisch gegenüber. Völlig gesunde Menschen bilden mitunter Antikörper gegen gewöhnliche Lebensmittel wie Eier, Milch und Weizen, die Tests geben also keinen Aufschluss darüber, wer ein echtes Problem mit den Nahrungsmitteln hat und wer nicht.[19] Die Allergie-Gemeinschaft erkennt an, dass Prick-Test und Antikörper-Bluttest in bis zu 50 Prozent der Fälle falsch sein können – nicht unbedingt eine solide Basis für die lebenslange Vermeidung eines Nahrungsmittels.

Obwohl Nahrungsmittelallergien ein echtes Problem darstellen, das man ernst nehmen muss, betrifft es nur einen kleinen Prozentsatz der Bevölkerung. Derzeit ist die einzig verlässliche Methode zur Diagnose einer Nahrungsmittelallergie die orale Nahrungsmittelprovokation. Das potentiell allergieauslösende Lebensmittel wird für einen gewissen Zeitraum vollständig gemieden. Später wird es wieder eingeführt, und man beobachtet die Reaktion des Patienten. Das ist der Goldstandard für die Allergietestung und die einzige bewährte Methode, die auslösenden Stoffe zu ermitteln.[20]

Da bei der Wiedereinführung des betreffenden Nahrungsmittels die Gefahr einer lebensbedrohlichen Reaktion besteht, sollte man diese Art von Vermeidungs- und Provokationstest nicht allein zu Hause durchführen, sondern immer nur unter Aufsicht eines erfahrenen Allergologen. Eine lebenslange Meidung bestimmter Nahrungsmittel, die man auf diese Weise ermittelt hat, ist anschließend erforderlich.

Wie man einen Erwachsenen mit ADHS erkennt

Genauso wie Kinder haben auch Erwachsene mit ADHS Probleme mit der Organisation. Organisation ist, wie der Humorist und Kinderbuchautor A. A. Milne es formuliert, »das, was man tut, bevor man etwas tut, damit, wenn man es tut, kein Riesendurcheinander entsteht.« Im Leben von Erwachsenen mit ADHS herrscht häufig ein Riesendurcheinander.

So wie ein Kind mit ADHS Schwierigkeiten hat, sich konzentriert an die Hausaufgaben zu setzen, schieben auch Erwachsene mit ADHS wichtige Aufgaben wie das Bezahlen von Rechnungen oder das Ausfüllen von Steuerformularen auf die lange Bank. Sie beginnen eine Arbeit, brechen sie dann mittendrin ab und fangen etwas anderes an. Wenn sie ihr Bett halb gemacht haben, hören sie plötzlich auf, um sich einen Tee zu kochen. Im Beruf kann die Unfähigkeit, sich zu konzentrieren und bei der Sache zu bleiben, dazu führen, dass sie unzureichende Leistungen erbringen und sich Beförderungschancen vermasseln.

Sogar bei Erwachsenen, die keine offizielle Diagnose haben, aber einige der Symptome von ADHS zeigen, ist die Lebensqualität eingeschränkt. Das Einkommen dieser Betroffenen ist tendenziell geringer und die Arbeitslosenquote höher. Durch ihren Hang zur Impulsivität neigen sie zum leichtsinnigen Autofahren und haben häufiger Unfälle wegen überhöhter Geschwindigkeit.[21] Während viele Kinder mit ADHS aufgedreht und vergnügt sind, sind die betroffenen Erwachsenen eher gereizt und angespannt und können sich nur schwer entspannen.

Welche Supplemente helfen Erwachsenen mit ADHS?

Supplemente sind wichtig für Erwachsene mit ADHS. Tyrosin kann die Konzentrationsfähgkeit erheblich verbessern und das Aufschiebeverhalten (Prokrastination) im Beruf und zu Hause reduzieren. Es wirkt gut in Kombination mit Theanin. L-Theanin kann dazu beitragen, beruhigend beim Autofahren zu wirken und die Entspannung am Abend zu fördern. Es ist besonders hilfreich zur Verringerung von psychischem Stress bei Studenten mit ADHS, die unter hohem Leistungsdruck stehen.[22]

Wie bei den meisten hektischen Menschen besteht bei Erwachsenen mit ADHS wahrscheinlich ein Mangel an Magnesium, das als mentales ebenso wie als körperliches Entspannungsmittel wirkt. Um die Magnesiumkonzentration am Ende des Tages zu steigern und die Anspannung zu verringern, kann man es in topischer Form – als Gel – anwenden. Im Handel sind mehrere unterschiedliche Präparate erhältlich, und Apotheken stellen es auf Bestellung in Gel- oder Lotionform her. Fragen Sie nach 15-prozentigem Magnesiumsulfat oder -chlorid. Ich empfehle, die Substanz ausschließlich auf Arme oder Beine aufzutragen – man sollte es vermeiden, sie zu nah an sensiblen Organen wie dem Herzen anzuwenden, um die Gefahr einer zu starken Entspannung auszuschließen.

Trägt man das Magnesium auf die Innenseite der Arme oder die Wadenmuskulatur auf (periphere Durchblutung), geht es erstaunlich schnell in den Blutkreislauf über. Verspannte Schultern reagieren zum Beispiel nach wenigen Minuten auf einen ordentlichen Klacks Magnesiumgel, den man auf der Innenseite des Unterarms verreibt, wo Blutgefäße, die dicht unter der Hautoberfläche verlaufen, das Magnesium aufnehmen und es innerhalb von Minuten in den allgemeinen Blutkreislauf befördern. Ich empfehle auch jedem, der unter Restless Legs leidet, vor dem Schlafengehen Waden und Füße damit einzureiben.

Kinder profitieren enorm von dieser Schlafenszeitroutine, vor allem wenn sie früher am Tag an anstrengenden körperlichen Aktivitäten wie Hockey oder Gymnastik teilgenommen haben.

Cholin und ADHS

Cholin ist der Vorläufer von Acetylcholin, auch bekannt als Gedächtnismanager des Gehirns. Jede Störung in der Produktion von Acetycholin wirkt sich negativ auf Erinnerung, Konzentration und Aufmerksamkeit aus.[23] Citicolin ist eine Form von Cholin, die natürlich im Gehirn vorkommt und auch als Nahrungsergänzungsmittel angeboten wird. In Europa wurde Citicolin lange unter dem Handelsnamen Cognizin für die Behandlung von Parkinson und für die Rekonvaleszenz nach einem Schlaganfall oder einer Gehirnerschütterung angewendet.

Citicolin erhöht nicht nur das Acetylcholin, sondern arbeitet auch am Dopamin, stimuliert seine Freisetzung aus den Neuronen, fördert die Dopaminrezeptoren und schützt dopaminproduzierende Neuronen vor Übererregung, Toxizität und Zelltod. Bei gesunden Erwachsenen kann Citicolin die Konzentration verbessern ebenso wie die Erinnerung an neue Informationen.[24] Obwohl es nicht bei jedem hilft, empfehle ich Erwachsenen mit ADHS normalerweise, 250–500 Milligramm Citicolin zweimal täglich auszuprobieren.

Wissenschaftler haben gesunden männlichen Teenagern vier Wochen lang täglich entweder ein Placebo, 250 Milligramm oder 500 Milligramm Citicolin gegeben und dann ihre Aufmerksamkeit getestet. Verglichen mit der Placebogruppe zeigten die Jungen, die das Citicolin bekamen, bessere Reaktionszeiten und eine verringerte Impulsivität. Die Verbesserungen waren bei der höheren Dosierung ausgeprägter, ohne dass es signifikante Nebenwirkungen gab.[25] Ich habe die Erfahrung gemacht, dass Citicolin hilfreich bei Jugendlichen mit Verhaltensproblemen wirkt. Wenn sich nach drei bis vier Monaten keine anhaltende Verbesserung des Gedächtnisses oder der Aufmerksamkeit eingestellt hat, breche ich die Behandlung in der Regel ab.

Die meisten Studien zu Citicolin wurden bei Erwachsenen durchgeführt, und seine Sicherheit und Wirksamkeit bei jüngeren Kindern ist zur Zeit dieser Niederschrift noch nicht bekannt.

Ein Vorteil in Prüfungszeiten

Nach dem Eintritt in eine weiterführende Schule wächst die Notwendigkeit, dass Kinder sich aufs Lernen konzentrieren, exponentiell an. Für den Schüler mit ADHS ist das besonders schwierig. Viele nehmen wahrscheinlich schon eines der häufig verschriebenen ADHS-Medikamente wie das Stimulans Ritalin oder Adderall. Auch wenn es vielleicht gegen jede Intuition sprechen mag, dass man Stimulanzien zur Behandlung von Hyperaktivität einsetzt, sind diese Mittel wirksam, weil sie das Dopamin und Noradrenalin im Gehirn erhöhen, die wiederum Konzentration und Aufmerksamkeit steigern. Obgleich sie effektiv sind, bergen diese Medikamente das Risiko von einigen, auch ernsthaften Nebenwirkungen wie Bluthochdruck oder Psychosen.

Bei verschreibungspflichtigen Stimulanzien ist außerdem Missbrauch möglich. Da sie Konzentration und Aufmerksamkeit verbessern, sind sie auch bei Schülern und Studenten ohne ADHS, die fürs Examen büffeln müssen, sehr begehrt.[26] Viele verschriebene Rezepte von Adderall werden letztendlich verkauft oder an Kommilitonen weitergegeben.

Es ist nicht erforderlich, zu illegalen Stimulanzien zu greifen, um bei den entscheidenden Abschlussexamina gut abzuschneiden. Außerdem ist das Risiko von Nebenwirkungen einfach zu groß. Selbst bei kurzem Gebrauch sind schwere psychische Reaktionen, wie zum Beispiel Halluzinationen, Panikattacken und psychotische Verhaltensweisen belegt. Hinterher fühlen Studenten sich unter Umständen deprimiert und lethargisch und leiden möglicherweise auch unter Schlafproblemen.

Ein wesentlich besserer Ansatz – und einer, der Studenten helfen kann, ihre persönliche Bestleistung in Prüfungen zu erzielen, besteht darin, das Gehirn mit allen Makro- und Mikronährstoffen zu versorgen, die für eine optimale Hirnfunktion erforderlich sind. Die Ernährung sollte reich an Protein sein, damit die notwendigen Aminosäuren für die Herstellung von Neurotransmittern wie Dopamin und Noradrenalin zur Verfügung stehen. Eier können zusätzliches Cholin liefern, das für die Acetylcholinsynthese notwendig ist, und Obst und Gemüse sorgen für eine gleichmäßige Versorgung mit Glukose, dem wichtigsten Treibstoff des Gehirns. Dieser Ansatz ist nicht nur in Prüfungszeiten hilfreich, sondern bildet auch die Basis für eine lebenslange Bewahrung der Hirngesundheit.

Kapitel 14 bietet eine ausführliche Beschreibung der MIND-Diät. Sie ist ein hervorragender Einstieg für Schüler ebenso wie für Erwachsene, die ihre kognitiven Fähigkeiten auf natürlichem Wege fördern möchten. Die exakten Protokolle für die Verwendung der in diesem Kapitel angesprochenen Supplemente finden sich in Kapitel 15.

12. Kapitel

In der Arbeitswelt

> In Amerika geht alles Tempo … wenn die Tagesarbeit getan ist, denken wir weiter an Verlust und Gewinn, planen wir für den nächsten Tag, nehmen wir unsere Geschäftssorgen sogar mit zu Bett … Wir verpulvern unsere Kräfte und sterben entweder zeitig oder verfallen der Kraftlosigkeit und Armseligkeit des Alters schon zu einem Zeitpunkt unseres Lebens, den man in Europa das beste Mannesalter nennt … Was für ein kraftvolles Volk, was für ein Land von Denkern könnten wir sein, wenn wir uns nur gelegentlich auf irgendein Abstellbrett legen und unsere Schärfe wieder auffrischen würden!
>
> *Mark Twain*
> *Die Arglosen im Ausland*

Nach Abschluss der schulischen Ausbildung wartet die Arbeitswelt mit neuen und zum Teil beängstigenden Herausforderungen. Ganz zu schweigen davon, dass man neue Fähigkeiten erwerben muss, kann einem schon die bloße Frage, wie man sich in die neue und ungewohnte Umgebung einfügt, schlaflose Nächte bereiten. Für den erfahrenen Arbeitnehmer ist eine neue Stelle genauso stressig. Der Sprung nach oben auf der Karriereleiter ist vielleicht genau das, was man sich immer gewünscht hat, aber sobald man den neuen Job innehat, wird man möglicherweise von Sorgen und Unsicherheiten geplagt. Wird man sich als erfolgreiche Führungskraft erweisen und den Anforderungen der neuen Position gerecht werden? Bei einer Beförderung innerhalb derselben Firma kommt vielleicht noch die beunruhigende Frage hinzu, ob man von den ehemaligen Kollegen in der Rolle des Vorgesetzten akzeptiert wird.

Einige Jobs sind von Natur aus stressig. Ersthelfer wie Feuerwehrleute, Polizeibeamte und Soldaten sind Tag für Tag unvermeidbaren und unvorhersehbaren Stresssituationen ausgesetzt. Doch jede Tätigkeit wird stressig, wenn anhaltende Konflikte bestehen. Stress am Arbeitsplatz kann zu einer täglichen Belastung werden, die sich negativ auf die Gesundheit auswirkt. Ungeachtet der Ursache der Stressbelastung kann die Umsetzung der in Kapitel 6 beschriebenen Ernährungs- und Supplementempfehlungen enorm hilfreich sein.

Kraftstoff fürs Gehirn bei der Arbeit und in der Freizeit

Die meisten Menschen stellen sich Nahrung als Kraftstoff vor: Wenn wir hungrig werden, wissen wir, dass wir essen müssen. Doch wenn wir uns Nahrung einfach als Kraftstoff vorstellen, dann haben wir vermutlich auch das Gefühl, dass alles, was diesen Hunger befriedigt, hinreichend ist. Und so holen wir uns einen Doughnut und einen Kaffee oder einen Becher Instantsuppe. Wenn wir mittags an einem wichtigen Meeting teilnehmen müssen, bei dem es nichts zu essen gibt, tut es auch ein Schokoriegel. Ach was, denken wir, heute Abend esse ich dann was Ordentliches. Doch wie war das beim letzten Mal? Wie stand es nach dieser Art von Mittagessen um Ihre Arbeitsleistung am Nachmittag? So wie Kinder in der Schule müssen auch Erwachsene am Arbeitsplatz ihr Gehirn mit den richtigen Nährstoffen versorgen.

Und bei der Arbeit muss unser Gehirn besonders hart ran. Wenn die Neuronen in einer bestimmten Region feuern, erweitern sich die Blutgefäße in diesem Areal, um zusätzlich Glukose und Nährstoffe freizusetzen. Beim Lesen zum Beispiel ist der Okzipitallappen – die Region im hinteren Teil des Gehirns, die visuelle Informationen verarbeitet – äußerst aktiv. Wenn wir unser Gehirn mathematisch fordern, vielleicht an einer Tabellenkalkulation arbeiten, dann feuern die Neuronen im intraparietalen Sulcus, einer Gehirnfurche auf der seitlichen Oberfläche des Scheitellappens.

Solange unser Blut reich an Sauerstoff und essenziellen Nährstoffen ist, können wir diese Aufgaben hervorragend bewältigen. Sind die Konzentrationen hingegen gering, haben wir möglicherweise zu kämpfen.

Ein hart arbeitendes Gehirn braucht mehr B-Vitamine

Wie an früherer Stelle erwähnt, erhielten gesunde junge Erwachsene in einer Studie entweder ein Placebo, ein Multivitaminpräparat, das exakt die empfohlene Tagesdosierung (RDA) an B-Vitaminen enthielt, oder ein Präparat mit dem Dreifachen dieser empfohlenen Mengen. Als diese Probanden gebeten wurden, schwierige mentale Aufgaben auszuführen, zeigte sich bei der Gruppe, die die höheren Mengen an B-Vitaminen erhalten hatte, eine deutlich bessere Durchblutung des Gehirns. Die Gruppe mit der höheren Dosis schnitt nicht nur bei Gedächtnis- und anderen kognitiven Aufgaben besser ab, auch ihre körperliche Leistungsfähigkeit nahm zu.[1]

Und beide Gruppen zeigten bessere Leistungen als die Gruppe, die ein Placebo erhalten hatte. Die Autoren der Studie kommentierten: »Wenn es möglich ist, wichtige physiologische Prozesse wie Energiestoffwechsel und Hirndurchblutung zum Positiven zu verändern, indem man gesunden Mitgliedern der Bevölkerung einfach nur Vitamine und andere Mikronährstoffe verabreicht, dann *folgt daraus, dass der Ernährungsstatus der Probanden und damit auch der Ernährungsstatus der allgemeinen Bevölkerung nicht adäquat ist*« (Hervorhebung von mir).

Es wäre schwierig, die in dieser Studie verwendeten hohen Konzentrationen an B-Vitaminen allein über die Nahrung aufzunehmen, was darauf hindeutet, dass eine Supplementierung mit B-Vitaminen notwendig ist, wenn ein hart arbeitendes Gehirn so gut wie möglich funktionieren soll.

Von Mäusen, Menschen und Gorillas: Mehr über Vitamin C

Wie in Kapitel 6 ausgeführt, stellen Tiere wie Mäuse, Ratten, Katzen und Hunde ihr Vitamin C selbst aus Glukose her, wozu der Mensch nicht in der Lage ist. Die Nebennieren haben ein Vorrecht auf unser Vitamin C, und Tiere, die ihr Vitamin C selbst produzieren, kurbeln ihre Produktion sofort an, wenn sie unter Stress geraten. Primaten wie Schimpansen, Gorillas und Menschen, die Vitamin C nicht selbst herstellen können, sind darauf angewiesen, es in ausreichender Menge über die Nahrung aufzunehmen.

Die Gorillas im Kongo ernähren sich hauptsächlich vegetarisch. Sie fressen kontinuierlich den ganzen Tag lang, knabbern an Blättern, Rinde, Stielen, Wurzeln, Lianen, Bambus, Wildkirschen, Disteln und Nesseln – an frischem Grün, das reich an Vitamin C ist.[2] Ein Gorilla von 180 Kilogramm Körpergewicht frisst 30–35 Kilogramm vitamin-C-reiche Kost am Tag.[3] Genaue Angaben zum Vitamin-C-Gehalt der Urwaldpflanzen zu bekommen, die die Gorillas verzehren, ist schwierig, aber 30 Kilogramm Spinat zum Beispiel würden etwa 8,5 Gramm Vitamin C enthalten. Gorillas verbringen 60 bis 70 Prozent ihrer wachen Zeit mit der Futtersuche, von daher ähnelt ihre kontinuierliche Aufnahme von vitamin-C-reichen Nahrungsmitteln der kontinuierlichen Vitamin-C-Produktion bei Tieren, die es selbst herstellen.

Nun wiegt der durchschnittliche männliche Gorilla natürlich wesentlich mehr als ein durchschnittlicher Mensch. Doch wenn wir einen ähnlichen Vitamin-C-Bedarf haben, müsste ein Mann mit einem Körpergewicht von 90 Kilogramm etwa 4 Gramm Vitamin C täglich aufnehmen, und eine Frau mit einem Körpergewicht von 68 Kilogramm etwa 3 Gramm – was 10–15 Kilogramm Spinat entspricht. Erwachsene, die entsprechend der Richtlinien für eine gesunde Ernährung das absolute Minimum von fünf Portionen Obst und Gemüse am Tag essen, bekommen dadurch etwa 200 Milligramm Vitamin C – mehr als genug, um die derzeit empfohlene Tagesdosis (75 Milligramm für Frauen; 90 Milligramm für Männer) zu erreichen. Diese Aufnahme verhindert zwar Skorbut, aber es scheint äußerst zweifelhaft, dass diese Menge ausreicht, um unseren erhöhten Bedarf in Krankheits- oder Stresssituationen zu decken. Auf jeden Fall liegen keine Studien vor, die den Vitamin-C-Bedarf von Menschen unter Stress systematisch untersucht haben.

Wer ein Vitamin-C-Nahrungsergänzungsmittel nimmt, sollte darauf achten, dass es eine Retard-Wirkung hat – also dass es kontinuierlich im Laufe von zehn bis zwölf Stunden kleine Mengen Vitamin C freisetzt. Das entspricht auch dem Ernährungsmuster der Primaten in der Wildnis.

Was geschieht, wenn man Gorillas falsch ernährt?

Was geschieht, wenn wir Gorillas aus ihren natürlichen Lebensumwelten herausholen und sie in Zoos halten? Sind sie dort genauso gesund wie in der freien Natur? Ist ihre Lebenserwartung genauso hoch? Gorillas in Gefangenschaft sterben vorzeitig. Genauso wie Menschen sind sie übergewichtig, und genauso wie Menschen sterben sie häufig an Herzkrankheiten.

Im Zoo von Cleveland in den USA unterzog man die Fütterung der Gorillas einer sorgfältigen Überprüfung und machte eine unangenehme Entdeckung. Die täglichen Futterrationen bestanden aus einer Eimerladung vitaminreicher, stark verarbeiteter Nahrungsmittel, befrachtet mit Fett, Stärke und Zucker – das übliche Gorillafutter, das in den meisten Zoos verwendet wird. Daraufhin stellte der Zoo von Cleveland die Ernährung der Gorillas auf ein Futter um, das eher dem ihrer Brüder und Schwestern im Urwald entsprach.[4]

Jetzt erhält jeder Gorilla eine Schubkarrenladung Grünzeug und faserreiche Nahrung – Römersalat, Löwenzahn, Endivien, Luzerne, grüne Bohnen und Leinsamen ebenso wie junge Äste, von denen die Gorillas Rinde und Blätter abstreifen, um genüsslich zu schmausen. Versteckt in einer Banane erhalten sie drei für Menschen gemachte Multivitamin- und Mineralstoffpillen. Die gesamte Nahrung wird auf dem Gelände des Geheges versteckt oder verstreut, damit die Gorillas durch die Suche nach ihrem neuen Futter ständig in Bewegung bleiben.

Die Ergebnisse sind verblüffend. Obwohl das neue Futter viel mehr Kalorien enthält als das alte, verlieren die Gorillas Gewicht und das Gesamtkörperfett geht zurück. Die Wissenschaftler wollen jetzt erforschen, ob sich Marker für Herzerkrankungen und Diabetes wie Cholesterin-, Glukose- und Insulinspiegel im Blut verändern, und hoffen, dass die neue Diät sich positiv auf die Herzgesundheit und Langlebigkeit auswirkt.

»Wir beginnen zu verstehen, dass viele Gorillas übergewichtig sind«, sagt Kristen Lukas, Lehrbeauftragte für Biologie an der Case Western Reserve University und Leiterin des Gorilla Species Survival Plan for the Association of Zoos. »Und wir erkennen gerade erst, dass es zwei unterschiedliche Dinge sind, ob man bei einer bestimmten Ernährung überlebt oder ob man gesund überlebt. Wir haben unsere Standards angehoben und fragen, ob die bestmöglichen Bedingungen gegeben sind, damit die Gorillas nicht nur überleben, sondern optimal gedeihen können.«[5]

Stehen heutige Ernährungsweisen im Widerspruch zu evolutionären Ernährungsweisen?

Wenn wir doch nur genauso aufmerksam auf die menschliche Ernährung achten würden wie die Leute im Cleveland-Zoo auf das Futter ihrer Gorillas! Die derzeit empfohlenen Tagesdosen für die meisten essenziellen Nährstoffe sind einfach an dem zum Überleben notwendigen Bedarf ausgerichtet. Aber das reicht nicht mehr. Wir wollen optimal gedeihen, nicht einfach nur überleben. Wir wollen ein langes und aktives Leben führen und den Ausbruch chronischer Leiden wie Herzerkrankungen, Diabetes, Hör- und Sehverlust und natürlich Demenz so lange wie möglich vermeiden oder hinauszögern.

Wie stark ähneln wir unseren Primatenverwandten? Die Genforschung hat gezeigt, dass Menschen, Schimpansen und Gorillas sich vor etwa 10 Millionen Jahren aus einem gemeinsamen Vorfahren entwickelt haben. Chris Tyler-Smith, Genetiker beim Wellcome Trust in Großbritannien, sagt: »Das große Bild ist, dass wir in unseren Gensequenzen zu etwa 98 Prozent mit dem Gorilla identisch sind. Das bedeutet, dass der Großteil unserer Gene sehr ähnlich oder sogar identisch mit der Gorilla-Variante desselben Gens ist.« Das schließt den genetisch bedingten Bedarf an Vitamin C mit ein.

Die paleolithische oder Paleo-Diät ist der Versuch, die Ernährungsweise der menschlichen Jäger und Sammler nachzuahmen, indem man die heutige Nahrungsaufnahme an die Art von Nahrungsmitteln angleicht, die unseren frühen Vorfahren vermutlich zur Verfügung standen. Wer diese Diät einhält, ernährt sich überwiegend von Fleisch, Fisch, Eiern, Obst und Gemüse, Nüssen und Körnern ebenso wie von gesunden Fetten wie Oliven- und Kokosnussöl. Vermieden werden alle Milch- und Getreideprodukte wie Brot und Nudeln sowie Hülsenfrüchte wie Linsen und Bohnen. Obwohl es mehrere Varianten der Paleo-Diät gibt, haben sie alle ein Merkmal gemeinsam, nämlich die Vermeidung stark verarbeiteter Lebensmittel. Es liegen mehr und mehr Nachweise dafür vor, dass die moderne Lebensmittelverarbeitung schädlich ist und zu einer minderwertigen Ernährung führt – reich an Kalorien, Zucker und Fett und arm an Protein, Fasern, Vitaminen und Mineralstoffen.[6]

Die Forschung zeigt immer wieder, dass, verglichen mit der Standardkost des durchschnittlichen Nordamerikaners, eine Paleo-Diät das Auftreten von Herzerkrankungen verringert, Übergewicht verhindert und den Ausbruch von Demenz verzögert.[7] Doch obwohl ich viele Empfehlungen der Paleo-Diät für absolut sinnvoll halte, könnte dieser Ernährungsansatz mit unnötigen Einschränkungen verbunden sein. Eine Alternative ist, sich darauf zu konzentrieren, möglichst naturbelassene, minimal verarbeitete Lebensmittel zu essen, wie in Kapitel 14 ausgeführt.

Das Problem mit der Verarbeitung

Die wichtigste Ernährungsumstellung im Zoo von Cleveland ist, dass die Gorillas keine stark verarbeiteten Nahrungsmittel mehr bekommen. Stattdessen ist ihr Futter unverarbeitet, was bedeutet, dass es mit Fasern und gesundheitsfördernden sekundären Pflanzenstoffen vollgepackt ist und wenig Zuckerzusätze enthält. Ergänzend erhalten die Tiere außerdem täglich Multivitamin- und Mineralstoffe. Einige Wissenschaftler fordern eine ähnliche Veränderung in menschlichen Ernährungsweisen.

Dr. Jean-Claude Moubarac, medizinischer Anthropologe in Montreal und Experte im Gesundheitswesen, ist der Ansicht, dass viele unserer derzeitigen Gesundheitsprobleme auf den hohen Konsum von sehr stark verarbeiteten Nahrungsmitteln zurückzuführen sind. Diese Lebensmittel haben ihr Dasein unter Umständen auf einem Feld, Fluss oder in einem Kuhstall begonnen. Doch auf dem Weg in unsere Mägen haben sie Fabriken durchlaufen, in denen man ihnen die Nährstoffe und Fasern entzogen hat und sie durch den Zusatz von Zucker, Salz und chemischen Farb- und Aromastoffen, Verdickungsmitteln, Emulgatoren und Konservierungsstoffen schmackhaft gemacht hat.

Diese tisch- und verzehrfertigen Lebensmittel bestehen aus billigen, nährstoffbankrotten Inhaltsstoffen und sind reich an Kalorien. 90 Prozent der Zuckerzusätze in amerikanischen Ernährungsweisen stammen aus diesen industriell verarbeiteten Lebensmitteln.[8] In Kanada betont der Bericht eines Senatsausschusses zum Thema Adipositas die Tatsache, dass Kanadas *Food Guide* von sehr stark verarbeiteten Lebensmitteln beherrscht werde – ein Faktor, der mitverantworlich für die Ausbreitung der Fettleibigkeit sei.[9] Dieser Wechsel von selbst zubereiteten, unverarbeiteten oder minimal verarbeiteten Nahrungsmitteln zu extrem verarbeiteten Fertigprodukten ist die größte Veränderung in unseren Essgewohnheiten in den letzten Hundert Jahren.

Durch die Umstellung der Ernährung auf stark verarbeitete Lebensmittel müssen wir den Gürtel immer weiter schnallen. Der Senatsbericht stellt fest: »Wir haben eine Adipositas-Krise in diesem Land, und die Kanadier bezahlen sie mit ihren Brieftaschen und mit ihrem Leben.«

Leistungsangst und *Busy Brains*

Manchen Menschen bereitet es ernsthaften Stress, eine Rede zu halten oder eine Präsentation vor einer Gruppe von Kollegen zu geben. Für andere sind persönliche Gespräche mit Kollegen oder Kunden ein Horror. Jede berufliche Situation, in der man redegewandt und konzentriert auftreten muss, zehrt am Dopamin und beeinträchtigt die Leistung. Angenommen, Sie gehen ins Büro des Chefs, um ihn um eine Gehaltserhöhung zu bitten. Ihr Herz pocht wie wild, Ihre Handflächen sind feucht vor Schweiß, und Sie haben Angst, dass Sie die ganzen sorgfältig vorbereiteten Argumente, mit denen Sie Ihr Anliegen begründen wollen, vergessen. In diesem Moment mangelt es Ihnen an Dopamin.

Ohne ausreichend Dopamin hat ein Anwalt möglicherweise Schwierigkeiten, ein zusammenhängendes Plädoyer vor Gericht zu halten. Ein Lehrer gerät vielleicht ins Stottern oder durcheinander, wenn er den Schülern neue Begriffe erklären will. Konzertpianisten oder Opernsänger leiden unter Lampenfieber und bleiben beim Auftritt unter ihren Möglichkeiten. Wer immer wieder Konzentrationsschwierigkeiten hat, sobald er in Stresssituationen gerät, kann eine ernsthafte Leistungsangst entwickeln. Und das kann bedeuten, dass man Hilfe bei Medikamenten sucht, um einfach nur zu funktionieren.

Doch Leistungsangst lässt sich auch anders bekämpfen: Tyrosin-Supplemente können uns dazu befähigen, das Dopamin zu ersetzen und die durch Stress erlittenen Verluste zu kompensieren.

Profitieren Gesunde von Tyrosin?

Sylvia war eine äußerst erfolgreiche und auf dem internationalen Parkett bekannte Wissenschaftlerin. Sie stand Nahrungsergänzungsmitteln anfangs skeptisch gegenüber, weil sie überzeugt war, dass sie sich durch ihre gesunde Ernährungsweise mit allen notwendigen Nährstoffen versorgte. Nach und nach änderte sie dann jedoch ihre Meinung. »Ich nehme jetzt regelmäßig Supplemente«, erklärte sie. »Auch wenn ich sie letztlich nur wieder auspinkle, halte ich sie trotzdem für eine gute Absicherung.«

Das Argument, dass Supplemente einfach nur kostspieligen Urin erzeugen, höre ich häufig. Zweifellos findet man zusätzliche Vitamine und Mineralstoffe im Urin von Leuten, die Nahrungsergänzungsmittel nehmen. Doch bedeutet das, dass wir nicht davon profitieren, wenn sie unseren Körper durchlaufen? Genauso gut könnte man argumentieren, dass es besser wäre, kein Wasser zu trinken. Schließlich scheiden wir es ja doch nur wieder aus – warum Zeit für Ausflüge zur Toilette verschwenden? Doch Wasser ist wichtig für die Flüssigkeitsversorgung des Körpers und für die Entgiftung. Wenn jemand sagen würde, Wasser zu trinken sei Zeitverschwendung, weil man es ohnehin wieder ausscheide, würden wir ihn auslachen.

Eines Abends war ich mit Sylvia essen. Sie hatte in meinem letzten Buch über Tyrosin gelesen. »Es ist unglaublich, was für einen Unterschied es macht, wenn ich direkt vor einem Vortrag Tyrosin nehme«, sagte sie. »Die Worte strömen einfach so aus mir heraus.« Sylvia ist eine der klügsten, redegewandtesten und selbstbewusstesten Menschen, die ich kenne. Für mich war ihr Kommentar ein klarer Beleg dafür, wie Stress – sogar der Stress, den wir scheinbar mit Leichtigkeit bewältigen – die Dopaminproduktion einschränken kann. Wenn sogar Sylvia nach der Aufnahme von Tyrosin einen Unterschied spürt, dann wird garantiert jeder, der sich in einer Stresssituation befindet, davon profitieren, die Dopaminproduktion durch ergänzendes Tyrosin anzukurbeln.

Das Busy-Brain-Syndrom

Man kennt das: Im Kopf kreisen immer wieder dieselben Gedanken – die Arbeit, die man nicht erledigt hat, die Liste der Dinge, die die Kinder für den morgigen Ausflug brauchen, der Streit mit einem Kollegen oder einem Verwandten. Das Busy-Brain-Syndrom ist ein Hauptgrund dafür, dass wir abends nicht entspannen können. Bei gesunden Personen kann L-Theanin diese Art von Überaktivität des Gehirns dämpfen und das ständige Geplapper in unseren Köpfen abschalten.[10] Es hilft nicht nur Menschen mit ADHS.

Das geschäftige Gehirn kann einen gesunden Schlaf verhindern. Um die richtigen Voraussetzungen für den Schlaf zu schaffen, brauchen wir Alpha-Hirnwellen. Meditation – das Loslassen von willkürlichen Gedanken und das Blockieren intentionalen Denkens – gehört zu den Methoden, durch die sich Alpha-Hirnwellen auslösen lassen. Damit hat man ein gutes Mittel an der Hand, wenn man meditationserfahren ist. Doch wenn nicht, kann die Aufnahme von Theanin vor dem Schlafengehen einen ähnlichen Effekt haben.

Wie an früherer Stelle erwähnt, ist Schlaf kein optionales Extra. Ohne Schlaf können wir den Kopf nicht von dem angesammelten Abfall befreien, der im Laufe des Tages erzeugt wird – das glymphatische System des Gehirns funktioniert dann einfach nicht. In der Nacht stellt der Körper außerdem die Hormone ein, die unseren Appetit und Stoffwechsel am nächsten Tag steuern. Wenn wir nicht schlafen, wächst der Appetit und wir nehmen unter Umständen bis zu 300 Kalorien mehr auf. Besonders Frauen neigen dazu, bei Schlafentzug zu fettreichem, hochkalorischem Junkfood wie Eiscreme zu greifen. Bei Menschen, die leicht zunehmen, kann Schlaflosigkeit dazu führen, dass die Fähigkeit zur Kontrolle der Nahrungsaufnahme untergraben wird.

Zirkadiane Fehlausrichtung

Sogar wenn wir einigermaßen gut schlafen, aber eher zu den »Nachteulen« gehören – die abends lange wach bleiben und morgens länger schlafen –, essen wir wahrscheinlich später und greifen auch spätabends immer wieder zu den falschen Nahrungsmitteln. Das nennt sich zirkadiane Fehlausrichtung. Die zirkadianen Rhythmen sind Wechsel in den körperlichen, hormonellen und verhaltensmäßigen Reaktionen, die ungefähr alle 24 Stunden auftreten und mit den Phasen von Licht und Dunkelheit verbunden sind.

Eine zirkadiane Fehlausrichtung und gestörte Essmuster führen nicht nur zu Fettleibigkeit, sondern erhöhen auch das Risiko von Herzleiden, Diabetes und Krebs. Zu wenig Schlaf vergrößert zudem das Risiko für Depressionen, Aufmerksamkeitsstörungen und sogar Schizophrenie. Bei Patienten mit leichter kognitiver Beeinträchtigung treten häufig Schlafstörungen auf, die ein Anzeichen dafür sein können, dass sich die Beeinträchtigung später zur Alzheimer-Erkrankung weiterentwickeln wird.[11]

Viele Patienten in meiner Praxis verkürzen ihren Schlaf absichtlich. Nach einem langen Arbeitstag haben sie vielleicht das Bedürfnis, sich zu Hause noch ein bisschen zu entspannen, und zögern deshalb das Zubettgehen hinaus. Am nächsten Morgen stehen sie früh wieder auf, um noch vor der Arbeit ins Fitnessstudio zu gehen, und schlafen insgesamt kaum fünf Stunden pro Nacht. In meiner Praxis gebe ich mir große Mühe, den Schlaf bei allen Patienten zu optimieren, nicht nur bei denjenigen, die unter Schlaflosigkeit leiden. Außerdem versuche ich, die Leute zu bewegen, ihre Schlafgewohnheiten zu verändern und früher ins Bett zu gehen.

Da ich selbst zu den Eulen gehöre, habe ich angefangen, den Wecker zu stellen – nicht nur, damit ich morgens aufstehe, sondern auch damit er mich daran erinnert, abends ins Bett zu gehen. Probieren Sie es aus – es funktioniert.

Serotonin und Dopamin – Balance und Synergie

Mehrere Neurotransmitter, einschließlich Acetylcholin, Noradrenalin, GABA (Gamma-Aminobuttersäure) und Histamin sind an der Regulierung des Schlaf-Wach-Zyklus beteiligt, aber die am gründlichsten erforschten sind Dopamin und Serotonin. Das sind auch die beiden Neurotransmitter, die durch Nahrungsergänzungen relativ leicht zu beeinflussen sind. Wie wir gesehen haben, ist es notwendig, dass tagsüber das Dopamin dominiert, damit wir uns bei der Arbeit konzentrieren können. Die Aufnahme von Tyrosin-Supplementen beim Aufstehen und vielleicht noch einmal im Laufe des Nachmittags hält die Dopaminspiegel während des Arbeitstages aufrecht.

Nach der Arbeit ist es an der Zeit, dass das Serotonin die Regie übernimmt. Dopamin wirkt stimulierend und ermöglicht Informationen den Zugang zum Gehirn. Serotonin bewirkt das Gegenteil: Es blendet sensorische Informationen aus und wirkt beruhigend. Das Vorläufermolekül oder der Grundbaustein für Serotonin ist die Aminosäure Tryptophan. Im Gegensatz zum Tyrosin, das nur unter Stressbedingungen unabdingbar wird, ist Tryptophan immer von wesentlicher Bedeutung.

Tryptophan ist zwar in eiweißhaltigen Nahrungsmitteln enthalten, aber seine Konzentration ist im Allgemeinen gering. Von daher hat das Tryptophan Schwierigkeiten, die Blut-Hirn-Schranke zu überwinden, weil es von anderen, reichlicher vorhandenen Aminosäuren quasi aus dem Weg geschubst wird. Wenn wir jedoch einen kleinen süßen Snack zu uns nehmen, geschieht etwas Magisches: Der Blutzuckerspiegel steigt, und es folgt ein Anstieg des zirkulierenden Insulins. Insulin bindet die meisten Aminosäuren und befördert sie zu den Muskelzellen, damit sie Wartungs- und Reparaturarbeiten verrichten. Es bindet allerdings kein Tryptophan. Ist die Konkurrenz auf diese Weise aus dem Weg geräumt, passiert das Tryptophan mühelos die Blut-Hirn-Schranke, und das Serotonin im Gehirn steigt an. Das ist einer der Gründe, warum wir Nahrungsmittel, die den Insulinspiegel schnell und mühelos anheben, auch als »Nervennahrung« oder »Essen für die Seele« bezeichnen.

Viele Menschen essen bei Stress zu viele industriell verarbeitete Kohlehydrate wie Kartoffelchips oder Kekse. Diese Nahrungsmittel heben zweifellos kurzfristig die Stimmung, aber sie helfen uns nicht, effizient zu arbeiten, weil wir hinterher müde und unkonzentriert sind. Außerdem machen sie dick. Dieser Trick der Natur – das Bedürfnis, Zucker und Kohlehydrate in sich hineinzustopfen, wenn wir Sorgen oder Stress haben – ist weit verbreitet bei Frauen, die unter dem menstruellen Syndrom leiden.

Auch wer versucht, mit dem Rauchen aufzuhören, kennt diesen Drang. Nikotin erhöht die Serotonin-Ausschüttung, und der Nikotinentzug reduziert die Serotoninkonzentration im Gehirn, deshalb wendet sich ein Ex-Raucher oft intuitiv anderen Methoden zu, die den Serotoninspiegel erhöhen.[12] Kein Wunder, dass viele Menschen, die das Rauchen aufgeben, im Folgejahr schnell ein paar Pfunde zulegen.

Vögel tun es, Bienen auch

Schlafähnliche Zustände gibt es zweifelsohne bei allen Tieren – Elefanten, Vögeln, Reptilien, sogar Insekten. Beim Menschen sind elf Tage Schlafentzug tödlich. Ohne Schlaf können wir nicht überleben. Obwohl die Wissenschaft noch nicht genau versteht, *warum* wir schlafen müssen, ist klar, dass es so ist. Schlafentzug drückt auf unsere Stimmung und verringert unser kognitives und körperliches Leistungsvermögen.[13]

Der Schlaf-Wach-Zyklus umfasst drei Hauptphasen: Wir sind entweder wach, im Tiefschlaf (SWS, *Slow Wave Sleep*) oder im REM-Schlaf (*Rapid Eye Movement*). Sobald das Gehirn wach ist, nutzt es Dopamin, um sich selbst in diesem Zustand zu halten. Im Laufe des Tages baut sich im Gehirn langsam das Serotonin auf, bis schließlich so viel davon vorhanden ist, dass die Einschlafphase einsetzt. Dann treten wir in die erste Schlafphase, den langsamwelligen oder Tiefschlaf, ein. Die Muskeln entspannen. Herzfrequenz, Blutdruck und Körpertemperatur fallen. Wachstumshormone, die für Zell- und Gewebereparaturen erforderlich sind, werden ausgeschüttet. Während des langsamwelligen Schlafs werden Erinnerungen vom Kurzzeitgedächtnis in den Langzeitspeicher transferriert.[14] Im Tiefschlaf erholen wir uns also körperlich ebenso wie mental.

Nachdem wir eine Weile im langsamwelligen Schlaf verbracht haben, treten wir in den REM-Schlaf ein, der auch als paradoxer Schlaf bezeichnet wird. Abgesehen von den Muskeln unseres Herzens und unserer Lungen ist der übrige Körper gelähmt. In dieser Phase kommt es zum aktiven Träumen, was sich am schnellen Hin- und Herbewegen der Augen unter den geschlossenen Lidern zeigt. Blutdruck, Herzschlag und Atmung sind während des REM-Schlafs sehr variabel.

Der REM-Schlaf stimuliert Teile des Gehirns, die wir fürs Lernen brauchen, was erklären könnte, warum Säuglinge so viel Zeit im REM-Schlaf verbringen. Der REM-Schlaf ist wichtig für unser psychisches Wohl. Wenn er fehlt, sind wir am nächsten Tag möglicherweise emotional empfindlicher. Mit der Zeit führt eine anhaltende Störung des REM-Schlafs zu wachsender Angst und Depression.[15] Die Zyklen von langsamwelligem und REM-Schlaf wiederholen sich mehrmals in einer Nacht, wobei der langsamwellige Schlaf allmählich weniger tief wird und die REM-Phasen länger anhalten.

Schlafmittel aus dem Bioladen

Wenn wir die Dopaminspiegel am Tag durch eine Tyrosinzufuhr beeinflussen können, können wir dann auch die nächtlichen Serotoninspiegel durch Nahrungsergänzungen beeinflussen? Tryptophan wird manchmal zur Schlafunterstützung eingesetzt. Obwohl es bei einigen Menschen wirkt, ist es nicht der effizienteste Weg zur Erhöhung des Serotonins im Gehirn, weil nur etwa 1 Prozent des aufgenommenen Tryptophans dorthin gelangt. Zudem kann die Wirksamkeit des

Tryptophans dadurch eingeschränkt sein, dass wir es im Fall eines Niacin (Vitamin-B-3-)-Mangels für die Produktion dieses Nährstoffs verbrauchen. Das zehrt das Tryptophan auf und lässt wenig für die Serotoninherstellung übrig. Auch für die Biosynthese anderer Strukturproteine kann Tryptophan abgezweigt werden.

Einmal im Gehirn wird Tryptophan in 5-Hydroxytryptophan (5-HTP) umgewandelt, das wiederum in Serotonin umgewandelt wird. 5-HTP ist als Nahrungsergänzung erhältlich und wird aus den Samen einer afrikanischen Pflanze, *Griffonia simplicifolia*, gewonnen. Etwa 70 Prozent des ergänzenden 5-HTP gelangen ins Gehirn. Meiner Ansicht nach ist es für die Schlafförderung wirksamer als Tryptophan. Die benötigte Dosis ist individuell sehr unterschiedlich, deshalb sollte man mit 100 Milligramm kurz vor dem Schlafengehen beginnen. Wenn das funktioniert – prima. Andernfalls sollte man die Dosis nach und nach in jeweils 50-Milligramm-Schritten auf bis zu 300 Milligramm erhöhen.

Wenn Sie dazu neigen, nach drei oder vier Stunden Schlaf wieder aufzuwachen, würde ich Ihnen empfehlen, 50–100 Milligramm zusammen mit einem Glas Wasser neben dem Bett zu deponieren und es dann gegebenenfalls einzunehmen.

Melatonin: Das Dunkelheitshormon

Letztendlich muss Serotonin in Melatonin, manchmal als Dunkelheitshormon bezeichnet, umgewandelt werden. Melatonin wird in der Zirbeldrüse hergestellt, einer erdnussgroßen Drüse im Zentrum des Gehirns. Es wird für die Regulierung der zirkadianen Rhythmen gebraucht – wie gut wir morgen schlafen, hängt davon ab, ob wir heute Nacht genügend Melatonin produziert haben.

Vorausgesetzt, wir verfügen am Abend über genügend Serotonin, sollten wir in der Lage sein, unser Melatonin selbst herzustellen. Aber Vorsicht! Wir können es nur produzieren, wenn es stockdunkel ist. Schon der kleinste Lichtschimmer – eine Straßenlaterne, die an den Rändern der Vorhänge ins Zimmer scheint, oder das Licht einer

Flurlampe, das durch den Spalt unter der Tür ins Zimmer dringt – verhindert die Melatoninproduktion. Wer keine vollständige Dunkelheit in seinem Schlafzimmer herstellen kann, sollte eine Augenmaske tragen.

Sogar in großen Mengen gilt Melatonin als relativ ungiftig. Aber wie bei 5-HTP ist es am besten, nur gerade so viel zu nehmen, wie man zum Schlafen braucht. Fangen Sie mit 3 Milligramm an, die Sie etwa 60 bis 90 Minuten vor dem Schlafengehen einnehmen. Steigern Sie die Menge allmählich, bis Sie die Dosis gefunden haben, die Sie zur erwünschten Schlafenszeit müde macht. Nehmen Sie das Melatonin etwa eine Stunde vor dem Zubettgehen, aber schlafen Sie nicht im Sessel vor dem Fernseher ein! In diesem Fall werden Sie einige Zeit später wieder aufwachen, haben das Zeitfenster zum richtigen Einschlafen verpasst und kommen dann möglicherweise nicht mehr zur Ruhe, wenn Sie ins Bett gehen.

Und warum sollte man nicht zu einem der zahllosen rezeptfreien oder verschreibungspflichtigen Mittel greifen? Viele Schlaftabletten verändern die normalen EEG-Muster und das Verhältnis von REM-Schlaf zu Nicht-REM-Schlaf. Melatonin und 5-HTP sind dagegen körpereigene Substanzen. Es sind die biochemischen Stoffe, die das Gehirn normalerweise produziert, um sich selbst zum Schlafen zu bringen. Korrekt eingenommen, können 5-HTP und Melatonin uns beim Einschlafen und Durchschlafen helfen, ohne die normalen Schlafrhythmen durcheinanderzubringen.

5-HTP kann allerdings wirkungslos bleiben, wenn die vielen Vitamine und Mineralstoffe, die wir zur Herstellung von Serotonin und Melatonin brauchen, fehlen. Besonders wichtig ist Magnesium. Wer seine Magnesiumaufnahme, wie am Ende dieses Buches dargelegt, optimiert, stellt häufig eine deutliche Verbesserung seiner Schlafqualität und -quantität fest. Nächtliche Wadenkrämpfe, das Restless-Legs-Syndrom und häufiges Aufwachen, weil man Wasser lassen muss, deuten darauf hin, dass zu wenig Magnesium im Gewebe gespeichert ist.

Zu weiteren wichtigen Nährstoffen, die an der Melatoninproduktion beteiligt sind, gehören die B-Vitamine, Vitamin C, Eisen und Zink. Sie lassen sich durch eine tägliche Multivitamin- und Mineralstoffergänzung bereitstellen.

Kopfnüsse im Medizinschrank

»Das ist wohl einfach das Alter« oder »Ich hab' einen senilen Aussetzer« gehören zu den Sprüchen, mit denen erste Anzeichen eines Gedächtnisverlusts gerne wegerklärt werden. In meiner Praxis trete ich solchen Ausreden entgegen: Wir wissen heute, dass Gedächtnisverlust keine unausweichliche Konsequenz des Alters ist. Verantwortlich für die Verschlechterung der kognitiven Fähigkeiten sind unter anderem bestimmte Medikamente, die sich möglicherweise in Ihrem Badezimmer verbergen.

Arzneimittel, die als Benzodiazepane bezeichnet werden (wie Valium und Ativan), werden häufig bei Angst oder Schlaflosigkeit verschrieben. Die Benzodiazepane wirken, indem sie den Transfer von Erinnerungen aus dem Kurzzeit- ins Langzeitgedächtnis stören. Auch wenn dies bei extremem Stress kurzfristig wünschenswert sein mag, können diese Medikamente auf lange Sicht zu dauerhaftem Gedächtnisverlust führen, vor allem bei Menschen, die Träger des ApoE4-Gens sind – ein Gen, das unsere Fähigkeit zur Regulierung des Cholesterinstoffwechsels beeinflusst und das Demenzrisiko erhöht.[16] Die meisten fachkundigen Pharmazeutiker empfehlen, Benzodiazepane nur für einen kurzen Zeitraum einzunehmen. Tatsächlich behindern alle medikamentösen Einschlafhilfen den Transfer neuer Erinnerungen in den Langzeitspeicher. Kurzfristig dämpfen diese Medikamente die Angst und helfen beim Einschlafen, aber der Preis, den man dafür zahlt, ist eine allmähliche Verschlechterung der Fähigkeit zum Lernen und Erinnern neuer Informationen. In Computersprache könnte man auch sagen, die Daten werden nicht mehr auf der Festplatte gespeichert.

Eine abrupte Absetzung von Medikamenten ist natürlich niemals ratsam und kann beunruhigende Nebenwirkungen hervorrufen, deshalb sollte man Arzneimittel immer nur unter Aufsicht eines Arztes absetzen.

Medikamente, die mit einem erhöhten Demenzrisiko verbunden sind

Zahlreiche rezeptfreie und verschreibungspflichtige Medikamente können das Risiko sich verschlechternder kognitiver Fähigkeiten verstärken. Vor allem Protonenpumpenhemmer (PPI), die bei Verdauungsbeschwerden und Reflux eingesetzt werden, erhöhen das Demenzrisiko beträchtlich.[17] Protonenpumpenhemmer werden zu häufig verschrieben – einigen Schätzungen zufolge sind 70 Prozent der Verschreibungen unnötig. Wie an früherer Stelle erwähnt, führen diese Medikamente zu einem gravierenden Abbau des Magnesiums, das entscheidend für die Produktion und Funktion der Neurotransmitter ist. Außerdem hemmen sie die Aufnahme von B12 und erhöhen das Risiko einer durch B12-Mangel bedingten Demenz,.

Der Blutverdünner Warfarin wird seit über einem halben Jahrhundert eingesetzt. Schätzungsweise 20 Millionen Amerikaner nehmen dieses Medikament zur Schlaganfallprophylaxe bei Vorhofflimmern. Wer Warfarin über einen längeren Zeitraum zu diesem Zweck nutzt, erhöht sein Demenzrisiko.[18] Zu weiteren, häufig verwendeten Medikamenten, die das Demenzrisiko nachweislich erhöhen, gehören Antidepressiva, Medikamente zur Blasenkontrolle und Antihistaminika.[19]

In diesem rasant voranschreitenden Forschungsbereich werden ständig neue Zusammenhänge zwischen bestimmten Arzneistoffen und Demenz entdeckt. Fragen Sie Ihren Apotheker, ob mit den Medikamenten, die Sie einnehmen, irgendwelche Risiken verknüpft sind.

Statine, Cholesterin und vernebeltes Denken

Frühe Tierstudien deuteten darauf hin, dass erhöhte Cholesterinspiegel die Amyloid-Produktion und ein »vernebeltes Denken« förderten.[20] Von daher erschien es sinnvoll, der Frage nachzugehen, ob medikamentöse Cholesterinhemmer wie Statine auch präventiv gegen die Alzheimer-Erkrankung wirken könnten. Doch inzwischen wächst die Sorge, dass diese Arzneistoffe das Gehirn keineswegs schützen, sondern im Gegenteil eher zum »Gehirnnebel« beitragen.

Der 58-jährige Kenneth war der Ehemann einer meiner Patientinnen. In meiner Praxis schilderte er ein Erlebnis, das ihn kürzlich verwirrt und beunruhigt hatte. Eine Woche zuvor hatte er einen früheren Arbeitskollegen getroffen, den er seit einiger Zeit nicht mehr gesehen hatte. Die beiden waren zusammen essen gegangen. Nach einem schönen Abend hatten sie sich verabschiedet, waren sich dann aber per Zufall am nächsten Morgen wieder begegnet. Kenneth hatte keine Erinnerung an das Treffen mit seinem Freund. Er konnte sich nicht einmal daran erinnern, dass er überhaupt essen gegangen war. Er hatte einen Zustand erlebt, den man als transitorische globale Amnesie bezeichnet.

Kenneth hatte vor Kurzem mit der Einnahme eines Statin-Medikaments begonnen, um seinen Cholesterinspiegel zu senken. Er fragte sich, ob es einen Zusammenhang zwischen seinem Gedächtnisverlust und der Einnahme des neuen Arzneistoffs gab. Bei der Suche im Internet stieß er auf eine Warnung der US-amerikanischen Food and Drug Administration, die bestätigte, dass Vergesslichkeit und Verwirrung zu den, wenn auch seltenen, Nebenwirkungen einer Statin-Anwendung gehören können. Nach Absetzen des Medikaments würden diese Probleme normalerweise nach einigen Wochen verschwinden.[21] Kenneth setzte die Substanz ab und hatte keine weiteren Vorfälle.

Statine sind die Lieblinge der Ärzteschaft geworden. Man hat sogar vorgeschlagen, dass jeder ab dem Alter von 44 Jahren sie nehmen sollte, unabhängig vom Cholesterinspiegel.[22] Doch diese Medikamente passieren die Blut-Hirn-Schranke und stören die Cholesterinproduktion. Wie in Kapitel 5 ausgeführt, ist Cholesterin von wesentlicher Bedeutung für die Hirnfunktion, deshalb ist es naheliegend, dass Statin-Medikamente die Hirngesundheit negativ beeinflussen können. Und bei den meisten Menschen lässt sich ein hoher Cholesterinspiegel erfolgreich durch Veränderungen der Lebensweise und eine Ernährungsumstellung in den Griff bekommen. Warum also ein Risiko eingehen?

13. Kapitel

Was tun, wenn das Gedächtnis versagt?

Wir sind vor allem Erinnerungen. Momente und Gefühle, in Bernstein gefangen, an Fäden der Vernunft aufgereiht. Wenn man einem Mann die Erinnerungen nimmt, so nimmt man ihm alles. Man schneide eine Erinnerung nach der anderen fort – damit bringt man ihn ebenso sicher um, als schlüge man ihm einen Nagel nach dem anderen in den Kopf.

Mark Lawrence
König der Dunkelheit

Angenommen, im mittleren Alter entwickeln wir erste Symptome eines ernsthaften Gedächtnisverlustes. Müssen wir uns in das unabänderliche Schicksal fügen, dass der geistige Verfall stetig weiter voranschreiten wird? Sollten wir uns selbst und unsere Familien auf das Schlimmste vorbereiten? Oder können wir Maßnahmen ergreifen, die einen weiteren Gedächtnisverlust verzögern oder vielleicht sogar umkehren?

Eine frühe Diagnose ist alles

Kate Swaffer ist eine Demenzpatientin mit einer inspirierenden Geschichte.[1] Im Alter von 49 Jahren stellte man bei ihr eine früh einsetzende Unterform der frontotemporalen Lobärdegeneration, eine semantische Demenz, fest. Wie an früherer Stelle ausgeführt, nutzen wir das semantische Gedächtnis zum Abruf von Informationen, die wir in der Kindheit gelernt haben. Das semantische Gedächtnis ist mit einer mentalen Kombination aus Wörterbuch und Enzyklopädie plus zusätzlichem Thesaurus verglichen worden. Wir brauchen es, damit wir das Wort »Apfel« erkennen, es buchstabieren, aussprechen und beschreiben können. Das semantische Gedächtnis verbindet außerdem das Wort »Apfel« mit deskriptiven Begriffen wie »rund«, »saftig«, »klein«, »essbar« oder »an Bäumen wachsend«. Wenn das semantische Gedächtnis aus dem Tritt gerät, sind wir möglicherweise unfähig, das Wort für »Apfel« zu finden und sagen stattdessen »Kirsche«.

Kate war durch die Diagnose am Boden zerstört. Man riet ihr, nach Hause zu gehen, ihren Beruf aufzugeben und ihre Angelegenheiten zu regeln. Außerdem schlug man ihr vor, mindestens einmal im Monat eine Tagesstätte für Alzheimer-Patienten zu besuchen, damit sie sich »an den Gedanken gewöhnen« und sich auf das Unausweichliche vorbereiten könne. Kate hatte sich ihre Fünfziger eigentlich ganz anders vorgestellt. Sie hatte geplant, wieder ans College zu gehen und das Studium wiederaufzunehmen, das sie vor Jahren abgebrochen hatte. Doch die Ärzte erklärten nachdrücklich, dass sie diese Träume aufgeben müsse.

Kate hätte den ärztlichen Rat beinahe befolgt, aber irgendetwas in ihrem Innern widersetzte sich der Vorstellung, so einfach abgeschrieben zu werden. Nicht bereit, ihre Träume aufzugeben, suchte sie Rat und Unterstützung bei Organisationen, die Menschen dabei helfen, andere Formen von Lernproblemen zu überwinden, und besuchte hartnäckig ihre Unikurse. Sie erwarb zwei Studienabschlüsse und belegte anschließend einen Promotionsstudiengang. Außerdem wurde sie zu einem aktiven Mitglied und einer Wortführerin von Alzheimer's Australia.

Kates Erfahrung ist ein klarer Beleg dafür, dass es Menschen mit Demenz bei frühzeitiger Diagnose durchaus möglich ist, ein glückliches und produktives Leben zu führen, wenn auch mit gewissen Einschränkungen. Wie bei jeder Behinderung ist eine neue Art des Lernens und Lebens erforderlich. Vor 20 Jahren sahen Ärzte und Pfleger nur Patienten in den späteren Stadien der Krankheit. Doch heute wird die Diagnose bei Patienten wie Kate früher gestellt, zu einem Zeitpunkt, zu dem es immer noch unerforschte Möglichkeiten der Rehabilitation gibt.

Eine frühe Diagnose ist entscheidend, und die Suche nach Methoden, die eine frühzeitige Diagnose ermöglichen, bildet einen Schwerpunkt der Forschung. Enttäuschend ist allerdings, dass kaum Informationen darüber zur Verfügung stehen, wie sich der Rehabilitationsprozess durch die richtige Ernährungsweise unterstützen lässt.

Depression und Ernährung

Celeste kam erstmals vor vielen Jahren auf Anregung eines befreundeten Arztes zu mir, der ihr geraten hatte, sich über ernährungsspezifische Hilfen für ihre chronischen Depressionen zu informieren. Unter den Depressionen litt sie schon ihr gesamtes Erwachsenenleben lang. Sie hatte ohne großen Erfolg verschiedene Antidepressiva ausprobiert – durch die Medikamente fühlte sie sich ständig müde und abgeschlagen. Außerdem nahm sie zu, obwohl sie keinen Appetit mehr hatte. Celeste hätte diese Nebenwirkungen der Antidepressiva vielleicht in Kauf genommen, hätten die Mittel nicht unerträgliche Angstgefühle ausgelöst. Sie setzte die Medikamente ab.

Was wirklich half, war Bewegung. Sie spielte täglich Tennis im Doppel. Nach einem anstrengenden Spiel fühlte sie sich erschöpft, aber entspannt und – vorübergehend – fast euphorisch. »Das ist die einzige Bewältigungsstrategie«, erklärte sie. Doch die positive Wirkung hielt nicht lange an, und am nächsten Tag war das Stimmungstief wieder da. Es fiel ihr schwer, sich an irgendetwas zu erfreuen. Ganz gleich, wie fröhlich die Leute um sie herum waren, ihre eigene Stimmung veränderte sich nicht und schien immer gedämpft zu bleiben.

Celeste hatte als Lehrerin gearbeitet und war seit Kurzem im Ruhestand. Sie hatte zwei erwachsene Kinder, von denen eines mit Spina bifida zur Welt gekommen war. Diese Information ließ sofort alle Alarmglocken bei mir läuten, denn der gemeinsame Nenner bei Depressionen der Mutter und Spina bifida des Kindes ist häufig eine

Unterversorgung mit Folsäure. Folsäure wird für die Herstellung von Serotonin benötigt, und Folsäuremangel ist ein bekannter Risikofaktor für Depressionen.[2] Celeste wusste, dass ein Zusammenhang zwischen Folatmangel und Spina bifida bestehen kann, aber nicht, dass dieses Defizit auch mit Depressionen verbunden ist.

Die täglichen Probleme ihrer behinderten Tochter zu sehen machte Celeste schwer zu schaffen und war eine Hauptursache für ihren Stress und ihre Depressionen. »Ich hätte liebend gern Folsäure genommen, als ich schwanger war«, erklärte sie niedergeschlagen, »aber niemand hat mir gesagt, dass es notwendig ist.«

Nur *ein* Mangel oder viele?

Natürlich ist Folat nur einer der Nährstoffe, die zu Depressionen führen können, wenn sie fehlen. Zu weiteren gehören Omega-3-Fette, Vitamin D, weitere B-Vitamine, Vitamin C, Magnesium und Zink. Bei mindestens zwei dieser Nährstoffe – Vitamin D und Omega-3-Fetten – ist ein Mangel in der allgemeinen Bevölkerung weit verbreitet, und diese Unterversorgung kann die Fähigkeit zur Herstellung und Auswertung von Serotonin beeinträchtigen.[3]

Celeste hatte kein echtes Interesse an Ernährung und aß nur, wenn es ihr gerade in den Sinn kam. Ich ermutigte sie, drei Mahlzeiten am Tag einzunehmen, viel Gemüse und Obst zu essen und dafür zu sorgen, dass sie nicht nur mittags, sondern bei jeder Mahlzeit Eiweiß zuführte. Ich erklärte, dass ich einen umfassenden Supplementplan für sie ausarbeiten wolle, weil Depressionen mit zahlreichen Nährstoffmängeln verbunden sind. Nur einen einzelnen offenkundigen Mangel zu beheben, ohne die anderen in Angriff zu nehmen, wäre Zeitverschwendung – man kann ein Boot nicht über Wasser halten, wenn man nur ein einzelnes von vielen Lecks stopft.

Celeste fing an, täglich ergänzend zur Nahrung Multivitamine, Fischöl, extra Vitamin C und D und Magnesium einzunehmen. Da manche Menschen genetisch bedingte Schwierigkeiten haben, Folat in seine aktive Form, Methyltetrahydrofolat, umzuwandeln, fügte ich noch ein separates Supplement hinzu, das diese Form umfasste. Gegen den anhaltenden Stress in ihrem Leben empfahl ich Tyrosin-Supplemente. Außerdem riet ich ihr zu einer weniger körperlich anstrengenden sportlichen Betätigung, aber das wollte sie nicht – Tennis tat nicht nur ihrer Psyche gut, sondern bildete auch den Mittelpunkt ihres sozialen Lebens.

Da Magnesium so wichtig für die Hirngesundheit ist und Magnesiumsupplemente nachweislich gegen Depressionen wirken,[4] sorgte ich dafür, dass sie ihre Magnesiumaufnahme optimierte. Auch wenn sie keinen außergewöhnlichen Bedarf an Magnesium hatte, zehrte doch die extreme körperliche Betätigung gepaart mit Stress täglich an ihren Speichern. Nach ein paar Monaten fühlte Celeste sich erheblich besser. Ihre Stimmung sei besser, berichtete sie, sie habe mehr Energie und sei weniger reizbar. Sie hatte sogar den Eindruck, dass sie besser Tennis spielte.

Ein Rückfall in alte Gewohnheiten

Einige Jahre lang kam Celeste regelmäßig in meine Praxis, aber ich kann nicht sagen, dass sie sich wirklich je konsequent an ihre neue Ernährungsweise oder den Nahrungsergänzungsplan gehalten hätte. Eine Zeitlang folgte sie den Empfehlungen, aber dann fiel sie wieder in alte Verhaltensmuster zurück. Obwohl sie sogar eingestand, dass es ihr schlechter ging, wenn sie keine ordentlichen Mahlzeiten aß oder ihre Supplemente nicht nahm, blieb sie inkonsequent. Nach einigen Jahren stellte sie ihre Besuche bei mir gänzlich ein.

Als ich eines Abends einen Vortrag in einem örtlichen Gemeindehaus hielt, entdeckte ich sie im Publikum. Sie wohnte in der Nähe und hatte die Ankündigung meines Vortrages im Gemeindeblatt gelesen. Während einer Erfrischungspause sprach sie mich an. »Ich habe schlechte Neuigkeiten«, flüsterte sie mir zu. »Bei mir wurde gerade eine Frontallappendemenz festgestellt. Kann ich wieder zu Ihnen kommen?« Seit unserem letzten Gespräch waren sieben Jahre vergangen.

In meiner Praxis stellte ich fest, dass diese gebildete und früher wortgewandte Frau Schwierigkeiten mit der Kommunikation hatte. Sie war immer noch derselbe intelligente Mensch, den ich kannte, aber ihre Sprache war langsam und stockend geworden. Wiederholt geriet sie ins Stottern und klagte, dass sie »das richtige Wort nicht herausbekam«. Gelegentlich verwendete sie falsche oder zusammenhanglose Wörter oder sprach sie falsch aus. Sie erklärte, sie habe lernen müssen, das, was sie sagen wolle, einfacher auszudrücken. »Ich kann jetzt nur noch kleine Wörter benutzen«, meinte sie.

Auch ihr Verhalten hatte sich verändert. Sie war angespannter und unruhiger. Ihre Reizbarkeit, sagte sie, schlage jetzt häufig in Aggressivität um. Die Depression war so ausgeprägt, dass sie mitunter Suizidgedanken hegte. Sie spielte noch immer Tennis, hatte aber nur noch wenig Ausdauer, und ihre Serves und Volleys wurden immer fehlerhafter. Außerdem hatte sie leidenschaftlich gern Bridge gespielt, war jetzt jedoch aus der Donnerstagsrunde mit Freunden ausgestiegen, weil sie sich einfach nicht mehr merken konnte, welche Karten ausgespielt wurden.

Eine gefürchtete Diagnose

Celeste hatte zunächst einen Neurologen an einem landesweit renommierten neurologischen Zentrum aufgesucht, nachdem ihre Stimmungsschwankungen und Sprachprobleme so stark geworden waren, dass es ihrer Familie aufgefallen war. An der Klinik unterzog man sie einer Fülle von kognitiven Tests und machte einen CT-Scan (Computertomographie) von ihrem Gehirn, was dazu beitragen kann, zwischen echter Demenz und einfacher Depression zu unterscheiden. Der Scan zeigte eine Atrophie der Stirnlappen.

Ein weiteres diagnostisches Verfahren war ein SPECT-Scan (Single-Photon-Emissions-Computertomographie): Bei einem SPECT-Scan wird die Hirnaktivität durch die Messung des zerebralen Blutflusses ermittelt. Im Fall von Celeste bestätigte die Untersuchung, dass in den Frontallappen keine Durchblutung und von daher keine Aktivität zu bestehen schien. Auf der Grundlage der bildgebenden Verfahren und einer Abfolge weiterer Tests stellte man bei Celeste die Diagnose, dass sie unter der semantischen Variante der Frontallappendemenz litt.

Die Frontallappen enthalten die meisten dopamin-sensiblen Neuronen im cerebralen Cortex. Dopamin ist nicht nur ein wichtiger Stimmungsaufheller, sondern auch wichtig für die Artikulation und das Wortgedächtnis. Da wir Dopamin verbrauchen, wenn wir Nebennierenhormone produzieren, wird es bei Stress drastisch abgebaut. Wie in den vorangehenden Kapiteln ausgeführt, kann die Zufuhr der Aminosäure Tyrosin, der Ausgangssubstanz für die Herstellung von Dopamin, den Dopaminspiegel im Gehirn anheben und einen stressbezogenen Dopaminabbau ausgleichen.

Celeste hatte aufgehört, die Tyrosin-Supplemente einzunehmen, obwohl sie festgestellt hatte, dass sie hilfreich für die Behandlung der Depression waren. Außerdem hatte sie das Vitamin D abgesetzt, obwohl frühere Tests ergeben hatten, dass sie eine überdurchschnittlich hohe Tagesdosis brauchte, um gute Blutwerte aufrechtzuerhalten. Vitamin D aktiviert die Gene, die für die Freisetzung von Dopamin und Serotonin von den Neuronen zuständig sind, und schon ein leichter Vitamin-D-Mangel verdoppelt das Demenz- und Alzheimerrisiko.[5] Die speziellen Folatsupplemente, die ich früher empfohlen hatte, hatte Celeste weiterhin eingenommen.

Auch B12 hatte sie weiter zugeführt, aber in geringerer Dosis als vorher. Eine Blutuntersuchung ergab eine niedrige B12-Konzentration von 178 pmol/l. Obwohl diese Konzentration innerhalb des vom Testlabor angegebenen Referenzbereichs liegt und daher als normal betrachtet wird, hat man kürzlich nachgewiesen, dass Werte unter 300 pmol/l mit einer generalisierten Hirnschrumpfung bei älteren Menschen verbunden sind.[6] Und ebenso wie in der Schwangerschaft ist das Verhältnis von Folat zu B12 sehr wichtig. Ein niedriger B12-Spiegel in Verbindung mit einer hohen Folatkonzentration im Blut (ein häufiges Phänomen in Ländern wie Kanada, wo Lebensmittel mit Folsäure angereichert werden) erhöht das Risiko von Gedächtnisproblemen.[7]

Celeste kehrte zu dem Ergänzungsplan, den ich ursprünglich für die Behandlung der Depression empfohlen hatte, zurück. Doch in Anbetracht der neuen Diagnose hielt ich zwei weitere Supplemente für empfehlenswert.

Cholin und Gedächtnis

Cholin ist, wie gesagt, von entscheidender Bedeutung in der Schwangerschaft, weil es die Hirnstruktur des sich entwickelnden Babys beeinflusst. Eine hohe Zufuhr von Cholin bei der Mutter fördert ein Leben lang das Gedächtnis des Kindes.[8] Kleine Mengen Cholin können wir selbst in der Leber produzieren. Frauen vor der Menopause sind dazu ein bisschen besser in der Lage als Männer, wahrscheinlich wegen des zusätzlichen Cholinbedarfs während einer Schwangerschaft. Zu wenig Cholin führt jedoch bei Frauen ebenso wie bei Männern zu einer Fettleber und zu Schädigungen der Muskeln.[9]

Medikamente, die Acetylcholin recyceln, sogenannte Cholinesterase-Hemmer, stoppen den Acetylcholin-Abbau und auch wenn sie eine Demenz nicht heilen oder ihr Voranschreiten verhindern, können sie doch dazu beitragen, einige der Symptome zumindest für einen gewissen Zeitraum zu lindern. Deshalb wird in den frühen Stadien der Demenz häufig zuerst mit Cholinesterase-Hemmern wie Aricept behandelt. Patienten mit frontotemporaler Demenz sprechen allerdings meist nicht gut auf diese Medikamente an und reagieren mitunter sogar mit verstärkter Unruhe.

Ich ermutigte Celeste, mindestens ein Ei pro Tag zu essen und ein Cholinsupplement zu nehmen, um das Gehirn-Acetylcholin ohne Medikamente zu erhöhen. Ich riet ihr zu derselben Form von Cholin – Citicolin –, das sich bei der Behandlung der Aufmerksamkeitsdefizit-/Hyperaktivitätsstörung als hilfreich erwiesen hat (siehe Kapitel 11). Citicolin, auch unter dem Handelsnamen Cognizin bekannt, hat einige positive Wirkungen bei traumatischen Hirnverletzungen und Schlaganfällen gezeigt ebenso wie bei Patienten mit vaskulärer Demenz und Parkinson.[10] Bei gesunden Frauen mittleren Alters können Citicolinsupplemente Aufmerksamkeit und Fokus verbessern.[11] Doch Cholinsupplemente sind kein Allheilmittel: Neuere randomisierte klinische Studien zur Wirkung von Citicolin bei Schlaganfällen und traumatischen Hirnverletzungen kamen zu enttäuschenden Ergebnissen.

Warum klinische Studien über Nährstoffe häufig scheitern

Große randomisierte klinische Studien sind die Hauptstütze der Arzneimittelforschung. In randomisierten klinischen Studien erhalten Probanden, die nach dem Zufallsprinzip auf zwei Gruppen verteilt werden, entweder ein Medikament oder eine »Zuckerpille« (Placebo). Auf diese Weise wird überprüft, ob der Wirkstoff besser ist als gar nichts einzunehmen. Gelegentlich wird das Medikament mit einem älteren Arzeimittel verglichen, damit man feststellen kann, ob es eine Verbesserung gegenüber den bereits verfügbaren Medikamenten darstellt.

Randomisierte klinische Studien sind der Goldstandard für die Wirksamkeitsüberprüfung von Medikamenten. Doch sie eignen sich nicht, um viele unterschiedliche Kombinationen von Wirkstoffen, die miteinander in Wechselwirkung stehen, wie Vitamine und Mineralstoffe, zu testen. Abgesehen davon, dass solche Studien extrem kostspielig wären, müssten sie eine enorm große Anzahl von Patienten umfassen und wären unpraktikabel, weil sie viel zu lange dauern würden.

Eine Gruppe von Wissenschaftlern hat versucht zu ermitteln, wie viel Zeit es in Anspruch nehmen würde, die sieben Behandlungsmöglichkeiten für die Alzheimer-Erkrankung zu testen. Wie an früherer Stelle erwähnt, gibt es kein einzelnes wirksames Mittel gegen Alzheimer, doch die Forscher vermuteten, dass eine Kombination mehrerer unterschiedlicher Substanzen, die bei unterschiedlichen neuronalen Leitungsbahnen ansetzen, effektiver sein könnte. Die

Forscher berechneten, dass sie 127 separate klinische Studien durchführen und 63 500 Patienten dafür rekrutieren müssten. Außerdem würde es 286 Jahre dauern, das Projekt durchzuführen.[12] Man kann sich vorstellen, wie schwierig es wäre, 40 verschiedene Nährstoffe in unterschiedlichen Kombinationen zu testen. Ein Ding der Unmöglichkeit!

Bei der Untersuchung von Vitaminen sind zudem ethische Faktoren zu berücksichtigen, die für Medikamente nicht gelten. In einer Medikamentenstudie kann man sicher sein, dass die Placebo-Gruppe das Test-Medikament nicht einnimmt. So hat man einen aussagekräftigen Vergleich zwischen der Behandlungsgruppe und der Kontroll- oder Vergleichsgruppe. Doch da Vitamine lebenswichtig sind, kann man sie der Kontrollgruppe nicht entziehen, ohne ihr zu schaden. Zudem sind Vitamine in mehr oder weniger starkem Ausmaß in der Nahrung enthalten; daher nehmen die Vergleichspersonen je nach ihrer Ernährungsweise immer eine unberechenbare Menge des getesteten Vitamins auf. Man hat also keinen eindeutigen Unterschied zwischen der Behandlungs- und der Kontrollgruppe.

Leider testen Wissenschaftler essenzielle Nährstoffe, als ob es Medikamente wären, und erkennen nicht, dass man durch die Untersuchung einzelner Vitamine einfach keine verlässlichen Daten erhält. Wir brauchen *alle* essenziellen Nährstoffe, um das Gehirn gesund zu erhalten und zu regenerieren und um die zahllosen Prozesse zu regulieren, die für Gedächtnis und Hirnfunktion erforderlich sind. Von daher beeinträchtigt jeder einzelne Nährstoffmangel die Gesundheit des Gehirns.

Jeffrey Blumberg von der Tufts University, eine der einflussreichsten Stimmen in der Nährstofferforschung, äußert sich dazu folgendermaßen: »Die Sache ist wirklich kompliziert, weil es so viele verschiedene Nährstoffe gibt, die alle eine wichtige Rolle für die Förderung der Gesundheit und die Prophylaxe der zu erforschenden Krankheiten spielen. Einfach eine simple Studie zu, sagen wir, Vitamin E und Herzerkrankungen durchzuführen, ist alles andere als simpel, wenn man erkennt, dass man all diese anderen Nährstoffe ebenfalls kontrollieren muss.«

Das Problem mit der Erforschung komplexer Systeme

Angenommen, die Autobranche behauptet, dass ordentlich eingestellte Zündkerzen lebenswichtig für Autos seien – dass ein Auto nicht anspringt und auch nicht gut läuft, wenn die Zündkerzen nicht richtig eingestellt sind. Auch wenn der gesunde Menschenverstand einem vielleicht sagt, dass die Autohersteller recht haben, stellt sich die Frage, wie man diese Behauptung überprüft.

Wenn wir den logischen Erkenntnissen der aktuellen Vitaminforschung folgen, würden wir mehrere Autos nehmen, die nicht funktionieren, neue Zündkerzen einsetzen und sehen, ob wir sie wieder zum Laufen bekommen. Bei ein oder zwei Autos wäre das vielleicht der Fall. Doch wenn eine deutliche Anzahl von Autos nicht reagieren würde, könnten wir daraus trotzdem nicht den Schluss ziehen, dass Zündkerzen nutzlos sind. Wenn doch, würden wir zweifellos auf eine scharfe Reaktion der Autobranche und ungläubiges Kopfschütteln bei fachkundigen Autobesitzern stoßen.

Genau das tun wir jedoch bei der Vitaminforschung. Wir testen einzelne Vitamine, und wenn wir sie nicht dazu bekommen können, eigenständig zu funktionieren, tun wir sie als nutzlos oder vielleicht sogar als schädlich ab. Auch wenn der wissenschaftliche Ansatz, der alles auf die Erforschung jeweils einer einzelnen Variable reduziert, bei Medikamenten oder bei chirurgischen Eingriffen funktionieren mag, ist er zum Scheitern verurteilt, wenn wir versuchen, komplexe Systeme zu untersuchen. Einige kluge Wissenschaftler beginnen die Begrenztheit dieses Ansatzes zu erkennen und fordern ein Moratorium für die Vitaminforschung, bis wir ausgetüftelt haben, wie man die Ernährung in ihrer ganzen Komplexität erforschen kann.[13]

Bis dahin sollten wir bei negativen oder verwirrenden Ergebnissen von klinischen Studien, die sich ausschließlich auf einen einzelnen essenziellen Nährstoff konzentrieren und dessen Wechselwirkungen mit allen anderen Nährstoffen außer Acht lassen, skeptisch bleiben.

Vitamin E und das Gehirn

Ein weiteres Supplement, das ich Celeste empfahl, war das fettlösliche Antioxidans Vitamin E, das zum Schutz der weißen Substanz im Gehirn beiträgt. Wie sich gezeigt hat, verhindert Vitamin E nach einem Schlaganfall die Entwicklung von Läsionen bei der weißen Substanz.[14]

Wenn wir irgendeinen Nährstoff als Nahrungsergänzung aufnehmen, fördern wir im Grunde den Nährstoffgehalt unseres Essens. Supplemente sollten deshalb den in Lebensmitteln enthaltenen Nährstoffen so ähnlich wie möglich sein. Einige Supplemente sind gleich (bioidentisch), egal ob sie künstlich hergestellt werden oder aus der Nahrung stammen. Der Körper kann nicht zwischen synthetischem Vitamin C und dem Vitamin C in einer Orange unterscheiden. Anders sieht es bei künstlich hergestelltem Vitamin E aus. In der Natur kommt Vitamin E in acht verschiedenen Formen vor: Vier davon sind chemisch als Tocopherole klassifiziert (Alpha, Beta, Gamma und Delta) und vier als Tocotrienole (wiederum Alpha, Beta, Gamma und Delta). Als Antioxidantien bewirken die acht Formen jeweils etwas leicht Unterschiedliches, arbeiten aber zusammen und sollten daher zusammen eingenommen werden.

Dl-Alpha-Tocopherol ist eine synthetische Variante einer der acht Vitamin-E-Formen. Hohe Dosierungen verlangsamen nachweislich das Fortschreiten der Alzheimer-Erkrankung, wenn sie zusammen mit Cholinesterase-Hemmern verabreicht werden.[15] Es ist jedoch unwahrscheinlich, dass diese Form von Vitamin E dieselben Vorteile bietet wie das gesamte Spektrum. Tatsächlich ist es unter Umständen sogar schädlich, weil zu viel dl-Alpha-Tocopherol die Aufnahme von anderen positiven Vitamin-E-Formen aus der Nahrung blockieren kann.[16]

Eine Studie über Finnen im Alter von 80 Jahren und älter zeigte, dass diejenigen mit den höchsten Blutwerten für *alle* Vitamin-E-Formen ein geringeres Risiko für kognitive Beeinträchtigungen hatten, wobei jede der acht Varianten eine einzigartige Rolle spielte.[17] Leider ist die medizinische und wissenschaftliche Gemeinschaft zu lange davon ausgegangen, dass Alpha-Tocopherol die einzige erforschenswerte Vitamin-E-Form ist. Außerdem hat man in vielen Studien die billige und leicht erhältliche synthetische Variante – dl-Alpha-Tocopherol – verwendet, die nicht identisch mit dem natürlichen Alpha-Tocopherol ist.

Die Unwissenheit über die unterschiedlichen Formen von Vitamin E ist so groß, dass viele Studien sich nicht einmal die Mühe machen, die verwendete Variante zu nennen – eine Tatsache, die von den Fachzeitschriften, die die Ergebnisse veröffentlichen, selten aufgegriffen wird.[18] Dieses Versäumnis macht es anderen Forschern unmöglich, die ursprünglichen Studien zu reproduzieren, und trägt zu der wachsenden Verwirrung in der Forschungsliteratur bei.

Selbstverständlich habe ich Celeste das gesamte Spektrum der Vitamin-E-Formen empfohlen. Und trotz negativer Besprechungen in medizinischen Fachzeitschriften schlug ich vor, dass sie zweimal täglich 250 Milligramm Citicolin nehmen solle.

Ich hab's kapiert, ich hab's endlich kapiert!

Celeste nahm weiterhin am Demenzprogramm teil und arbeitete mit einer Logopädin an der Verbesserung ihrer Sprachkompetenz. Die Therapeutin zeigte ihr Bilder und forderte sie auf, die dargestellten Objekte zu benennen. Zu Hause musste sie täglich das Benennen von Farben und Formen üben, was sie gewissenhaft tat. Sie nahm weiter ihre Supplemente ein, diesmal konsequenter.

Sich an die Ernährungsrichtlinien zu halten, fiel ihr schwerer. Es waren dieselben Richtlinien, die ich ihr vor Jahren gegeben hatte, die sie jedoch nie wirklich ernst genommen hatte. Sie war nicht daran gewöhnt, regelmäßig zu essen, und ließ häufiger eine Mahlzeit ausfallen. Es fiel ihr auch schwer, die zehn Portionen Obst und Gemüse am Tag zu essen, die den größten Nutzen für die Gesundheit bieten. Doch jetzt gab sie sich große Mühe, ihre Ernährung zu optimieren. Sie strich die verarbeiteten zucker- und stärkehaltigen Nahrungsmittel vom Speiseplan und ersetzte sie durch Eiweiß, Gemüse und Obst. Eines Tages erhielt ich eine E-Mail von ihr, mit dem Betreff: »Ich hab's kapiert, ich hab's endlich kapiert!« Ihr war allmählich klar geworden, dass es ihr viel besser ging, wenn sie ordentlich aß und daran dachte, ihre Supplemente zu nehmen.

Ein Jahr später erklärte die Fachärztin für Neurologie, dass Celeste wesentlich besser zurechtkam als ursprünglich prognostiziert. »Für jemanden mit Ihrer Diagnose sind Sie eindeutig höchst funktionsfähig«, meinte sie. Einige Monate später teilte sie Celeste mit, dass sie keinen Grund mehr für eine weitere Teilnahme am Demenzprogramm sehe: Es gebe keine Hinweise mehr auf die Gedächtnis- und Sprachprobleme, mit denen Celeste zwei Jahre zuvor vorstellig geworden sei. Tatsächlich sei man sich sicher, dass sie nicht unter Frontallappendemenz leide. Celeste verließ die Praxis, setzte sich in ihr Auto und weinte.

Celeste fragte die Ärztin, was die Probleme verursacht haben könnte, die sie ursprünglich in die Klinik gebracht hatten. »Nun ja«, sagte die Neurologin, »Sie standen unter starkem Stress. Das hat vermutlich die Symptome ausgelöst.« Die Ärztin hatte natürlich recht. Anhaltender, starker Stress kann das Gehirn schädigen, und zu den Mechanismen, die für diese Schädigung verantwortlich sein können, gehört der stressbedingte Abbau von Nährstoffen, die für die Hirnfunktion erforderlich sind. Das lebenslange Ringen mit der Depression sprach in Celestes Fall dafür, dass ihr Gehirn einen überdurchschnittlich hohen Nährstoffbedarf hatte.

Ich bin überzeugt, dass Celeste sich zu erholen begann, weil sie anfing, diesen Bedarf zu decken. Und Celeste teilte diese Überzeugung.

Was man tun kann, wenn das Gedächtnis nachlässt

Ausreichend Schlaf. Nur wenn wir schlafen, kann das Gehirn die zellulären Ablagerungen, die sich im Laufe des Tages ansammeln, entsorgen. Melatonin trägt dazu bei, den Schlaf zu regulieren. Es ist auch ein wirkungsvolles Antioxidans, das das Gehirn vor Schädigungen durch freie Radikale schützen kann. In einer Studie gab man Alzheimer-Patienten vier Wochen lang 3 Milligramm Melatonin, was die Kognition ebenso wie den Schlaf verbesserte.[19]

Die meisten Menschen brauchen sieben bis acht Stunden Schlaf. Schlafen Sie in einem stockdunklen Raum oder benutzen Sie eine Augenmaske. Befolgen Sie die in Kapitel 12 beschriebenen Instruktionen, um die Supplemente für einen guten Schlaf auf Ihre individuellen Bedürfnisse abzustimmen.

Bewegung. Körperliche Betätigung erhöht die Durchblutung des Gehirns und trägt zur Bildung neuer Blutgefäße bei. Außerdem regt sie die Bildung neuer Nervenzellen im Hippocampus an, fördert die neuronale Plastizität und verbessert die Kognition.[20] Machen Sie mindestens drei- bis viermal die Woche einen flotten Spaziergang von dreißig Minuten.

Greifen Sie zu hirnfreundlichen Nahrungsmitteln. Herzfreundliche Diäten wie die Mittelmeer-Diät oder die DASH-Diät (Dietary Approaches to Stop Hypertension, eine Ernährungsweise, die einem zu hohen Blutdruck entgegenwirken soll), tun auch dem Gehirn gut. Die in Kapitel 14 dargelegte MIND-Diät ist eine Mischform aus diesen beiden Ernährungsweisen und scheint effektiver zu sein als eine allein. Bei gewissenhafter Einhaltung reduziert sie das Risiko, an Alzheimer zu erkranken, um 53 Prozent.[21]

Essen Sie viel buntes Obst und Gemüse. Es liegen überzeugende Nachweise dafür vor, dass zahlreiche Gesundheitsprobleme unserer Zeit, einschließlich Demenz, durch die unzureichende Aufnahme von Obst und Gemüse verursacht werden. Ernährungsweisen, bei denen der Schwerpunkt auf Obst und Gemüse liegt (nicht unbedingt vegetarisch) enthalten eine Reihe von Phytochemikalien, die antioxidativ, entgiftend und entzündungshemmend wirken. Was Obst und Gemüse betrifft, gilt tatsächlich: je mehr, desto besser. Versuchen Sie, die zehn Portionen am Tag zu erreichen, die nachweislich besonders gesundheitsfördernd sind. Kräuter und Gewürze sind reich an sekundären Pflanzenstoffen und können eine Mahlzeit gesünder machen, ohne zusätzliche Kalorien hinzuzufügen. Bereichern Sie Ihre Mahlzeiten wann immer möglich mit diesen chemischen Kraftpaketen.

Nehmen Sie einige elementare Nahrungsergänzungsmittel. Wenn Sie noch keinerlei Supplemente nehmen, fangen Sie mit dem in Kapitel 15 beschriebenen Grundplan an. Ihr Programm sollte einen Multivitamin- und Mineralstoffkomplex, Fischöl, extra Vitamin C und E sowie Magnesium umfassen. Vitamin D und Magnesium sollten Sie auf Ihre speziellen Bedürfnisse abstimmen (siehe Kapitel 15).

Fügen Sie gedächtnisfördernde Supplemente hinzu. Bei bestehenden Gedächtnisproblemen sollten Sie zusätzlich L-Tyrosin, L-Theanin und Citicolin in Ihr Grundprogramm miteinbeziehen. Fügen Sie diese Supplemente einzeln hinzu, mit jeweils einigen Wochen Pause dazwischen, um herauszufinden, welche Ihnen guttun.

Idealerweise sollten Sie mit einem erfahrenen Arzt zusammenarbeiten, der Ihnen bei der Zusammenstellung einiger gedächtnisunterstützender Supplemente helfen kann, die speziell auf Ihre Bedürfnisse abgestimmt sind.

Lassen Sie Ihren Vitamin-D-Status testen. Ohne Blutuntersuchung wissen Sie nicht, ob Sie unter einem Vitamin-D-Mangel leiden. Versuchen Sie, 4000 IE (100 Milligramm) aufzunehmen – das ist das Upper Limit für Vitamin D und die Menge, die jeder ab dem Alter von neun Jahren ohne Überwachung oder Angst vor Nebenwirkungen einnehmen kann. Lassen Sie den Blutwert nach drei Monaten erneut überprüfen. Wenn das Ende des Dreimonatszeitraums allerdings in die Sommermonate fällt, sollten Sie bis November mit der Untersuchung warten. Liegen Ihre Ergebnisse im oberen Normbereich – prima. Wenn nicht, sollten Sie mit einem sachkundigen Arzt zusammenarbeiten, um herauszufinden, wie viel Vitamin D Sie einnehmen sollten, um die Werte zu korrigieren.

Überprüfen Sie B12. Vitamin B12 ist für die Bewahrung der Myelinschicht um die Neuronen und für die Herstellung von Neurotransmittern erforderlich. Geben Sie sich bei einer B12-Untersuchung nicht mit der Versicherung zufrieden, dass Sie »normal« sind, nur weil Ihre Werte im Normbereich des Labors liegen.

Ich rate meinen Patienten, die B12-Spiegel hoch zu halten – zwischen 1000 und 2000 pmol/l (1350–2710 pg/ml) –, um einen Ausgleich für die hohen Folatspiegel im Blut zu schaffen, die seit der Lebensmittelanreicherung nahezu universell sind. B12-Spiegel, die in diesem Bereich liegen, sind mit einer Zunahme der Energie und des allgemeinen Wohlbefindens in Verbindung gebracht worden.[22] Um diese Konzentrationen zu erreichen, werden Sie B12 als Supplement einnehmen müssen (als Methylcobalamin, die aktive Form).

Ich empfehle 1 Milligramm Methylcobalamin täglich. Nach drei Monaten sollte man das B12 erneut testen lassen. Da auch bei hohen B12-Konzentrationen keine Nebenwirkungen bekannt sind, gibt es keine offizielle Obergrenze für die Menge, die man ohne gesundheitliche Risiken einnehmen kann.

Optimieren Sie Ihre Magnesiumzufuhr. Eine geringe Magnesiumaufnahme über die Nahrung kann zu kognitiver Beeinträchtigung führen und sollte korrigiert werden. Vor allem wenn Sie zu Verstopfung neigen, brauchen Sie mehr Magnesium als üblicherweise in einem Multivitaminpräparat enthalten ist. Befolgen Sie die Anweisungen in Kapitel 15, um die Magnesiumaufnahme an Ihre Darmtoleranz anzupassen.

Das hilft nicht nur gegen Verstopfung, sondern kann auch einen fortschreitenden Gedächtnisverlust verhindern.[23]

Lernen Sie zu entspannen. Entspannung kann die Hirnchemie positiv beeinflussen, weil sie die Ausschüttung von hirnschädigenden Stress-Substanzen in den Blutkreislauf stoppt. Lernen Sie zu meditieren oder nutzen Sie andere bewährte Entspannungspraktiken.

Die progressive Muskelentspannung ist zum Beispiel eine Technik, bei der die Muskeln wiederholt angespannt und dann wieder entspannt werden. Es ist eine leicht zu erlernende Methode, die man sich selbst mit Hilfe eines der vielen im Internet angebotenen Videos beibringen kann. Die progressive Muskelentspannung kann ein überaktives Gehirn beruhigen[24] und hilft gegen Stress und Angst. Auch bei Schlaflosigkeit wirkt sie positiv.

Ein Silberstreifen

Dale Bredesen vom Alzheimer-Forschungszentrum der UCLA verfolgt einen neuen Ansatz bei der Erforschung früher Demenzstadien: Er untersucht verschiedenste Faktoren, die das Risiko der Alzheimer-Erkrankung möglicherweise erhöhen, dazu gehören zum Beispiel ein Mangel oder ein Ungleichgewicht bei 36 Nährstoffen, mangelnde Bewegung, übermäßiger Stress und unzureichender Schlaf.

In einer kleinen Vorstudie kam es bei neun von zehn Patienten nach drei bis sechs Monaten zu einer Umkehrung ihrer Symptome. Zu Beginn der Studie hatten sechs Patienten ihren Beruf aufgegeben oder Probleme bei der Arbeit; alle konnten ihre Leistung verbessern und ihre Tätigkeit wieder aufnehmen. Der eine Patient, bei dem keine Verbesserung eintrat, befand sich in einem Spätstadium von Alzheimer.[25]

»Die bestehenden Alzheimer-Medikamente sind auf ein einzelnes Ziel ausgerichtet, aber die Alzheimer-Erkrankung ist komplexer. Stellen Sie sich vor, Sie hätten ein Dach mit 36 Löchern darin, und Ihr Medikament würde eines dieser Löcher hervorragend abdichten.

Das Medikament ist also wirksam und hat das einzelne Loch gestopft, aber Sie haben immer noch 35 andere Löcher, und daher wird der grundlegende Prozess wahrscheinlich wenig beeinflusst«, erklärt Bredesen.[26]

Auch wenn diese Ergebnisse noch durch größere Studien bestätigt werden müssen, bin ich der Ansicht, dass das Resultat wegweisend für einen neuen und erfolgreicheren Behandlungsansatz im Frühstadium der Demenz ist, der eine Kombination aus mehreren Interventionen umfassen wird. Ein einzelner Ansatz, ein einzelnes Medikament oder ein einzelner Nährstoff können das Problem nicht lösen. Die wichtigste Lehre, die sich aus dem Fall von Celeste ziehen lässt, ist, dass man viele unterschiedliche Ernährungsansätze ausprobieren muss – und nicht aufgeben darf.

Teil 5

Strategieplanung

14. Kapitel

Kaufen mit Köpfchen: kostenbewusste Entscheidungen im Lebensmittelladen

Essen ist ein Bedürfnis, Genießen ist eine Kunst.

François de la Rochefoucauld

Im Laufe der Evolution haben Populationen in unterschiedlichen Teilen der Welt mit einer Vielzahl von Ernährungsweisen überlebt, wobei lokale klimatische und geographische Unterschiede bestimmten, welche Nahrung zur Verfügung stand. Aufgrund der extrem hohen Säuglingssterblichkeit war die allgemeine Lebenserwartung unserer Jäger-Sammler-Vorfahren nicht besonders hoch. Hatten sie es allerdings geschafft, älter als 15 Jahre zu werden, hatten sie überraschenderweise eine ganz ähnliche Lebenserwartung wie wir heute.[1] Die Tatsache, dass frühe Populationen bei ganz unterschiedlichen Nahrungskombinationen überlebten, deutet darauf hin, dass ein breites Spektrum von Essgewohnheiten ausreichend Energie und genügend essenzielle Nährstoffe lieferte, um das Wachstum bis zur Reife und zur Fortpflanzung zu unterstützen. Doch sogar bei jenen, die tatsächlich bis ins mittlere Alter überlebten, ist es unwahrscheinlich, dass ihre Ernährung genügend Nährstoffe für eine *optimale* Gesundheit enthielt.

Heute, wo die Wunder der modernen Medizin unsere Lebensspanne immer weiter ausdehnen, wünschen wir uns nicht nur ein langes Leben, sondern möchten die geschenkten Jahre auch so krankheitsfrei wie möglich verbringen. Neuere Studien sprechen dafür, dass wir unsere Ernährung verbessern müssen, wenn wir Herz und Hirn vor frühzeitiger Degeneration schützen und gesund alt werden wollen.

Protektive, weniger protektive und nicht protektive Nahrungsmittel

Wie in Kapitel 4 erwähnt, war es der Völkerbund, der nach dem Ersten Weltkrieg erstmals versuchte, allgemeingültige Richtlinien für eine gesunde Ernährung zu entwickeln, die dann im Jahr 1935 veröffentlicht wurden. Im Rahmen dieser Empfehlungen wurde Nahrung in drei Gruppen unterteilt: äußerst protektiv, weniger protektiv und nicht protektiv. Es wurde empfohlen, sich beim Essen hauptsächlich auf Lebensmittel aus der ersten Kategorie zu konzentrieren, einige (aber nicht sehr viele) Nahrungsmittel der zweiten Gruppe aufzunehmen und die nicht protektiven Nahrungsmittel zu meiden.

Zu den Nahrungsmitteln mit großer Schutzwirkung gehörten Gemüse und Obst, Milch, Käse, Butter und Eier. Für eine optimale Gesundheit hielt man eine Portion Leber pro Woche für notwendig, weil sie zusätzliches Eisen lieferte. Empfohlen wurde außerdem eine tägliche Portion Lebertran, von dem inzwischen bekannt war, dass er Rachitis und andere, durch Vitamin-D-Mangel verursachte, Krankheiten verhinderte (nebenbei bemerkt bot Lebertran auch mehr Omega-3-Fette, obwohl man diese Nährstoffe damals noch nicht auf dem Nährstoff-Radar hatte). Die Wichtigkeit von Eiweiß wurde nachdrücklich betont, und die empfohlene Tagesdosis lag bei 1 Gramm pro Kilogramm Körpergewicht für alle Erwachsenen; Frauen in der Schwangerschaft und Stillzeit wurde zu einer höheren Dosierung geraten. Diese Menge liegt über der heutigen Standardempfehlung in Nordamerika, der zufolge 0,8 Gramm Protein pro Kilogramm Körpergewicht ausreichen. Wie an früherer Stelle ausgeführt, sprechen neuere Forschungsergebnisse dafür, dass die optimale Menge eher bei 1,2 Gramm liegt.

Zu den weniger protektiven Nahrungsmitteln gehörten Fleisch, stärkehaltige Gemüsesorten wie Kartoffeln und Rüben, außerdem Hülsenfrüchte wie Trockenerbsen und Linsen. Auf Getreide basierende Produkte wie Reis, Nudeln und Brot wurden ebenfalls dieser Gruppe zugeordnet, und man machte keinen Unterschied zwischen

Weiß- und Vollkornbrot oder zwischen weißem Reis und Naturreis. Zu den nicht protektiven Lebensmitteln rechnete man Zucker, Konfitüren, Gelees und Honig. Diese sollten möglichst vermieden werden, da sie viele Kalorien, aber wenig oder keinen Nährwert lieferten. Der Begriff der Nährstoffdichte wurde betont. Nahrungsmittel mit hoher Nährstoffdichte liefern die meisten Nährstoffe bei geringstmöglicher Kalorienmenge.

Unverarbeitete, minimal verarbeitete und stark verarbeitete Lebensmittel

Anstatt dass unsere Ernährungsweisen heute auf nährstoffdichten Lebensmitteln basieren, sind sie in den meisten Industrieländern überladen mit *energie*-dichten, stark verarbeiteten Nahrungsmitteln: Brot, Kekse, Pommes und Snacks wie Chips und Limos. Diese Produkte liefern weit mehr Kalorien, als wir brauchen, aber nur wenig Nährstoffe.

Das *British Medical Journal* definiert stark verarbeitete Nahrungsmittel als »industrielle Rezepturen, die neben Salz, Zucker, Ölen und Fetten Substanzen enthalten, die in Speisezubereitungen nicht verwendet werden, insbesondere Konzepte, mit denen die sensorischen Eigenschaften von minimal verarbeiteten Lebensmitteln nachgeahmt werden sollen.«[2] Mit anderen Worten, sie sehen aus wie Nahrungsmittel und schmecken wie Nahrungsmittel, sind aber in Wahrheit chemische Mixturen, die unsere Geschmacksnerven täuschen sollen. Zwischen 1938 und 2011 war die wichtigste Veränderung in kanadischen Essgewohnheiten, dass stark verarbeitete Fertigprodukte an die Stelle von unverarbeiteten oder minimal verarbeiteten Lebensmitteln getreten sind.[3]

Michael Pollan, der bekannte Autor zum Thema Ernährung, beschreibt hochgradig verarbeitete Lebensmittel auf etwas benutzerfreundlichere Weise als »essbare nahrungsähnliche Substanzen«. Ich liebe diesen Ausdruck. Er ist die perfekte Bezeichnung für Produkte wie Hotdogs, Pizzataschen, Frühstückszerealien, abgepacktes Brot,

Aufschnitt, tiefgefrorene Fertiggerichte, Gebäck, Chips und viele weitere abgepackte Produkte, die den Großteil der Lebensmittel in vielen Einkaufswagen ausmachen.

Um stark verarbeitete Produkte zu vermeiden, regt Pollan an, dass wir keine Lebensmittel kaufen sollten, die wir aus der Fernsehwerbung kennen. Vielmehr sollte man die Angaben auf den Etiketten lesen und die Finger von allen Produkten lassen, die mehr als fünf Inhaltsstoffe haben. Und falls die Zutatenliste chemische Begriffe enthält, die ein Siebenjähriger nicht aussprechen kann, sollte man einen großen Bogen um den Artikel machen.

Verarbeitete Lebensmittel sind billiger

Doch die Tatsache bleibt, dass verarbeitete Nahrungsmittel mit ihren Zuckerzusätzen, gehärteten Fetten, Geschmacksverstärkern, Emulgatoren, künstlichen Süßstoffen und Konservierungsmitteln preisgünstig und bequem sind. Außerdem bieten sie den Herstellern die größte Gewinnspanne.

Der Ernährungsexperte und Ökonom Barry Popkin von der University of North Carolina erklärt in Bezug auf das Verhältnis zwischen billigen abgepackten Maccaroni mit Käse und frischem Obst und Gemüse: »In punkto verarbeitete, abgepackte Lebensmittel ist die Lebensmittelbranche ungeheuer effizient. Sie nimmt ein kleines bisschen Weizen und ein kleines bisschen künstlichen Käse. Sie verwendet Unmengen von chemischen Aromen und heraus kommen diese wunderbar leckeren Lebensmittel, die extrem preisgünstig sind.«[4] Im Gegensatz dazu sind Lebensmittel mit höherer Nährstoffdichte wie mageres Fleisch, Fisch, frisches Gemüse und Obst in der Regel teurer.

In Kanada sind 60 Prozent der Nahrungsmittel, die wir essen, stark verarbeitet, und in den USA ist das Verhältnis ähnlich.[5] Die traurige Wahrheit ist, dass Regierungen seit Jahrzehnten die Rohstoffe, die für die Herstellung von Fastfood verwendet werden, subventionieren. Obwohl uns von staatlicher Seite empfohlen wird, die

Aufnahme dieser Nahrungsmittel stark einzuschränken, tragen Regierungen dazu bei, genau diese Nahrungsmittel billig zu machen.

Popkin führt dazu aus: »Wir haben für Obst und Gemüse nicht wirklich dieselbe Infrastruktur geschaffen wie für tierische Lebensmittel, für Öle, Zucker und andere Dinge. Der Unterschied liegt in langfristigen Investitionen von so riesigem Ausmaß, dass es eines enormen Kraftakts bedürfte, um Obst und Gemüse so preisgünstig zu machen, wie sie sein sollten.«

Und falls Sie denken, dass eine Ernährung, die den offiziellen Empfehlungen des kanadischen *Food Guide* entspricht, helfen würde – überlegen Sie nochmal. Obwohl die Kanadier sich recht gut an unsere staatlich sanktionierten Richtlinien halten, werden sie immer dicker und kränker. Wie an früherer Stelle ausgeführt, hat ein Senatsausschuss einen vernichtenden Bericht über die Grundursachen der epidemischen Fettleibigkeit in Kanada herausgegeben. Die darin geäußerte scharfe Kritik an Kanadas *Food Guide* beschreibt die Richtlinien als »bestenfalls unwirksam und schlimmstenfalls förderlich« für die wachsende Adipositas-Krise und den Anstieg chronisch degenerativer Erkrankungen wie Diabetes, Herzerkrankungen, Krebs und Demenz. Die wahrscheinlichste Ursache für das Versagen von Kanadas *Food Guide* ist, dass er zu viele hochgradig verarbeitete Lebensmittel zulässt. Tatsächlich könnte man die Richtlinien mühelos einhalten, wenn man sich hauptsächlich von besagten »essbaren nahrungsähnlichen Substanzen« ernährte.

Das Preis-Leistungs-Verhältnis

Wie können wir also die gesündesten Nahrungsmittel bekommen, ohne vorher eine Bank zu überfallen? Den Löwenanteil der Kosten für stark verarbeitete Lebensmittel verschlingen Verarbeitung, Transport und Werbung. Für das Jahr 2006 beispielsweise zeigen die Daten des Food Marketing Institute, dass die Kosten für die Lebensmittelwerbung in den USA 81 Prozent der Gesamtkosten für den Verbraucher verursachten. Nur 19 Prozent des Verkaufspreises gingen an die

Landwirte.[6] Wie Pollan sagt, sollten wir uns von Lebensmitteln fernhalten, die stark beworben werden. Vermeiden Sie, wenn möglich, abgepackte Lebensmittel, die normalerweise am stärksten verarbeitet sind. Man könnte auch sagen, dass man sich beim Einkaufen lieber an »den Rändern des Supermarkts« orientieren sollte, wo normalerweise die frischen Sachen aufgebaut sind, und die zentralen Gänge, wo die meisten verpackten Lebensmittel stehen, meiden sollte.

Um das beste Preis-Leistungs-Verhältnis zu bekommen, sollte man sich an saisonales Obst und Gemüse halten. Das kann sehr kosteneffektiv sein. Und wenn man in einem Hofladen einkauft, weiß man, dass das Geld direkt in die Tasche des Landwirts fließt – die Kosten für Transport und Verpackung sind gering und die Werbekosten liegen bei Null.

Fangen Sie an, öfter selbst zu Hause zu kochen. Es kann richtig Spaß machen, herauszufinden, wie viel Geld man einspart, wenn man die Quiche oder die Fleischbällchen selber zubereitet. In einer US-amerikanischen Studie wurde festgestellt, dass Leute, die mehr Zeit in der Küche verbringen und für die Familie kochen, sich eher gesund ernähren und wesentlich mehr Gemüse, Salat und Obst essen. Sie geben auch weniger fürs Essen aus und sparen im Schnitt sieben Dollar pro Familienmitglied pro Woche ein.[7]

Ist gesundes Essen teurer?

Trotz gegenteiliger Beweise hält sich hartnäckig die Ansicht, dass wir, wenn wir uns gesünder ernähren wollen, mehr Geld ausgeben müssen. Auch wenn Nahrungsmittel wie Bio-Freilandeier oder Milch und Fleisch von Rindern aus Weidehaltung tatsächlich kostspieliger sein können als ihre Pendants aus der Massentierhaltung, lassen wir uns leicht austricksen und bezahlen mehr als nötig für viele Nahrungsmittel, wenn wir sie für besonders gesund halten.

Ein Forscherteam von der Ohio State University konzipierte eine Reihe von Experimenten, um zu überprüfen, ob allein der Preis eines Produkts unsere Wahrnehmung seines Gesundheitswerts beeinflusst. Testteilnehmern wurde ein neues Produkt vorgestellt, das als »Gesündester Proteinriegel der Welt« bezeichnet wurde. Der Hälfte der Teilnehmer sagte man, dass der Riegel 0,99 Dollar kosten sollte, und der anderen Hälfte erzählte man, dass er 4 Dollar kosten würde. Dann erhielten alle die Gelegenheit, Bewertungen des Produkts zu lesen, bevor sie um ihre eigene Meinung gebeten wurden. Die Teilnehmer, denen man gesagt hatte, dass der Riegel 0,99 Dollar kosten sollte, arbeiteten die Bewertungen sorgfältig durch, weil sie nicht glauben konnten, dass etwas qualitativ Hochwertiges so preisgünstig sein konnte. Bei den Teilnehmern, die von einem Riegelpreis von 4 Dollar ausgingen, war es dagegen viel unwahrscheinlicher, dass sie die Bewertungen lasen, weil sie einfach darauf vertrauten, dass etwas, das doppelt so viel kostet wie der durchschnittliche Proteinriegel, besonders gesund sein müsse.

In einem weiteren Experiment wurden die Teilnehmer gebeten, sich vorzustellen, dass ein Kollege sie gebeten hätte, ihm etwas zum Lunch mitzubringen. Der Hälfte der Gruppe sagte man, dass ihr Kollege etwas Gesundes wolle, während man der anderen Hälfte erklärte, dass er keine speziellen Wünsche geäußert hätte. Vor die Wahl zwischen zwei Optionen mit identischem Nährstoffgehalt gestellt – entweder ein Hähnchen-Wrap für 8,95 Dollar oder ein Balsamico-Hähnchen-Wrap für 6,95 Dollar – entschieden sich die Teilnehmer ausnahmslos für das teurere Hähnchen. Doch als die Preise umgedreht wurden, änderte sich auch die Auswahl. Die Teilnehmer waren davon ausgegangen, dass der Wrap umso gesünder sein müsse, je teurer er war.[8]

Die Lehre, die man aus diesen Experimenten ziehen kann, ist, dass wir, wenn wir uns bei begrenztem Budget gesund ernähren wollen, zu kritischen Verbrauchern werden müssen. Der Preis ist nicht immer der beste Wegweiser zu Qualität.

Die MIND-Diät

Herzfreundliche Ernährungsweisen wie die DASH-Diät (Diätetischer Ansatz zum Stopp von Bluthochdruck) und die Mittelmeer-Diät schützen beide nachweislich die Hirngesundheit und können dazu beitragen, den Gedächtnisverlust im Alter zu verlangsamen.[9] Die DASH-Diät, bekannt für die Prävention hohen Blutdrucks und anderer Risikofaktoren für Herzkreislauferkrankungen, konzentriert sich auf eine Reduzierung des Salzkonsums bei einer gesunden Ernährung. Die Mittelmeer-Diät ist die traditionelle Ernährungsweise in Griechenland, Südfrankreich und Teilen Italiens. Beide Diäten setzen auf viel Obst und Gemüse, magere Fleischsorten, Fisch, Nüsse, Bohnen, vollwertige Getreide, Olivenöl und gebratenes oder gekochtes Huhn sowie Meeresfrüchte. Die Mittelmeer-Diät erlaubt außerdem ein oder zwei Gläser Wein am Tag.

Die MIND-Diät (Mediterranean-DASH-Intervention for Neurodegenerative Delay) ist eine Mischung dieser beiden Ernährungsformen; sie vereint gemeinsame Elemente aus der Mittelmeer- und der DASH-Diät, die als besonders gesundheitsförderlich gelten, um ein Ernährungsmuster zu schaffen, das schmackhaftes Essen bietet, die Hirngesundheit fördert und leicht einzuhalten ist. Man kann sich die MIND-Diät tatsächlich leicht merken: Sie besteht aus nur 15 Nahrungsmitteln, von denen zehn gesund und fünf ungesund sind. Sogar wenn man sich nicht strikt an die Vorgaben hält, deutet die Forschung darauf hin, dass man sein Alzheimerrisiko dadurch immer noch um 35 Prozent senken kann.[10] Obwohl die MIND-Diät einfach aussieht, ist die Umsetzung der Empfehlungen ein bisschen komplizierter, als es auf den ersten Blick scheint.

Zehn Nahrungsmittel, die man essen sollte:

1. Grünes Blattgemüse: einen Salat am Tag
2. Andere Gemüsesorten: eine Portion am Tag
3. Nüsse: eine Portion am Tag

4. Beeren: zwei oder mehr Portionen in der Woche, vorzugsweise Blaubeeren und Erdbeeren
5. Bohnen: drei bis vier Portionen pro Woche
6. Vollkornprodukte: drei Portionen am Tag
7. Fisch: eine oder mehr Portionen pro Woche
8. Geflügel: mindestens zwei Portionen pro Woche
9. Olivenöl: Dieses Öl sollten Sie bevorzugt verwenden
10. Wein: ein Glas am Tag

Fünf Nahrungsmittel, die man meiden sollte:

1. Rote Fleischarten: selten essen
2. Butter: höchstens einen Esslöffel am Tag; überhaupt keine Margarine
3. Käse: eine Portion oder weniger pro Woche
4. Teigwaren und Süßigkeiten: möglichst überhaupt nicht
5. Frittierte Lebensmittel oder Fastfood: weniger als eine Portion pro Woche

Ist MIND wirklich das Beste, was wir tun können?

Obwohl die MIND-Diät sicherlich wesentlich besser ist als die durchschnittliche oder »traurige« Ernährungsweise in Nordamerika (SAD *Diet* für *Standard American Diet*), bin ich nicht sicher, ob sie optimal für die Hirngesundheit ist. Ein hart arbeitendes Gehirn profitiert zum Beispiel davon, wenn es mehr Phytochemikalien erhält als die bei der MIND-Diät vorgesehene Menge, die sich auf eine tägliche Portion Blattgemüse und anderes Gemüse sowie die zwei Beerenportionen pro Woche beschränkt. Zudem wird bei der MIND-Diät nicht die Verarbeitung von Lebensmitteln berücksichtigt. Gemahlenes Vollkorn hat ebenso wie Weißmehl eine hohe glykämische Last. Die MIND-Diät unterscheidet nicht zwischen gesunden Nahrungsmitteln im naturbelassenen Zustand und solchen, die durch Verarbeitung verändert wurden.

Butter ist, wie gesagt, kein so gefährliches Lebensmittel, wie man uns glauben gemacht hat. Natürlich spielt die Qualität der Butter eine Rolle – sie sollte aus Biomilch von Rindern aus Weidehaltung stammen. Biomilch ist nicht nur weniger mit Pestiziden und Herbiziden belastet, sondern hat auch ein besseres Nährwertprofil. Sie enthält mehr Omega-3-Fettsäuren und Vitamin E verglichen mit konventioneller Milch.[11] Die Studienlage zu rotem Fleisch ist verwirrend, weil viele Studien stark verarbeitete Fleischarten wie Aufschnitt und Frühstücksfleisch unter dem Oberbegriff »rotes Fleisch« eingeschlossen haben. Auch wenn diese vermieden werden sollten, ist gegen ein kleines Steak von grasgefütterten Rindern nichts einzuwenden.

Die Ernährungsforschung neigt zu der Schlussfolgerung, dass etwas, was nachweislich »besser« für uns ist, das Beste ist, was wir tun können. Auch wenn die MIND-Diät ein guter Ausgangspunkt ist, um mit einer gesunden Ernährung zu beginnen, und auch relativ einfach einzuhalten ist, gibt es sicherlich Verbesserungsmöglichkeiten. Ich bin überzeugt, dass sich ihr Nutzen noch erheblich steigern lässt, wenn man einige – vorzugsweise alle – unten aufgeführten Regeln beachtet.

Sieben wissenschaftlich fundierte Regeln für eine Ernährung, die unserem Gehirn guttut

1. Essen Sie hauptsächlich unverarbeitete Lebensmittel. Unverarbeitete Lebensmittel sind so weit wie möglich naturbelassen. Dazu gehören Fisch, Geflügel, Eier, Milch, Nüsse und Samen, frisches oder gefrorenes Obst und Gemüse sowie frische und getrocknete Kräuter und Gewürze. Minimal verarbeitete Lebensmittel sind ebenfalls Teil einer gesunden Diät, sollten aber in kleineren Mengen aufgenommen werden. Dazu gehören Olivenöl, Kokosnussöl oder Leinsamenöl, Linsen und Bohnen aus der Dose, Joghurt, Butter und Käse, Nussbuttersorten wie Mandel- oder Erdnussbutter und Nussmilch.

Auch Kochen ist eine Form der Verarbeitung, aber akzeptabel, und kann die Nahrung besser verdaulich und in einigen Fällen nährstoffreicher machen. Viele Phytochemikalien werden in erhitzter Form besser vom Körper aufgenommen. Lycopin zum Beispiel, eine der rot-gelben Phytochemikalien, können wir aus erhitzten Tomaten besser aufnehmen als aus rohen Tomaten. Lycopin ist wichtig für die Hirngesundheit und spielt eine Rolle bei der Prävention von Prostatakrebs. Andererseits haben die sekundären Pflanzenstoffe, die in Kohlgemüse wie Brokkoli, Blumenkohl, Gemüsekohl und Grünkohl enthalten sind, ebenfalls wichtige krebsbekämpfende Eigenschaften, die durch Erhitzen jedoch im Allgemeinen reduziert werden. Diese Gemüsesorten sollte man also am besten roh oder leicht gedämpft essen.

Viele Phytochemikalien sind wissenschaftlich erforscht, aber eine noch weit größere Zahl ist bislang noch unerforscht. Es gibt zweifellos unzählige Substanzen mit erheblichen Gesundheitsvorteilen, von denen wir noch nichts wissen, geschweige denn sagen könnten, ob sie besser roh oder gekocht verzehrt werden sollten. Ich persönlich gehe auf Nummer sicher, indem ich täglich eine Auswahl an sowohl rohem als auch gekochtem Gemüse esse.

2. Wählen Sie Nahrungsmittel mit hoher Nährstoffdichte. Das sind die Lebensmittel, die Ihnen die größte Menge an Nährstoffen mit den wenigsten Kalorien liefern. Ein Ei ist ein perfektes Beispiel: Bei nur etwa 70 Kalorien enthält ein großes Ei 7 Gramm Protein und viele Vitamine und Mineralstoffe, einschließlich des hirnfreundlichen Cholins. Das Eiweiß liefert niedrigkalorisches Protein, aber das Eigelb enthält das Cholin und die meisten Vitamine und Mineralien. Mit vier oder mehr Eiern pro Woche kann man der Entwicklung von Typ-2-Diabetes vorbeugen.[12] Eier scheinen auch das Risiko für bestimmte Krebsarten zu verringern und die kognitive Funktion im Alter zu verbessern. Und auch wenn man uns lange etwas anderes erzählt hat, müssen wir uns keine Sorgen darüber machen, dass sich unser Herzinfarktrisiko erhöht, wenn wir uns ein paar Eier gönnen. Der Verzehr von bis zu einem Ei pro Tag hat keinen Einfluss auf das Schlaganfall- oder Herzinfarktrisiko, auch nicht bei Personen, die bereits unter Herzinsuffizienz leiden.[13] Wählen Sie wenn möglich Eier aus Freilandhaltung oder Bio-Eier.

Obst und Gemüse haben ebenfalls eine hohe Nährstoffdichte, und die meisten Sorten haben wenig Kalorien. Nüsse, Samen und daraus hergestellte Buttersorten enthalten sehr viele Faserstoffe, Phytochemikalien und gute Fette. Nüsse eignen sich als praktischer Snack zwischendurch und besitzen erwiesene Vorteile für die Herzgesundheit. Sie haben allerdings auch jede Menge Kalorien, von daher genügen kleine Mengen. Beschränken Sie sich auf etwa 40 Gramm täglich.

3. Essen Sie mehr Obst und Gemüse. Das bedeutet, dass man sich bei den täglichen Mahlzeiten auf eine überwiegend (wenn auch nicht ausschließlich) vegetarische Ernährungsweise ausrichtet. Vergessen Sie nicht – Obst und Gemüse sind Kohlehydrate und der beste Lieferant essenzieller Glukose für das Gehirn. Obwohl es zutrifft, dass auf Getreide basierende Kohlehydrate wie Brot, Nudeln, Reis und Kartoffeln das Gehirn ebenfalls mit Glukose versorgen, je nachdem wie stark sie verarbeitet sind und wie sie zubereitet werden, haben sie einen höheren glykämischen Index (siehe Regel Nr. 4 unten). Bei einer regelmäßigen Zufuhr über den Tag versorgen Obst und Gemüse den Körper kontinuierlicher mit dem Kraftstoff, den unser Gehirn für eine effiziente Funktion braucht, ebenso wie mit gesunden Phytochemikalien. Diese protektiven Moleküle tragen dazu bei, das Gehirn vor Entzündungen zu schützen, und verteidigen es gegen Angriffe durch freie Radikale. Freie Radikale sind zwar für alle Organe und Gewebearten schädlich, doch das Gehirn ist besonders anfällig für diese Art von Schädigung.

Steigern Sie also allmählich Ihre tägliche Aufnahme von Obst und Gemüse bis zum Optimum – zehn Portionen am Tag für Erwachsene und eine altersangemessene Zahl für Kinder (siehe Kapitel 7). Dabei sollte das Gemüse dominieren: Streben Sie ein Verhältnis von sieben Portionen Gemüse zu drei Portionen Obst an. Beschränken Sie süßere Obstsorten wie Banane und Pfirsich auf besondere Gelegenheiten. Wählen Sie stattdessen weniger süße Früchte wie Blaubeeren, Äpfel oder Birnen, die noch nicht vollreif sind. Um Ihr Gewicht zu halten, sollten Sie Gemüsesorten wählen, die überirdisch wachsen wie Blattgemüse, Erbsen und Bohnen (frisch oder tiefgefroren), Brokkoli und Blumenkohl, Tomaten, Gurken und anderes Salatgemüse. Denken Sie daran, dass Sie ein bisschen Fett brauchen, um die sekundären Pflanzenstoffe aufzunehmen. Essen Sie deshalb Obst und Gemüse immer mit etwas begleitendem Fett. Auch wenn Sie sich angestrengt bemühen, Ihre Gesamtportionen zu erhöhen, könnten Sie sich dennoch um den vollen Nutzen bringen, wenn Sie das Fett vergessen.

Um die magische Zahl von zehn Portionen am Tag zu erreichen, müssen Sie Gemüse oder Obst oder beides in jede Mahlzeit und Zwischenmahlzeit miteinbeziehen. Zum Frühstück zum Beispiel sollten Sie der Versuchung widerstehen, einen Fruchtjoghurt inklusive seiner ganzen Zuckerzusätze zu essen. Machen Sie sich stattdessen eine Schale mit gemischten Beeren, geben Sie einen Klacks Naturjoghurt oder Hüttenkäse obendrauf und bestreuen Sie das Ganze mit Nüssen oder Granola. Am Wochenende, wenn Sie mehr Zeit haben, könnten Sie sich ein Omelett mit verschiedenen gebratenen Gemüsesorten machen – zum Beispiel mit roter und grüner Paprika, Zwiebeln und Pilzen. Sie essen gern ein gekochtes Ei oder Rührei zum Frühstück? Fügen Sie eine frische Tomate hinzu.

Nehmen Sie sich als Snack für zwischendurch etwas klein geschnittenes rohes Gemüse mit zur Arbeit, und geben Sie ein bisschen Hummus oder Tzaziki dazu. Oder schneiden Sie sich einen Apfel oder eine Birne klein und bestreichen Sie die Scheiben mit ein bisschen Butter oder Schmierkäse. Das Mittagessen könnte aus etwas angebratenem Gemüse vom Vorabend oder einem gemischten Salat bestehen. Fügen Sie etwas kaltes Hühnchen und ein auf Olivenöl basierendes Salatdressing hinzu, um Ihr Mittagsmahl abzurunden. Beginnen Sie das Abendessen mit einem weiteren Salat, und servieren Sie mindestens zwei Gemüsesorten mit dem Hauptgang. Eine Schale Beeren darf bis zu zwei Portionen (1 Tasse) umfassen und bildet das perfekte Dessert. Schon bald werden Sie überrascht sein, wie viele Portionen in Ihren Tag hineinpassen!

4. Achten Sie auf eine niedrige glykämische Last. Beschränken Sie den Verzehr von stärkehaltigen Nahrungsmitteln auf eine Portion pro Mahlzeit. Wenn Sie Brot essen, sollte es so wenig verarbeitet sein wie möglich. Streichen Sie Frühstückszerealien und auf Weißmehl basierende Produkte von Ihrem Speiseplan. Wurzelgemüse wie Kartoffeln, Süßkartoffeln, Pastinaken und Rüben sind durchaus gesund, können aber einen hohen glykämischen Index haben. Sie sollten auf eine Portion pro Mahlzeit begrenzt werden und andere hochglykämische Nahrungsmittel wie Brot, Pasta und Reis ersetzen. Wenn Sie noch nicht satt sind, sollten Sie sich lieber etwas zusätzliches Gemüse und kein weiteres Brot auf den Teller füllen. Im Folgenden einige Portionsgrößen für stärkehaltige Kohlehydrate:

1 Scheibe Vollkornbrot
½ Tasse gekochter Naturreis
½ Tasse gekochte Vollkornnudeln
¼ Vollkornbagel

Wenn Sie auswärts essen, hüten Sie sich vor den warmen Brötchen, die quasi auf Ihrem Tisch landen, sobald Sie Platz genommen haben. Andere Gäste beim Essen zu beobachten kann dazu führen, dass uns der Magen knurrt und wir ungeduldig auf die Ankunft unseres eigenen Essens warten. Der Trick des Restaurants füllt uns den Bauch und hält uns beschäftigt, während wir auf unsere Bestellung warten. Doch Brot wirkt oft nicht sättigend, sondern macht uns im Gegenteil noch hungriger als vorher, weil sein hoher glykämischer Index eine Insulinspitze auslöst. Um den darauf folgenden Blutzuckerabfall zu bewältigen, greifen wir dann gern nach einem zweiten oder sogar dritten Brötchen. Bitten Sie stattdessen um einen Teller Oliven oder nippen Sie an einem Glas Sprudel mit einer Zitronenscheibe und verzichten Sie auf das Brotritual vor dem Dinner.

Vermeiden Sie Fruchtsäfte. Obwohl sie tatsächlich viele gute Phytochemikalien enthalten, steckt doch auch viel zu viel Zucker in ihnen. Eine Orange enthält etwa drei bis vier Teelöffel Zucker, und wenn wir sie im Ganzen essen, wird dieser Zucker langsam aufgenommen. Ein Glas Orangensaft (240 ml) enthält den Zucker von drei Orangen – zehn bis zwölf Teelöffel. Und da die Pflanzenfasern entfernt oder zermahlen sind, schießt der Blutzucker nach dem Trinken sehr schnell in die Höhe.

5. Denken Sie daran, dass Fett nicht optional ist. Gute Fette sind von wesentlicher Bedeutung für ein gesundes Gehirn. Die unten wiedergegebene Liste der guten Fette schließt viele mit ein, die wir leider während der Phase der Fettverteufelung zu vermeiden gelernt haben. Diese Fette fördern Gesundheit und Vitalität, und Sie können sie nach Belieben in Ihre normale Ernährung mit aufnehmen.

Avocado
Meeresfrüchte, z. B. Shrimps
Fetter Fisch (Lachs, Forelle, Hering, Sardine)
Nüsse, insbesondere Walnüsse und Mandeln
Nussbuttersorten wie Mandel- und Erdnussbutter
Olivenöl
Kokosnussöl
Eier (inklusive Eigelb)

Mischen Sie Olivenöl in Ihr Salatdressing. Essen Sie zwischendurch ein kleines Stück Käse oder etwas Joghurt mit frischem Obst. Geben Sie ruhigen Gewissens ein Stück Butter an Ihren Brokkoli oder Spinat – das Gemüse schmeckt dadurch viel besser, und das Fett hilft Ihnen, die wertvollen Phytochemikalien und die fettlöslichen Vitamine wie A, D, E und K aufzunehmen.

6. Achten Sie auf Ihre Eiweißzufuhr. Auch wenn man immer wieder hört, dass Nordamerikaner zu viel Protein aufnehmen, und dass zu viel Protein zu Knochenschwund und Nierenschäden führen kann, belegen Studien, dass wir tatsächlich eher zu wenig Eiweiß verzehren – dies gilt insbesondere für Schwangere, körperlich sehr aktive Menschen und Personen über 65 Jahren. Das Protein über den Tag zu verteilen ist die gesündeste Art es aufzunehmen. Die meisten Menschen brauchen 25–30 Gramm Protein zu jeder Mahlzeit, was sich folgendermaßen übersetzen lässt:

85–113 g Hühnchen, Pute oder anderes Fleisch
⅔ Dose Thunfisch
8 mittelgroße Shrimps
1 Tasse Hüttenkäse
2½ Tassen griechischer Joghurt
3 Tassen normaler Joghurt
4 Eier
1½ Tassen Linsen
3 Tassen Quinoa, gekocht
1¼ Tassen Tofu
7 EL Erdnussbutter oder 100 Mandeln

Denken Sie daran, dass unser Körper überschüssiges Protein nicht für einen späteren Gebrauch speichern kann. Deshalb sollten wir bei jeder Mahlzeit immer nur so viel Eiweiß aufnehmen, wie wir verstoffwechseln können. Überschüssiges Eiweiß wird in Fett umgewandelt – ein Prozess, der Leber und Nieren strapaziert. Wie die obige Liste zeigt, bieten Fleisch, Geflügel und Fisch qualitativ hochwertiges Eiweiß mit den wenigsten Kalorien; diese Lebensmittel haben eine hohe Nährstoffdichte. Um bei einer Mahlzeit genügend Protein aus Quinoa aufzunehmen, müsste man eine extrem große Menge Stärke essen.

7. Üben Sie Achtsamkeit beim Essen. In Nordamerika essen wir zu schnell. Wenn wir anfangen zu essen, dauert es mindestens 20 Minuten, bis unser Gehirn unsere Nahrungsaufnahme registriert hat und uns daher sagen kann, ob wir genug haben oder nicht. Langsam zu essen ermöglicht uns, die Nahrung während des Essens ordentlich zu verdauen, während ein schnelles Hinunterschlingen die Verdauung nicht nur stört, sondern auch dazu führt, dass wir zu viel essen. Viele Studien belegen einen Zusammenhang zwischen zu schnellem Essen und Gewichtszunahme.[14] Also lassen Sie es langsam angehen und genießen Sie jeden Bissen. Nehmen Sie kleine Häppchen und kauen Sie gut. Wenn nötig, schauen Sie auf die Uhr und lassen Sie sich mindestens 20 bis 30 Minuten Zeit mit einer Mahlzeit.

Auch wenn alle Nahrungsmittel, die wir im Laufe des Tages aufnehmen, gesund sind, kann zu viel des Guten trotzdem schlecht sein. Ein japanisches Sprichwort warnt, dass »acht Teile eines vollen Magens den Menschen versorgen; die anderen beiden versorgen den Arzt«. Die Bewohner der japanischen Insel Okinawa halten sich an diese Maxime, und sie gehören zu den gesündesten, am längsten lebenden Menschen der Welt. Viele führen noch als Hundertjährige ein ausgefülltes, aktives Leben. Versuchen Sie also, eine Mahlzeit zu beenden und vom Tisch aufzustehen, wenn Sie zu etwa 80 Prozent satt sind. Auf lange Sicht wird sich das mit einer besseren Herzgesundheit und einer schlankeren Taille bezahlt machen.

Achtsames Essen bedeutet auch, dass man die Nahrungsmittelabfälle verringert. Wir können uns nicht darüber beklagen, wie teuer unsere Lebensmittel sind, wenn ein erheblicher Teil unserer Einkäufe im Müll landet. In den USA werden etwa 25 Prozent der eingekauften Lebensmittel am Ende der Woche weggeworfen, was eine durchschnittliche Familie schätzungsweise 1365 bis 2275 Dollar jährlich kostet.[15] Lebensmittelabfälle haben auch negative Folgen für die Umwelt, weil durch ihre Verrottung in Deponien Methan entsteht, ein starkes Treibhausgas, das zur globalen Erwärmung beiträgt. Überprüfen Sie daher vor dem Einkauf, was sich noch alles im Kühlschrank befindet, das aufgebraucht werden sollte, bevor es schlecht wird.

Eine Auswahl an übrig gebliebenem Gemüse lässt sich durch Hinzugabe von etwas Eiweiß – zum Beispiel Hähnchenbrust oder etwas

Lachs, frisch oder aus der Dose – schnell in eine leckere Gemüsepfanne verwandeln. Eines meiner Lieblingsessen am Samstag ist ein Gericht, das meine Familie als »Wochenendsuppe« bezeichnet. Eine einsame Möhre, ein paar Stangen Sellerie und eine Kartoffel, alles grob gehackt und in Olivenöl kurz sautiert, werden mit ein paar Kräutern und Gewürzen in Fleisch- oder Gemüsebrühe auf kleiner Flamme gekocht. Eine Tasse rote Linsen macht das Ganze zu einer etwas dickeren, gehaltvolleren Suppe, und mit ein bisschen gekochtem Hühnerfleisch oder Rindfleisch wird eine komplette Mahlzeit daraus. Um die Suppe ein bisschen bunter zu machen, füge ich einige gefrorene Erbsen oder grüne Bohnen hinzu, wenn sie fast fertig ist. Eine Handvoll Rucola, Grünkohl oder Spinat, die ich ganz zum Schluss hineingebe, liefern noch etwas zusätzliche Nährstoffe und Farbe.

In meiner Küche kommen die rauen Außenblätter des Salats, die zu unansehnlich sind, um sie in den Salat zu tun, in eine Tüte und in den Eisschrank und wandern später mit in die Smoothies. Auf diese Weise kann ich leicht eine weitere Portion Gemüse mit wenig Kalorien zusammenstellen. Man kann auch die Schale von Zitronen, Orangen und Clementinen waschen, bevor man sie schält oder ausdrückt und sie in einem Gefrierbeutel aufbewahren. Zitrusschalen in einem Smoothie bereichern ihn nicht nur um zusätzliche gesundheitsfördernde Phytochemikalien, sondern verleihen ihm auch einen köstlichen Geschmack. Warum sollte man die Strünke des Blumenkohls oder Brokkolis wegwerfen und nur die Röschen nutzen? Der Strunk ist genauso schmackhaft und nährstoffhaltig. Geraspelt oder fein gerieben kann er ein neues Leben als Kohlsalat oder in Pfannengerichten führen.

Viele nützliche Websites bieten Anregungen, wie man die Essensreste, die im Kühlschrank lagern, schnell und mühelos in ein neues Gericht verwandeln kann. Geben Sie einfach das Wort »Rezept« in Ihre liebste Suchmaschine ein, gefolgt von den Zutaten, die Sie verwenden wollen. Prompt erscheint eine Vielzahl von schmackhaften Rezeptvorschlägen. Und zerbrechen Sie sich nicht den Kopf über

Kleinigkeiten. Ignorieren Sie den Hype um die neuesten »Superfoods«, und gewöhnen Sie sich einfach an, regelmäßig gute, gesunde und möglichst unverarbeitete Nahrungsmittel zu essen. Machen Sie sich keine Sorgen, wenn Sie sich nicht immer Bio-Lebensmittel leisten können – essen Sie einfach trotzdem Ihr Obst und Gemüse. Genießen Sie das Essen und die Zeit, die Sie mit der Zubereitung verbringen. Ihre Gesundheit hängt davon ab!

15. Kapitel

Supplement-Protokolle

Vitamine sind wie Sicherheitsgurte. Einen Sicherheitsgurt zu tragen berechtigt dich nicht zum rücksichtslosen Fahren. Es schützt dich einfach nur im Falle eines Unfalls.

Jeffrey Blumberg

Allgemeine Empfehlung für die Einnahme von Vitamin- und Mineralstoffsupplementen

Supplemente können eine gesunde Ernährung zwar niemals ersetzen, dennoch profitieren viele Menschen von ergänzenden Mikronährstoffen, auch wenn sie auf eine ausgewogene Ernährung achten. Die Kehrseite ist, dass auch noch so viele Supplemente eine schlechte Ernährung nicht wieder wettmachen. Das liegt daran, dass unser Essen viele weitere wertvolle Bestandteile enthält, wie Fasern und sekundäre Pflanzenstoffe, die großen gesundheitlichen Nutzen bringen. Möglicherweise sind in unserer Nahrung sogar noch weitere gesundheitsrelevante Substanzen enthalten, die wir noch gar nicht kennen.

Wie wir gesehen haben, schwankt unser Bedarf an essenziellen Nährstoffen je nach Alter, Geschlecht und aktuellem Gesundheitszustand. Zahlreiche Medikamente, die zur Behandlung verbreiteter Krankheiten genutzt werden, bauen auch wichtige Vitamine und Mineralstoffe ab, die ersetzt werden müssen, damit es nicht zu neuen, möglicherweise ernsthafteren, Krankheiten kommt. Durch Medikamente aus der Gruppe der sogenannten Protonenpumpenhemmer wie Nexium und Losec wird zum Beispiel Magnesium verbraucht, was das Herzinfarktrisiko erhöhen kann.[1]

Besondere Aktualität gewinnt die ganze Frage, ob es klug ist, ergänzende Vitamine und Mineralstoffe zu nehmen, durch neuere Studienergebnisse, die die lang gehegte Überzeugung bestätigen, dass wir in biochemischer Hinsicht alle einzigartig sind und dass auch unsere individuellen Erbanlangen unseren Bedarf beeinflussen. Der tägliche Bedarf kann sich von Mensch zu Mensch unterscheiden, vom Dreifachen an Thiamin (B1) bis hin zum Vierzigfachen für Eisen. Die derzeit empfohlenen Tagesdosen geben zwar den notwendigen Mindestbedarf an, aber sie können unmöglich optimal für alle sein.

Trotz der großen Abweichungen bei individuellen Bedürfnissen können uns einige allgemeine Richtlinien bei der Auswahl von Supplementen helfen. Es gibt auch einige Nährstoffe, die wir mit ein wenig Anstrengung auf unsere spezifischen Anforderungen abstimmen können, wie Magnesium und Vitamin D.

Die Auswahl eines Multivitaminmittels

Wenn Sie keine anderen Ergänzungsmittel nehmen, sollte ein Multivitaminpräparat die erste Wahl sein. Ein gutes Multivitaminmittel enthält kleine Mengen der meisten Vitamine und Mineralstoffe und kann eine wertvolle Schutzstrategie gegen Nährstoffmängel sein. Denken Sie daran – kein Nährstoff arbeitet allein. Jeder hängt von einer Vielzahl weiterer Nährstoffe ab, um erfolgreich und effizient zu wirken.

Obwohl es gute Multivitaminpräparate gibt, die für den Gebrauch durch Männer ebenso wie Frauen vorgesehen sind, ist es im Allgemeinen am besten, eine Marke zu wählen, die geschlechtsspezifische Versionen anbietet und sie für unterschiedliche Altersgruppen formuliert. Männer über fünfzig beispielsweise und Frauen nach der Menopause haben etwas andere Bedürfnisse, verglichen mit ihren jüngeren Gegenstücken. Wählen Sie ein Produkt, das das breiteste Spektrum an Spurenelementen enthält – das Spurenelement Molybdän ist ein guter Indikator für Vollständigkeit. Das Mittel sollte außerdem 15–30 Milligramm Zink enthalten. Machen Sie sich keine Sorgen, wenn Ihr Multivitaminpräparat relativ niedrige Konzentrationen an Magnesium beinhaltet: Magnesium ist zu voluminös, um in einem Multivitaminpräparat in den Mengen enthalten zu sein, die Sie wahrscheinlich brauchen. Ähnliches gilt für Vitamin C, das selten in ausreichenden Konzentrationen vorhanden ist. Sie werden diese beiden Nährstoffe getrennt supplementieren müssen.

Wie an früherer Stelle erwähnt, braucht das Gehirn wahrscheinlich weit mehr B-Vitamine als die empfohlene Tagesdosis, vor allem, wenn man viel Sport treibt oder sein Gehirn stark beansprucht. Wählen Sie zunächst ein Multivitaminpräparat, das mindestens 25 Milligramm der meisten B-Vitamine und 400 Mikrogramm Folsäure beinhaltet. Für eine optimale Hirnfitness sollten Sie ein separates B-12-Supplement nehmen. Ein ausgewogenes Verhältnis von Folsäure und B12 ist, wie gesagt, wichtig für die Hirngesundheit, und obwohl Multivitamine reichlich Folsäure enthalten, findet man selten eines mit ausreichend B12. Ich empfehle zusätzlich 1 Milligramm täglich der aktivierten Form von B12, Methylcobalamin, entweder in Tropfenform oder als sublinguale Lutschtabletten. Diese Form wird im Körper am besten aufgenommen und bewahrt.

Vitamin C

Die Aufnahmehöchstmenge (UL, Upper Limit) für Vitamin C liegt bei 2 Gramm pro Tag für Erwachsene. Ich empfehle im Allgemeinen, zweimal täglich 1 Gramm Vitamin C aufzunehmen (1 Gramm = 1000 Milligramm). Denken sie daran, dass sich die Definition von »Aufnahmehöchstmenge« auf die Menge bezieht, die alle Angehörigen einer bestimmten Altersgruppe dauerhaft ohne ärztliche Kontrolle und mit minimalem Nebenwirkungsrisiko nehmen können. Die folgende Tabelle zeigt die tolerierbare Aufnahmehöchstmenge für verschiedene Altersgruppen.

Kinder			Jugendliche	Erwachsene
1–3 Jahre	4–8 Jahre	9–13 Jahre	14–18 Jahre	19 Jahre und älter
400 mg	650 mg	1200 mg	1800 mg	2000 mg

Unsere Verwandten, die Menschenaffen, fressen den ganzen Tag lang vitamin-C-reiche Nahrungsmittel. Diese kontinuierliche Aufnahme von Vitamin C über den Tag könnte den Verlust der Fähigkeit, bei Bedarf selbst Vitamin C zu produzieren, wie es im übrigen Tierreich die Norm ist, zum Teil ausgleichen. Wir können die kontinuierliche Futtersuche der Gorillas nachahmen, wenn wir Vitamin C in Retardform nehmen, so dass der Wirkstoff mit verzögerter Wirkung über einen längeren Zeitraum freigesetzt wird. Ich empfehle diese Form von Vitamin C, weil die meisten anderen Formen dem Körper schnell wieder verloren gehen.

Vitamin D

Wer im Winter in nördlichen Gefilden lebt (ab dem 40. Breitengrad), läuft Gefahr, einen Vitamin-D-Mangel zu entwickeln. In diesen Regionen ist ein Vitamin-D-Mangel vor allem bei der älteren Bevölkerung verbreitet, kann aber auch jüngere Altersgruppen betreffen, insbesondere jeden, der ans Haus gebunden ist, Sonnenschutzmittel trägt oder sich im Freien dick einpackt.

Verglichen mit hellhäutigen Menschen müssen sich dunkelhäutige wesentlich länger der Sonne aussetzen, um die gleiche Menge an Vitamin D zu produzieren, und haben daher ein besonders hohes Risiko, unter Gesundheitsproblemen zu leiden, die durch Vitamin-D-Mangel entstehen können. Dies gilt vor allem für Menschen, die aus sonnenverwöhnten Regionen wie der Karibik oder Zentralafrika in Gebiete mit kälterem Klima wie Kanada oder Skandinavien umziehen.

Sogar in sonnenreichen Ländern tritt heute vermehrt ein Vitamin-D-Mangel auf, weil der Wandel des Lebensstils bedeutet, dass die Leute mehr Zeit drinnen vor Computern oder in klimatisierten Wohnungen verbringen. Die Kinderkrankheit Rachitis, fast schon als vergangenes Phänomen der Medizingeschichte abgetan, taucht in Industrieländern wieder auf, und viele Kinderkrankenhäuser haben heute Rachitis-Abteilungen. Diese erschreckende Situation lässt sich leicht vermeiden, wenn man dafür sorgt, dass alle Säuglinge und Kinder ein Vitamin-D-Supplement erhalten.

Vitamin-D-Supplemente: Wie viel sollte man nehmen?

Jeder kann gefahrlos die Aufnahmehöchstmenge von Vitamin D zuführen. Das sind 1000 bis 1500 IE/Tag (25–37,5 Milligramm) für Säuglinge; 2500 bis 3000 IE/Tag (62,5–75 Milligramm) für Kinder zwischen einem und acht Jahren; und 4000 IE/Tag (100 Milligramm) für alle ab dem Alter von neun Jahren. Manche Leute brauchen möglicherweise etwas höhere Mengen, um ihre Blutwerte ans obere Ende des Normalbereichs zu bringen, was einige Experten für optimal halten, weil es der Konzentration entspricht, die sich auf natürlichem Wege erreichen lässt, wenn man das ganze Jahr über einer angemessenen Dosis Sonnenlicht ausgesetzt ist.[2]

Um Vitamin-D-Dosierungen in die richtige Perspektive zu rücken, denken Sie daran, dass jeder mit blasser Haut, der sich 20 Minuten lang im Badeanzug der mittäglichen Sommersonne aussetzt, mindestens 10 000 IE Vitamin D (250 Milligramm) produziert – auch wenn jemand mit dunkler Haut bis zu zwei Stunden Sonneneinstrahlung braucht, um eine vergleichbare Menge herzustellen. Der gesunde Menschenverstand sagt einem, dass unsere Spezies wahrscheinlich längst ausgestorben wäre, wenn 10 000 IE Vitamin D ernsthaft toxisch wären. Auch der von der US-amerikanischen und kanadischen Regierung in Auftrag gegebene Bericht über Vitamin D des US Institute of Medicine räumt widerstrebend ein, dass 10 000 IE wahrscheinlich für die meisten Erwachsenen sicher sind. Dennoch haben einige Menschen im Laufe der Evolution gelernt, besser mit der geringeren Sonnenexposition in nördlichem Klima umzugehen, und ich habe festgestellt, dass die meisten Leute sehr viel weniger brauchen, um gute Vitamin-D-Blutspiegel zu erreichen.

Wenn Sie regelmäßig Vitamin D nehmen, sollten Sie Ihre Vitamin-D-Spiegel (25-Hydroxyvitamin D) von einem Arzt überprüfen lassen. Lassen Sie die Untersuchung nicht im Sommer, wenn der Wert vielleicht vorübergehend erhöht ist, durchführen, sondern im Winter. Die Ergebnisse der Blutuntersuchung zeigen, ob die Mengen, die Sie einnehmen, optimal für Sie sind. Wenn nicht, sollten Sie mit einem fachkundigen Arzt oder Heilpraktiker zusammenarbeiten, um herauszufinden, wieviel mehr Vitamin D Sie zuführen sollten, damit Sie einen Blutspiegel erreichen, der am oberen Ende des Referenzbereichs liegt (75–250 nmol/l in Kanada; 30–100 ng/ml in den USA).

Sollte man die Vitamin-D-Supplementierung im Sommer einstellen?

Wenn 20 Minuten Mittagssonne ausreichen, um 10 000 IE Vitamin D bei hellhäutigen Menschen zu erzeugen, was geschieht dann, wenn man sich länger in der Sonne aufhält? Produziert man weiterhin alle 20 Minuten 10 000 IE? Das ist unwahrscheinlich. Ultraviolette Strahlung regt die Herstellung von Enzymen an, die den Vitamin-D-Stoffwechsel steuern, einschließlich eines Enzyms, das überschüssiges Vitamin D abbaut. Eine ausgedehnte Sonnenexposition wird daher keine toxischen Vitamin-D-Konzentrationen bewirken, auch wenn sie das Hautkrebsrisiko durchaus erhöht. Im Gegensatz dazu scheinen Supplemente keine vitamin-D-steuernden Enzyme zu induzieren, so dass die Konzentrationen weiter ansteigen können, möglicherweise auf toxische Level, wenn zu viel Vitamin-D-Supplemente eingenommen werden. Deshalb ist es so wichtig, dass Sie Ihren Vitamin-D-Status durch eine Blutuntersuchung überprüfen lassen.

Ich werde oft gefragt, ob Vitamin-D-Supplemente im Sommer reduziert oder abgesetzt werden sollten. Ich denke nicht. Falls Sie sich an einem Tag 20 Minuten ohne Sonnenschutzmittel in der Sonne aufgehalten haben, sollten Sie das Vitamin D unbedingt weglassen. Doch angenommen, Sie vergessen das und nehmen Ihr Supplement zusätzlich zu einem kleinen Sonnenbad? Keine Sorge. Die vitamin-D-zerstörenden Enzyme, die Sie produziert haben, werden dafür sorgen, dass Ihre Blutwerte keine toxischen Konzentrationen erreichen.

Vitamin E

Die wichtigste Funktion des Vitamins E besteht darin, Fettstrukturen im Körper vor Schädigungen zu schützen. Das Gehirn besteht zu etwa 60 Prozent aus Fett, und immer mehr Studien zeigen, dass Vitamin E von entscheidender Bedeutung für die Hirngesundheit ist. Außerdem recyceln Vitamin E und Vitamin C sich gegenseitig, so dass man jedes Vitamin besser auswerten kann, wenn man beide nimmt. Achten Sie darauf, dass Ihr Vitamin-E-Supplement das gesamte Spektrum enthält – also dass alle acht Formen von Vitamin E, die natürlich in der Nahrung vorkommen, enthalten sind. Wie die anderen fettlöslichen Vitamine A, D und K sollte auch Vitamin E zusammen mit einer Mahlzeit zugeführt werden, damit der Körper es richtig aufnehmen kann. Kapseln variieren in einer Stärke von etwa 400 bis 550 IE pro Tag. Für die meisten Erwachsenen reicht eine Kapsel täglich.

Vermeiden Sie synthetische Varianten von Vitamin E, wie dl-Alpha Tocopheral, auch wenn Sie die winzige Menge, die vielleicht in einem Multivitaminpräparat enthalten ist, ignorieren können.

Vitamin K

Vitamin K hat als Supplement keine weite Verbreitung gefunden, weil man der Ansicht war, dass es in der Nahrung reichlich vorhanden ist. Erst seit Kurzem enthalten Multivitaminpräparate auch Vitamin K. Wie in Kapitel 7 dargelegt, könnten Vitamin-K-Supplemente prophylaktisch gegen eine Arterienverkalkung wirken, die zu den Risikofaktoren für Herzkreislauferkrankungen, Schlaganfall und Demenz gehört. Wer unter einer Krankheit leidet, die die Absorption durch den Verdauungstrakt beeinträchtigt, wie Morbus Crohn oder Zöliakie, sollte Vitamin K supplementieren.

In der Vergangenheit bestand die Sorge, dass zu viel Vitamin K zur Überaktivierung von Blutgerinnungsproteinen führen und eine anormale Blutgerinnung verursachen könne. Diese Ängste sind unbegründet – Vitamin K steuert die Blutgerinnung, aber nicht deren Stärke. Denken Sie an Ihr Auto: Sie brauchen Benzin, um es zu starten, aber ein voller Benzintank heißt nicht, dass der Wagen schneller fährt.

Da mit Vitamin-K-Supplementen keine Nebenwirkungen assoziiert sind, könnte es sich lohnen, sie auszuprobieren, vor allem wenn man bei Ihnen eine Osteoporose oder Verkalkungen diagnostiziert hat. Supplemente enthalten in der Regel 90–120 Mikrogramm pro Kapsel und sollten zu derselben Mahlzeit eingenommen werden wie Vitamin D. Inzwischen werden praktische Mittel angeboten, die sowohl 1000 IE Vitamin D als auch 100–120 Mikrogramm Vitamin K enthalten.

Omega-3-Fettsäuren (Fischöl)

Die heutigen Fischölsupplemente sind wesentlich angenehmer einzunehmen als der verabscheute Lebertran unserer Kindheit. Fischöl wird in der Regel auf Quecksilber und andere Gifte untersucht und dabei wird der fischige Geruch und Geschmack beseitigt. Verschiedene Fischölmarken variieren, was die Konzentrationen der beiden wichtigen langkettigen Fettsäuren EPA und DHA angeht. Bemühen Sie sich um eine Tagesdosis von ca. 500 Milligramm DHA und 750 Milligramm EPA. Obwohl Fischöl in Kapseln erhältlich ist, kann man auch das Öl als solches leicht einnehmen und zum Beispiel in kalte Speisen wie einen Joghurt oder Smoothie einrühren.

Stillkinder erhalten ausreichend Omega-3-Fette, wenn die Mutter Fischölsupplemente nimmt. Für Kinder ab dem Alter von einem Jahr empfehle ich die Hälfte der Dosis, die ein Erwachsener nehmen sollte. Kinder ab dem Alter von neun Jahren können die volle Dosis erhalten.

Brauchen wir Kalzium-Supplemente?

Die empfohlene Tagesdosis für Kalzium wird in den Industrieländern allmählich reduziert, weil man erkannt hat, dass moderne Ernährungsweisen häufig mit Kalzium überfrachtet sind. Jahrelang hat man Frauen erzählt, dass sie Kalzium-Supplemente für die Knochengesundheit nehmen sollten. Doch die Forschung hat festgestellt, dass Kalzium-Supplemente wenig oder keine Wirkung auf die Knochengesundheit haben, dafür aber das Risiko von Herzerkrankungen vergrößern könnten.[3]

Die Reduzierung der empfohlenen Tagesdosis, die mit dem derzeitigen Forschungsstand in Einklang steht, wird in Nordamerika nur langsam umgesetzt, und die Empfehlungen reichen immer noch von 1000 bis 1200 Milligramm täglich für die Gesamtkalziumaufnahme aus der Nahrung und aus Supplementen. Die Europäische Union und die WHO empfehlen 800 Milligramm täglich für Männer und Frauen jeder Altersgruppe. Diese Menge lässt sich leicht über die Nahrung aufnehmen, vor allem wenn man Milchprodukte verzehrt. Wer sich vegan ernährt, könnte eine Ausnahme von dieser Regel bilden, und braucht daher möglicherweise ein Kalzium-Supplement. Allerdings werden viele handelsüblichen Milchersatzstoffe wie Mandel- oder Sojamilch häufig mit Kalzium angereichert und haben einen ähnlichen Kalziumgehalt wie Kuhmilch. Überprüfen Sie, wie viel Kalzium Sie beim Essen zuführen, indem Sie einen der Kalziumberechner, die im Internet verfügbar sind, nutzen, zum Beispiel www.osteoporosiscanada.ca.

Wenn Sie ein Supplement benötigen, empfehle ich ein Mittel, das Kalzium und Magnesium im Verhältnis von 1:2 enthält. Einige Formen von Kalzium und Magnesium konkurrieren miteinander um die Aufnahme im Körper. Durch die Verwendung einer aminosäure- oder proteingebundenen Form wie zum Beispiel HVP (hydrolysiertes pflanzliches Protein)-Chelate, lässt sich dieses Problem überwinden.

Supplementierung mit Magnesium

Abgesehen von den individuellen Erbanlagen erhöhen mehrere Faktoren den Bedarf an Magnesium. Der wichtigste dieser Faktoren ist Stress; dazu gehört auch der Stress, der durch Schwangerschaft, andere Phasen schnellen Wachstums und extreme körperliche Betätigung entsteht. Der Magnesiumbedarf steigt durch die übermäßige Aufnahme von Protein und Fett, Vitamin D und eine hohe Zufuhr von stärkehaltigen Kohlehydraten (Getreide), Zucker oder Alkohol. Wie wir gesehen haben, bauen viele häufig verschriebenen Medikamente Magnesium ab. Aus all diesen Gründen kann es eine besonders knifflige Aufgabe sein, diesen Nährstoff optimal zu ergänzen.

Stark verarbeitete Lebensmittel enthalten im Allgemeinen wenig oder kein Magnesium, weil ein Großteil des Nährstoffs während des Verarbeitungsprozesses verloren geht. Durch den steigenden Konsum von verarbeiteten Lebensmitteln im Laufe der letzten Jahrzehnte hat sich daher die Magnesiumaufnahme über die Nahrung drastisch verringert.[4] Außerdem stecken in vielen ballaststoffreichen Nahrungsmitteln auch Bestandteile (z. B. Phytate und Oxalate), die Magnesium und andere Mineralstoffe (Kalzium, Zink, Managan etc.) binden, so dass sie vom Körper nicht mehr aufgenommen werden können.[5] In diese Gruppe fallen derzeit beliebte »Superfoods« wie Chia- und Hanfsamen[6] ebenso wie Weizenkleie. Ich empfehle im Allgemeinen, diese Lebensmittel zu meiden. Auch wenn sie auf dem Papier reich an Mineralstoffen wie Kalzium, Magnesium und Zink sein mögen, bin ich der Ansicht, dass ihre negativen Nährwerteigenschaften die Vorteile bei Weitem überwiegen.

Wundern Sie sich nicht, wenn Sie Wadenkrämpfe bekommen, sobald Sie diese Superfoods häufiger essen – das ist ein sicheres Anzeichen dafür, dass Ihr Magnesium abgebaut wird.

Optimierung der Magnesiumzufuhr

Weil die Darmtätigkeit von der Kontraktion und Entspannung der Dickdarmmuskeln abhängt, führt zu wenig Magnesium zu Verstopfung (Kontraktion ohne genügend Entspannung), während zu viel Magnesium den Dickdarm übermäßig entspannt und Durchfall verursacht. Sie können Ihre Magnesiumaufnahme auf Ihren persönlichen Bedarf abstimmen, indem Sie die Menge des Magnesiumsupplements nach und nach steigern, bis Sie weder unter Verstopfung noch unter Durchfall leiden. Das nennt sich »Titration« bis zur Darmtoleranz.

Die Form des eingenommenen Magnesiums ist sehr wichtig. Ich empfehle die Anwendung von Magnesium-Glycinat. Nehmen Sie zunächst drei Tage lang 100 Milligramm abends vor dem Schlafengehen ein. Fangen Sie dann an, die tägliche Dosis ganz langsam zu steigern, indem Sie alle drei Tage höchstens eine halbe Pille (50 Milligramm) mehr nehmen. Erhöhen Sie die Dosis abwechselnd morgens und abends, bis Sie ein- bis dreimal täglich einen weichen, problemlosen Stuhlgang erreicht haben. Diese langsame Erhöhung soll die allmähliche Absorption und Verteilung des Magnesiums in alle Körpergewebe ermöglichen. Wenn man zu viel zu schnell nimmt, wird zweifellos die Darmmuskulatur angeregt und man ist die Verstopfung los, erreicht aber keine optimale Gewebesättigung und nicht die konstante Magnesiumversorgung, die Herz und Gehirn brauchen.

Die Menge des tolerierten Magnesiums unterscheidet sich von Mensch zu Mensch. Manche brauchen nur die 100 Milligramm vor dem Schlafengehen, während andere möglicherweise 300 oder 400 Milligramm zweimal täglich benötigen, um Darmtoleranz zu erreichen, vor allem wenn sie vorher unter Verstopfung gelitten haben oder Medikamente nehmen, die Magnesium aufzehren. In Ausnahmefällen benötigen Menschen sogar noch höhere Mengen. Bei Durchfall sollten Sie die Magnesiumaufnahme um 50 Milligramm senken.

Äußere Anwendung von Magnesium

Obwohl ich nicht glaube, dass es einen Ersatz für die regelmäßige orale Zufuhr von Magnesium gibt, kann eine äußere oder transdermale (über die Haut aufgenommene) Anwendung ebenfalls nützlich sein. Handelsformen sind in Reformhäusern als Gel oder Lotion erhältlich.

Ein Forschungsteam der Mayo-Klinik bat 40 Frauen mit Fibromyalgie, sich zweimal täglich Magnesiumchlorid (31 Gewichtsprozent in einer geschützten Mischung von Spurenelementen) auf Arme und Beine zu sprühen. Nach zwei und vier Wochen Behandlung berichteten die Patientinnen, dass Krämpfe, Erschöpfung sowie Gelenk- und Muskelschmerzen abgenommen hätten. Bei dieser Studie führte allerdings die Häufigkeit von Hautreizungen zu einer hohen Abbruchrate. Die meisten kommerziellen Magnesiumpräparate für eine äußerliche Anwendung enthalten kein reines Magnesium, sondern weitere Mineralstoffe, die die Haut bei häufigem Gebrauch reizen und stark austrocknen können. Einige Apotheken, die selbst Medikamente herstellen, fertigen Magnesiumgels oder -lotionen auf Bestellung an. Bitten Sie um 15 Prozent Magnesiumsulfat oder Magnesiumchlorid. Nach meiner Erfahrung kommt es bei dieser Konzentration und ohne den Zusatz weiterer Spurenelemente zu wenig oder keiner Hautreizung.

Auf Armen oder Beinen angewendet (periphere Durchblutung), wird Magnesiumgel schnell in den Körperkreislauf aufgenommen. Verwenden Sie eine Menge von etwa einem Teelöffel, verreiben Sie sie in den Händen und verteilen Sie sie gleichmäßig auf den Unterarmen, wenn Sie unter Schulterverspannungen oder plötzlichen Angstattacken leiden. Ähnlich kann Magnesiumgel auch vorbeugend gegen Restless Legs oder Wadenkrämpfe abends auf Unterschenkel und Fesseln aufgetragen werden.

Weitere Supplemente

Der oben beschriebene Supplementplan bietet ein gut abgerundetes allgemeines Programm für jeden, der seine Hirnfitness fördern oder bewahren möchte. Bei speziellen Gesundheitsproblemen oder in bestimmten Lebensstadien kann man allerdings von zusätzlichen Nahrungsergänzungen profitieren. Ich empfehle normalerweise, mit dem Basisplan zu beginnen und mindestens einen Monat zu warten, bevor man eines der unten aufgeführten Supplemente hinzufügt.

Stress, einschließlich Stress am Arbeitsplatz, Leistungsangst und PTBS

L-Tyrosin. Nehmen Sie 1500–2000 Milligramm morgens nach dem Aufstehen (auf leeren Magen) und warten Sie 30 Minuten, bevor Sie etwas essen. Hält der Stress den Tag über an, kann man zusätzliche 1000–1500 Milligramm am Nachmittag einnehmen, zwei Stunden nach dem Essen. Warten Sie wiederum 30 Minuten bis zur nächsten Nahrungsaufnahme. Für berufstätige Mütter, bei denen die hektischste Zeit des Tages beginnt, wenn sie nach Hause kommen, empfehle ich in der Regel, dass sie diese zweite Dosis Tyrosin einnehmen, kurz bevor sie vom Arbeitsplatz nach Hause aufbrechen.

Hinweis: Tyrosin-Supplemente werden ausschließlich Erwachsenen empfohlen, weil keine Forschungsdaten über die Anwendung bei Kindern vorliegen.

L-Theanin: 250 Milligramm am Morgen und noch einmal vor dem Schlafengehen können beruhigend wirken und dazu beitragen, übertriebene Sorge und Angst zu lindern. Es ist sehr hilfreich beim »Busy Brain«-Syndrom oder einem aufgrund hoher beruflicher Anforderungen strapazierten Gehirn. Nehmen Sie 250 Milligramm, wann immer Sie das Gefühl haben, dass die Belastung zu groß wird.

Achten Sie beim Kauf von Aminosäuren darauf, dass dem Namen

auf dem Etikett ein »L« vorangestellt ist. Das »L« zeigt an, dass es sich bei der betreffenden Aminosäure um die Form handelt, die auf natürliche Weise vom Körper genutzt wird.

Schlaflosigkeit

Wichtig: Tragen Sie eine Augenmaske oder sorgen Sie dafür, dass Ihr Schlafzimmer total abgedunkelt ist.

L-Theanin: Wenn Sie Probleme mit dem Einschlafen haben, leiden Sie möglicherweise unter Schlafangst. In diesem Fall helfen 250 Milligramm L-Theanin vor dem Zubettgehen, das Gehirn abzuschalten und die richtigen Einschlafbedingungen zu schaffen.

5HTP: Wenn zusätzliches Magnesium und L-Theanin die Schlafprobleme nicht lösen, sollten Sie 5-HTP (5-Hydroxytryptophan) hinzufügen. 5-HTP ist der Vorläufer für Serotonin, das wiederum in Melatonin umgewandelt wird. Fangen Sie mit 100 Milligramm direkt vor dem Schlafengehen an. Erhöhen Sie die Dosis im Bedarfsfall alle vier bis fünf Tage um 50–100 Milligramm bis auf eine Gesamtdosis von 300 Milligramm. Wenn Sie nachts ständig aufwachen, platzieren Sie 100 Milligramm und ein Glas Wasser neben dem Bett und nehmen Sie das Supplement ein, wenn Sie aufwachen.

Melatonin: Melatonin kann besonders hilfreich sein, wenn Sie schon sehr lange unter Schlaflosigkeit leiden. Für eine maximale Wirkung sollten Sie es 60 bis 90 Minuten vor dem Schlafengehen zuführen. Wie bei einigen anderen Nährstoffen ist es am besten, mit einer niedrigen Dosierung zu beginnen und herauszufinden, welche Mindestdosis Sie zum Einschlafen brauchen. Fangen Sie mit 1 Milligramm an und erhöhen Sie die Einnahme alle vier bis fünf Tage, bis Sie die ideale Menge gefunden haben.

Melatonin und 5-HTP: Wenn Sie gerade eine besonders stressreiche Phase durchlaufen oder schon seit langem unter Schlaflosigkeit leiden, können Sie davon profitieren, wenn Sie Melatonin in der oben beschriebenen Weise einnehmen und dann 100 bis 300 Milligramm 5-HTP direkt vor dem Schlafengehen folgen lassen. Das hilft nicht nur beim Einschlafen, sondern auch beim Durchschlafen. Nehmen Sie jedoch nur die Mindestdosierung, die Sie für eine erholsame Nachtruhe brauchen.

Schwangerschaft

In Kapitel 10 wurde das Supplement- und Ernährungsprogramm beschrieben, das ich jeder Frau, die schwanger werden möchte, empfehle. Es sollte während der gesamten Schwangerschaft und Stillzeit fortgesetzt werden. Zwei Nährstoffe erfordern eine besondere Beachtung, weil der Bedarf daran im Laufe der Schwangerschaft zunimmt: Vitamin C und Magnesium. Ich empfehle, das Vitamin C im zweiten Drittel um 1 Milligramm pro Tag zu steigern und es im dritten Schwangerschaftsdrittel erneut auf insgesamt 2 Gramm zweimal täglich zu erhöhen.

Steigern Sie die Magnesiumzufuhr um 50 Gramm an jedem Tag, an dem Sie Schwierigkeiten mit der Verdauung haben. Verstopfung und Wadenkrämpfe sind kein normaler Bestandteil einer Schwangerschaft, sondern zeigen vermutlich einen Bedarf an zusätzlichem Magnesium an.

Aufmerksamkeitsdefizit-/Hyperaktivitätsstörung (ADHS)

L-Theanin (Erwachsene und Kinder). Nehmen Sie 250 Milligramm am Morgen und dann noch einmal vor dem Schlafengehen. Kinder profitieren von zusätzlichen 250 Milligramm, bevor sie sich an die Hausaufgaben setzen; für Erwachsene ist es in jeder Situation, in der sie sich überfordert fühlen, hilfreich.

L-Tyrosin (nur Erwachsene). Nehmen Sie L-Tyrosin wie oben ausgeführt bei Stress.

Erholung nach einer Gehirnerschütterung oder einem Schlaganfall

Alle Supplemente, die bei Stress empfehlenswert sind, können auch hier hilfreich sein.

Citicolin: Zweimal täglich 500–1000 Milligramm, um die Gedächtnisleistung wiederherzustellen.

Verbesserung des Gedächtnisses

L-Tyrosin: Nehmen Sie L-Tyrosin wie oben ausgeführt bei Stress. Wichtig für Wortgedächtnis und Sprachkompetenz.

Citicolin: Zweimal täglich 500–1000 Milligramm.

Die Einnahme von Nahrungsergänzungsmitteln: Informationen, Fehlinformationen und Verwirrung

Während das Lebensmittelgeschäft vertrautes Terrain für uns ist, kann sich der Einkauf von Vitaminen als eine ganz neue Erfahrung erweisen. Sich in Bioläden oder Reformhäusern zurechtzufinden kann eine Herausforderung sein und beim ersten Besuch fühlt man sich häufig erschlagen vom Angebot. Angesichts der endlosen Regale voller Nahrungsergänzungsmittel – unterschiedliche Marken, unterschiedliche Dosierungen, unterschiedliche Kombinationen von Vitaminen und Mineralstoffen – steht man ratlos davor und fragt sich, für was man sich entscheiden soll.

Regel Nummer 1 ist, vorsichtig dabei zu sein, wen man um Rat fragt. Verlassen Sie sich zum Beispiel nicht ausschließlich auf die Tipps der Verkäuferin. Denken Sie daran, dass es deren Job ist, Ihnen irgend etwas zu verkaufen, und dass die Empfehlungen nicht unbedingt objektiv sind. Auch sollte man Nahrungsergänzungsmittel nicht von einem Bekannten oder Nachbarn kaufen, der damit handelt. Diese von zu Hause aus betriebenen Geschäfte umfassen in der Regel ein Multi-Level-Marketing, bei dem die Person, die Ihnen die Vitamine verkauft, ihren Gewinn nicht nur durch den Verkauf macht, sondern auch, indem sie neue Vertreter rekrutiert, die sich der Mutterfirma anschließen. Für jeden neuen Vertreter, den man anwirbt, erhält man Prozente von dessen Verkaufsumsätzen. Die Produkte mögen von guter Qualität sein, aber sie sind unweigerlich überteuert, und Sie können wahrscheinlich ähnliche Produkte zu einem günstigeren Preis in ihrem örtlichen Reformhaus erwerben.

Außerdem sind diese von zu Hause aus betriebenen Geschäfte nicht alle seriös. Wenn das Geld primär aus dem Verkauf von Produkten stammt, mag alles legal sein. Doch wenn die Gewinne aus der Rekrutierung neuer Verkäufer und deren Belieferung erwachsen, handelt es sich um ein Schneeballsystem, das in Kanada und den USA gesetzeswidrig ist. Denken Sie auch daran, dass alle Handzettel und Broschüren, die Sie erhalten oder aus Geschäften mitnehmen, Werbematerialien sind: Begegnen Sie allen Behauptungen, die darin aufgestellt werden, mit einer gesunden Portion Skepsis.

Der Ärger mit Dr. Google

Wir alle tun es – wir wenden uns bei Gesundheitsfragen an Dr. Google. Doch hüten Sie sich davor, aufs Internet zu vertrauen, wenn Sie korrekte Informationen über Nahrungsergänzungsmittel suchen. Auch wenn es zweifellos hervorragende Seiten gibt, wenn man weiß, wo man suchen muss, ist ein Großteil des Materials widersprüchlich und verwirrend.

Ein schneller Check zeigt beispielsweise, dass einige medizinische Websites besagen, dass die tolerierbare Höchstdosis für die tägliche Aufnahme von Vitamin D bei 2000 IE liegt.[7] Das ist falsch. Health Canada ebenso wie das Institute of Medicine in den USA haben 4000 IE als tolerierbare Aufnahmehöchstmenge für Erwachsene und für Kinder ab dem Alter von neun Jahren festgesetzt.[8] Die Aufnahmehöchstmenge (UL, Upper Limit) ist, wie gesagt, definiert als die Menge, die man mit vernachlässigbarer Gefahr von Nebenwirkungen langfristig *ohne* ärztliche Kontrolle oder Blutuntersuchungen einnehmen kann. Doch zum Zeitpunkt der Abfassung dieses Textes findet sich auf der Website der Mayo-Klinik der Hinweis, dass man bei einer Einnahme von mehr als 600 IE pro Tag unter ärztlicher Aufsicht stehen sollte.[9]

Es ist nicht nur die Öffentlichkeit, die durch solche verwirrenden Ratschläge in die Irre geführt werden kann. In einer Studie aus dem Jahr 2010 wurde festgestellt, dass sich Medizinstudenten bei der Informationssuche stark auf Google und Wikipedia stützen.[10] Wikipedia ist eine freie Enzyklopädie, in der jeder alles schreiben darf. Auch wenn einige Informationen verlässlich sind, räumt sogar Wikipedia selbst ein, dass einige Beiträge kompletter Blödsinn sein können. Das Problem ist, dass man nichts über den Hintergrund oder das Fachwissen der Beitragsersteller weiß, da sie anonym bleiben dürfen. Laut Wikipedia führt die Möglichkeit, dass die Leser die eingestellten Beiträge überarbeiten können, dazu, dass Fehler durch fachkundigere Autoren korrigiert werden und auf diese Weise sachlich richtige Informationen bewahrt bleiben. Klingt theoretisch ganz schön, aber es funktioniert leider nicht immer.

Aggressive Taktik und die Verbreitung falscher Informationen

Weil es bei Wikipedia kein Peer-Review gibt, kann der Bearbeitungsprozess zu »Überarbeitungskriegen« zwischen Autoren mit unterschiedlichen Standpunkten führen. Einige Beiträge werden zigmal pro Stunde geändert – Sie können die Anzahl der Änderungen checken, wenn Sie oben im Beitrag auf den Tab »Versionsgeschichte« klicken: Es erscheint eine Liste mit den Zeitpunkten aller Überarbeitungen, und Sie können sehen, was gestrichen wurde. Obwohl hinter manchen Überarbeitungen der aufrichtige Versuch steht, ein Thema zu verbessern und aktuellere oder korrektere Informationen zu liefern, bietet das System doch jedem, der ein bestimmtes persönliches Interesse verfolgt, eine ideale Plattform, um Fehlinformationen und »alternative Fakten« zu verbreiten.

Als im Jahr 2009 der französische Komponist Maurice Jarre verstarb, hielt Shane Fitzgerald, ein irischer Student, dies für die einmalige Chance, einmal zu testen, wie leicht man falsche Informationen mittels Wikipedia in die Welt setzen kann. Sobald er von Jarres Tod gehört hatte, postete er ein Zitat, das angeblich von Jarre selbst stammte: »Die Musik war mein Leben, die Musik machte mich lebendig, und durch die Musik werde ich den Menschen in Erinnerung bleiben, lange nachdem ich diese Welt verlassen habe. Wenn ich sterbe, wird ein letzter Walzer in meinem Kopf spielen, den nur ich allein hören kann.« Jarre hat nie etwas derartiges gesagt. Fitzgerald hatte das Zitat erfunden.

Die Wikipedia-Redaktionen entdeckten schnell, dass die Quelle des Zitats unklar war, und entfernten es. Doch Fitzgerald postete es erneut. Wieder nahmen die Wikipedia-Redakteure es heraus, aber Fitzgerald war ausdauernd: Jedes Mal, wenn das Zitat entfernt wurde, stellte er es hartnäckig wieder ein. Durch diese aggressive Taktik gelang es ihm, das Zitat immerhin so lange auf der Website zu installieren, dass große Nachrichtenmedien darauf zugriffen. Zahlreiche angesehene Zeitungen zitierten es in ihren Nachrufen auf Jarre.[11] Dieses Ergebnis hatte nicht einmal Fitzgerald selbst erwartet. Er war davon ausgegangen, dass sein erfundenes Zitat auf einigen Blogs und anderen Amateur-Websites landen würde, aber nicht in renommierten Mainstream-Zeitungen. Checkt man dort die Fakten nicht?

Nach einigen Wochen nahm er Kontakt zu den Zeitungen auf und teilte ihnen mit, was er getan hatte. Nur eine – der *Guardian* in Großbritannien – veröffentliche eine Berichtigung. Das ist nur ein einzelnes kleines Beispiel dafür, wie eine Tatsache, die keine Tatsache ist, sich fest etablieren und ein Eigenleben im Internet entwickeln kann.

Der Unterschied zwischen Meinung und Nachweis

Die Wahrheit ist, dass wir auf der Hut sein müssen, wenn wir im Internet nach verlässlichen Informationen über irgendein Thema suchen. Das gilt auch für Informationen über Vitamine und andere Nahrungsergänzungsmittel. Nur sehr wenige Reporter haben die Zeit, das tiefergehende Wissen oder Interesse, gründlich zu recherchieren, wenn sie über positive oder negative Forschungsergebnisse berichten. Wer versucht, sich im Internet über Ernährung schlau zu machen, ist am Ende häufig beunruhigt und erschöpft, weil die Berichte einander so häufig widersprechen.

An der Harvard T. H. Chan School of Public Health versteht man diese Frustration. Die Website der Fakultät weist darauf hin, dass nicht alle Studien, die veröffentlicht werden, gut konzipiert sind.

Schlecht konzipierte Studien verdienen keine Aufmerksamkeit, so der Kommentar, weil die Ergebnisse wahrscheinlich nicht schlüssig oder sogar falsch sind.[12] Doch nicht jeder, der eine Studie liest, verfügt über die notwendigen Fachkenntnisse, um eine Studie sowie deren Stärken und Schwächen objektiv zu besprechen. Häufig ist es leider so, dass in den Medien viel über schlecht konzipierte Studien berichtet wird, häufig von Journalisten, die einfach eine Pressemitteilung und nicht die tatsächliche Studie gelesen haben. Tatsächlich sind zahlreiche Veröffentlichungen, denen in den Medien große Beachtung geschenkt wird, gar keine wissenschaftlichen Untersuchungen, sondern einfach Stellungnahmen. Und eine Stellungnahme gibt eben nur die subjektive Meinung des Autors wider.

Ein typisches Beispiel dafür, wie in den Medien »Meinung« mit »Forschung« verwechselt wird, ergab sich Anfang 2017. Eine gründliche Analyse der vielen Studien, die die präventive Wirkung von Vitamin D für Infektionen der oberen Atemwege erforschen, zeigte eindeutig, dass ein niedriger Vitamin-D-Spiegel im Blut das Risiko für Erkältungen, Grippe und Lungenentzündung in den Wintermonaten erhöhte. Die Schutzwirkung des Vitamin D war zwar nicht gewaltig, aber bei denjenigen mit besonders niedrigen Vitamin-D-Werten am höchsten.[13] Die Autoren kamen zu dem Schluss, dass man Maßnahmen im öffentlichen Gesundheitswesen ergreifen sollte, um den Vitamin-D-Status in der allgemeinen Bevölkerung zu erhöhen, vor allem in Regionen der Welt, in denen das Risiko eines Vitamin-D-Mangels im Winter besonders groß ist.

Die Berichterstattung über die Studie war größtenteils positiv, obwohl die Ergebnisse zum Teil übertrieben wurden. Auf der Website und in den Nachrichten der BBC wurde behauptet, dass Vitamin-D-Pillen Erkältungen oder Grippe stoppen könnten – eine enorme Übertreibung. Dieselbe Zeitschrift, die die Studie veröffentliche, enthielt auch einen Beitrag von zwei Medizinern, die diese Forschungsarbeit anfochten und erklärten, dass sie die Ergebnisse bezweifelten.[14] Einige Medienberichte konzentrierten sich lieber auf die in dieser Stellungnahme vertretenen Ansichten als auf die Studie selbst. »Studie, die Vitamin D mit geringerem Erkältungs- und Gripperisiko verbindet, ist zu schön, um wahr zu sein«, lautete die Schlagzeile in meiner Tageszeitung. Kein Wunder, dass Verwirrung herrscht!

Natürlich ist unzureichendes Vitamin D nicht die einzige Ursache für Erkältung und Grippe in der kalten Jahreszeit, da das Immunsystem noch auf viele weitere Nährstoffe angewiesen ist. Doch der gesunde Menschenverstand sagt einem, dass ein Vitamin-D-Mangel sicherlich eine Rolle spielen könnte, wenn diese Erkrankungen im Winter einen Höchststand erreichen und im Sommer abnehmen. Neuere Studien zeigen, dass Vitamin D in vielfältiger Weise zur effizienten Funktion unseres Immunsystems beiträgt. Von daher erscheint es eine logische Annahme, dass zu wenig Vitamin D unsere Fähigkeit zur Infektionsbekämpfung einschränkt.[15]

Ich spreche mich hier nicht gegen eine gesunde Skepsis aus. In diesem Zeitalter der Hypes und »alternativen Fakten« ist es wichtig, wachsam gegenüber Fehlinformationen zu bleiben. Doch Skepsis erfordert Sachkenntnis. Wir müssen wissen, wie man Forschung kritisch hinterfragt oder wie man vertrauenswürdige Experten findet, die das an unserer Stelle tun können. Wenn wir vorschnelle Urteile fällen, obwohl wir unzureichend informiert sind, riskieren wir, als Zyniker abgestempelt zu werden, als argwöhnisch gegenüber *allen* veröffentlichten Forschungsergebnissen, von Nachweisen für die Erderwärmung bis hin zu Nachweisen für die Vorteile von Vitamin D. Wichtig ist, dass wir unvoreingenommen und aufgeschlossen bleiben.

Aber was ist mit der Sicherheit?

Bei der Lektüre mancher Medienberichte kann man teilweise den Eindruck gewinnen, es lägen zunehmend Nachweise dafür vor, dass Nahrungsergänzungsmittel gefährlich sind und ernsthafte Gesundheitsprobleme, wenn nicht gar den Tod, verursachen. Doch das Sicherheitsniveau von Vitamin- und Mineralstoffsupplementen ist hervorragend, insbesondere im Vergleich zu den verschreibungspflichtigen Medikamenten, die zahllose Menschen tagtäglich einnehmen. Eine kanadische Studie kam zu dem Schluss, dass einer von neun Patienten, die die Notaufnahme eines Krankenhauses aufsuchen, dort aufgrund der Nebenwirkungen von ordnungsgemäß eingenommenen Medikamenten vorstellig wird. Das ist ein ernsthaftes Problem, vor allem, wenn man bedenkt, dass 75 Prozent dieser Nebenwirkungen als mittelschwer oder schwerwiegend eingestuft wurden.[16]

Für Vitamine und Mineralstoffe liegen keine derartigen Daten vor. Wir wissen aus öffentlichen Aufzeichnungen, dass nur sehr wenige Todesfälle oder schwerwiegende Nebenwirkungen je auf Vitamine zurückgeführt wurden, die entsprechend der Packungsbeilage oder den Empfehlungen eines seriösen Therapeuten eingenommen wurden. Bei Kleinkindern kam es bedauerlicherweise zu einigen Todesfällen, nachdem sie toxische Eisenmengen aus Multivitaminpräparaten oder Eisensupplementen für Erwachsene geschluckt hatten. Doch das sind vermeidbare Unfälle, keine Nebenwirkungen. Viele Multivitamine haben einen Zuckerüberzug und können auf ein kleines Kind wie Bonbons wirken. Ich rate dringend von der Einnahme von »Fruchtgummies« ab, ob für Kinder oder Erwachsene. Sie enthalten im Allgemeinen nicht nur zu geringe Mengen von bestimmten Vitaminen, sie sollen auch aussehen und schmecken wie Süßigkeiten und üben vor allem auf kleine Kinder einen großen Reiz aus.

Wenn wir über Nebenwirkungen im Zusammenhang mit Nahrungsergänzungsmitteln sprechen, sollten wir gewissenhaft zwischen Symptomen, die echte Gesundheitsprobleme verursachen, und solchen, die lediglich lästig sind, unterscheiden. Eine übermäßige Magnesiumaufnahme durch Supplemente kann zum Beispiel zu Durchfall führen. Bei Menschen mit mäßigem Magnesiumbedarf könnte eine relativ geringe Dosis diesen unerwünschten Effekt auslösen. Doch viele Leute vertragen wesentlich höhere Dosierungen und profitieren davon, vor allem, wenn sie ein stressreiches Leben führen oder bestimmte Medikamente einnehmen.

Wenn Sie der früher in diesem Kapitel beschriebenen Methode zur Optimierung Ihrer Magnesiumaufnahme folgen, indem Sie die Zufuhr langsam und in sehr kleinen Schritten steigern, können Sie ohne diesen Störeffekt von allen positiven Wirkungen des Magnesiums profitieren. Die leichten Verdauungsstörungen, die mitunter auftreten, wenn man Supplemente auf leeren Magen nimmt, lassen sich vermeiden, wenn man sie mit der Mahlzeit zuführt. Diese etwas lästigen Begleiterscheinungen sollten nicht als gleichwertig zu einer unerwünschten – und eindeutig schwerwiegenden – Nebenwirkung wie Lebertoxizität gesehen werden.

Wer entscheidet, was sicher ist?

Da die Durchführung klinischer Studien über essenzielle Nährstoffe mit ethischen Problemen verbunden ist, stützt sich die Sicherheit von Vitaminen und Mineralstoffen zu einem großen Teil auf Tierstudien und auf Langzeitbeobachtungen von Populationen, die diese Substanzen aufnehmen.[17] Diese Studien werden dann regelmäßig von Ausschüssen überprüft, um einen Konsens bezüglich der zulässigen Höchstdosis (UL, Tolerable Upper Intake Level) für einen Nährstoff zu erreichen. Verschiedene Regionen haben ihre eigenen Ausschüsse. In Europa ist die Europäische Behörde für Lebensmittelsicherheit oder EFSA (European Food Safety Authority) die zuständige Organisation, in Nordamerika ist es das Institute of Medicine.

Wie an früherer Stelle ausgeführt, ist die tolerierbare Aufnahmehöchstmenge eines essenziellen Nährstoffs die Menge, bei der wir mit hoher Sicherheit davon ausgehen können, dass wir sie lebenslang einnehmen können, ohne dass sie uns schadet. Bei einigen Nährstoffen wie Vitamin B12 und Vitamin K gibt es keine festgesetzte Höchstdosis, weil keine Hinweise darauf vorliegen, dass sie in irgendeiner Dosierung toxisch sind. Das US Office of Dietary Supplements erklärt in diesem Zusammenhang: »Für die Aufnahme von Vitamin K aus der Nahrung oder aus Nahrungsergänzungsmitteln sind keine Nebenwirkungen bei Menschen oder Tieren bekannt.«[18] Dasselbe gilt für Vitamin B12: Bei gesunden Personen hat man auch bei hohen Dosierungen keinen Zusammenhang mit toxischen Wirkungen festgestellt.[19]

Aber wir wollen Nährstoffe nicht unbedingt in extrem hohen Mengen aufnehmen – wir wollen die optimale Aufnahmemenge und ein ausgewogenes Verhältnis der Nährstoffe. Eine optimale Aufnahme ermöglicht dem komplexen biochemischen Netzwerksystem, das unseren Körper und unser Gehirn steuert, bestmöglich zu funktionieren. Wenn irgendein Nährstoff fehlt, ist unsere Fähigkeit zum Denken, Schlafen oder Erinnern beeinträchtigt. Nach einer Operation brauchen wir unter Umständen länger, um uns zu erholen. Unser Immunsystem arbeitet nicht optimal, und wir fangen uns leichter eine Erkältung oder Grippe ein. Die Aufrechterhaltung eines normalen Blutdrucks oder Cholesterinspiegels wird schwierig.

Deshalb überrascht es mich nicht mehr, wenn jemand von bemerkenswerten Verbesserungen seines körperlichen und seelischen Wohlbefindens berichtet, sobald er anfängt, ein gut ausgewogenes Supplement-Programm einzuhalten.

Essenziell bedeutet lebenswichtig!

Ohne die essenziellen Nährstoffe – die Vitamine, Mineralstoffe, essenziellen Fettsäuren und auf Aminosäuren aufgebauten Proteine – kann unser Körper nicht funktionieren: Es ist per definitionem unmöglich, am Leben zu bleiben, wenn irgendeiner dieser Nährstoffe vollständig fehlt. Dass es zu einer Unterversorgung mit einem oder mehreren Nährstoffen kommt, kann hingegen leicht geschehen. Denken Sie daran, dass es Empfehlungen für die tägliche Mengenaufnahme gibt, weil es zu Gesundheitsbeeinträchtigungen führt, wenn wir diese Tagesziele nicht erreichen.

Wenn Sie eine Behandlung mit Nahrungsergänzungsmitteln beginnen, sollten Sie versuchen, sich mindestens ein Jahr lang konsequent an den Plan zu halten. Beurteilen Sie dann erneut, wie es Ihnen geht. Nur Sie allein können beurteilen, ob das Programm etwas Positives bewirkt hat. Haben Sie mehr Energie oder hat sich Ihre körperliche Belastbarkeit verbessert? Schlafen Sie besser? Können Sie klarer denken und sich besser an Worte erinnern? Haben Sie die kalte Jahreszeit ohne Erkältung überstanden, obwohl andere Familienmitglieder den ganzen Winter lang geschnieft und gehustet haben? Einige der positiven Effekte der Nahrungsergänzungsmittel sind zunächst subtil, und nicht jeder wird dramatische oder sofortige Reaktionen feststellen.

Eines der Ziele dieses Buches ist es, Ihnen zu helfen, ein aufgeklärter Verbraucher zu werden. Ich hoffe, dass es Ihnen nach der Lektüre leichter fällt, Entscheidungen über Nahrungsmittel zu treffen, und insbesondere über die Auswahl von Supplementen. Wenn Sie nach einem Jahr nicht der Ansicht sind, dass sich Ihr Gesundheitszustand sonderlich verbessert hat, dann sind die Dosierungen der Supplemente, die Sie nehmen, vielleicht nicht richtig für Sie oder stehen nicht im richtigen Verhältnis zueinander, und es empfiehlt sich, den Rat eines fachkundigen Arztes oder Heilpraktikers einzuholen.

Ganz zu Beginn dieses Buches habe ich E. O. Wilson zitiert, einen der renommiertesten Biologen der Welt: »Wir ertrinken in Information«, sagt er, »aber dürsten nach Einsicht. Deshalb wird die Welt künftig von Synthetisierern beherrscht werden, von Menschen, die in der Lage sind, sich die richtige Information zur richtigen Zeit und mit den richtigen Mitteln zu beschaffen, sie kritisch zu überdenken und einsichtige Entscheidungen zu treffen« (*Einheit des Wissens*, S. 358–359). Ich hoffe, dieses Buch hat dazu beigetragen, dass die Leser sich ausgehend von den besten verfügbaren Informationen selbst ein Urteil darüber bilden, wie sie an Ernährung und Supplemente herangehen wollen, und einsichtige Entscheidungen treffen können, die ihr psychisches und physisches Wohl verbessern.

Anhang

Obst- und Gemüse-Tagebuch

Woche vom ....

Kreuzen Sie für jede Portion Obst und Gemüse, die Sie zu sich nehmen, ein Kästchen an. Zählen Sie am Ende der Woche die Kästchen zusammen, die Sie angekreuzt haben, und tragen Sie die Gesamtzahl an der entsprechenden Stelle ein.

Obst (beschränken Sie sich auf drei Portionen am Tag, um Ihr Gewicht zu halten)						
1.	½ Tasse Obstsaft	☐	☐	☐	☐	☐
2.	½ Tasse Dosenobst	☐	☐	☐	☐	☐
3.	1 mittelgroße Banane	☐	☐	☐	☐	☐
4.	1 mittelgroße Scheibe Cantaloupe-Melone	☐	☐	☐	☐	☐
5.	1 Tasse Wassermelone	☐	☐	☐	☐	☐
6.	1 roher Apfel oder 1 Birne	☐	☐	☐	☐	☐
7.	1 (große) Aprikose oder 1 (große) Pflaume	☐	☐	☐	☐	☐
8.	½ Tasse Apfelmus	☐	☐	☐	☐	☐
9.	½ Tasse Beeren (ohne Zuckersaft) (frisch oder gefroren)	☐	☐	☐	☐	☐
10.	¼ Tasse Trockenobst (Rosinen, Aprikosen etc.)	☐	☐	☐	☐	☐
11.	1 Orange, Mandarine oder ½ Grapefruit	☐	☐	☐	☐	☐
12.	½ Tasse Pflaumen oder Feigen (gewürfelt/Stücke) (eingelegt, nicht gezuckert)	☐	☐	☐	☐	☐
13.	1 Pfirsich oder 1 Nektarine	☐	☐	☐	☐	☐
14.	1 Tasse Pfirsich (gewürfelt)	☐	☐	☐	☐	☐

Gemüse (Minimum drei Portionen am Tag; kein Maximum)						
1.	½ Glas Gemüsesaft (Tomate, V8 etc.)	☐	☐	☐	☐	☐
2.	½ Tasse Erbsen oder Bohnen, frisch, gefroren oder aus der Dose (grüne Bohnen, Limabohnen etc.)	☐	☐	☐	☐	☐
3.	½ Tasse Brokkoli oder Blumenkohl	☐	☐	☐	☐	☐
4.	1 mittelgroße Zwiebel oder 3 Frühlingszwiebeln	☐	☐	☐	☐	☐
5.	1 mittelgroße Tomate oder rote oder grüne Paprika	☐	☐	☐	☐	☐
6.	½ Tasse gekochte Karotten	☐	☐	☐	☐	☐
7.	1 mittelgroße Kartoffel oder mittelgroße Süßkartoffel	☐	☐	☐	☐	☐
8.	1 Tasse grüner Salat oder gemischtes Salatgemüse	☐	☐	☐	☐	☐
9.	½ Tasse gekochter Spinat oder anderes Grüngemüse	☐	☐	☐	☐	☐
10.	1 Tasse Spinat (ungekocht)	☐	☐	☐	☐	☐
11.	½ Tasse Tomatensauce (z. B. Spaghetti- oder Pizzasauce)	☐	☐	☐	☐	☐
12.	1 Maiskolben (frisch) oder ½ Tasse Dosenmais/tiefgefrorener Mais	☐	☐	☐	☐	☐
13.	½ Tasse Tofu oder Sojabohnen	☐	☐	☐	☐	☐
14.	½ Tasse Aubergine, Zucchini oder Kürbis	☐	☐	☐	☐	☐
15.	½ Tasse Kohl oder Krautsalat	☐	☐	☐	☐	☐
16.	1 rohe Möhre (Medium) oder 4 große Möhrensticks	☐	☐	☐	☐	☐
17.	1 Selleriestick	☐	☐	☐	☐	☐
18.	½ Tasse Bohnensprossen oder ½ Tasse Alfalfa-Sprossen	☐	☐	☐	☐	☐
19.	½ Tasse rote Bete	☐	☐	☐	☐	☐
20.	½ Tasse Bohnen oder Linsen (getrocknet)	☐	☐	☐	☐	☐
21.	1 Tasse Gemüse-, Linsen- oder Bohnensuppe	☐	☐	☐	☐	☐
Gesamtergebnis (für die Woche)						

Auswertung

56–70 **Hervorragend.** Sie haben sich gesunde Ernährungsrichtlinien eindeutig zu Herzen genommen und essen die für eine optimale Gesundheit empfohlenen acht bis zehn Portionen Obst und Gemüse am Tag. Wenn Sie dieses Niveau konsequent beibehalten, werden sich Ihre Mühen auf lange Sicht sicherlich durch ein stärkeres Immunsystem, einen verlangsamten Alterungsprozess und ein reduziertes Risiko für schwerwiegende Gesundheitsprobleme wie Krebs und Herzkreislauferkrankungen auszahlen. Herzlichen Glückwunsch!

35–55 **Gut.** Ihr Obst- und Gemüseverzehr liegt über dem Durchschnitt und entspricht dem Minimum, das heute gesundheitlich für notwendig erachtet wird. Versuchen Sie, sich weiter zu verbessern. Wählen Sie häufiger dunkelgrüne und orangefarbene Gemüsesorten und orangefarbenes Obst wie Cantaloupe-Melonen und Citrusfrüchte, um den größten Nutzen aus der Ernährung zu ziehen.

21–34 **Luft nach oben.** Obwohl Sie vielleicht denken, dass Sie genügend Obst und Gemüse essen, liegt Ihr Verzehr unter dem empfohlenen Minimum von fünf Portionen am Tag. Nehmen Sie sich vor, vormittags und nachmittags etwas Obst oder Möhrensticks als kleinen Snack zwischendurch zu essen; an Tagen, an denen es schwierig ist, genügend frische Produkte zu bekommen, sollten Sie Gemüsesaft trinken, um ergänzende Vitamine und Mineralstoffe aufzunehmen.

20 oder weniger	**Schlecht.** Obst und Gemüse sind entscheidend, um gesund zu bleiben und altersbedingten Leiden wie Herzerkrankungen, Augenerkrankungen, Krebs, Diabetes und Demenz vorzubeugen.

Hinweis: Für eine optimale Aufnahme der Phytochemikalien, die einen Großteil der gesundheitlichen Vorzüge von Obst und Gemüse ausmachen, sollten Sie immer daran denken, sie zusammen mit etwas Fett zu verzehren.

Danksagung

Für zahlreiche hilfreiche Gespräche bei der Entstehung dieses Buches bin ich Freunden und Kollegen ungeheuer dankbar. Mein besonderer Dank gilt Drs. Nadine Bukmuz, Linda Rapson und Anne Marie Mingiardi, die freundlicherweise verschiedene Entwürfe des Manuskripts gelesen haben. Ihre klugen Anmerkungen und Vorschläge waren eine unschätzbare Hilfe.

Ein besonderes Dankeschön geht an meine Agentin Beverley Slopen, die mir immer Mut macht, und an Patrick Crean, meinen Editor bei HarperCollins, der den Weg dieses Buches vom Vorschlag bis zur Fertigstellung begleitet hat. Seine gutgelaunte Begeisterung und stete Anleitung haben mich bei der Stange gehalten. Dank auch an Alan Shar für seine unschätzbare Hilfe bei den Recherchen.

Bedanken möchte ich mich auch bei all jenen, die mir erlaubt haben, von ihren Erfahrungen zu berichten. Auch wenn die Namen geändert wurden, um die Persönlichkeitsrechte zu schützen, sind es wahre Geschichten, und ich hoffe, dass sie das Buch bereichern. Schließlich habe ich während der Fertigstellung dieses Buches enorme Hilfe und Unterstützung durch meine Familie erfahren. Danke, Oliver und Linda, für die köstlichen Lachsessen, die mich am Sonntagabend oft gerettet haben.

Anmerkungen

Einleitung

1 World Health Organization: »Dementia«, Informationsblatt, April 2016, www.who.int/mediacentre/factsheets/fs362/en.

2 Alzheimer Society of Canada, »Dementia Numbers in Canada«, www.alzheimer.ca/en/About-dementia/What-is-dementia/Dementia-numbers.

3 S. Gillette Guyonnet et al.: »IANA Task Force on Nutrition and Cognitive Decline with Aging«, *Journal of Nutrition, Health and Aging* 11, 2 (2007): 132–152.

4 K. M. Adams et al.: »Nutrition Education in U. S. Medical Schools: Latest Update of a National Survey«, *Academic Medicine* 85, 9 (2010): 1537–1542.

5 Health Canada, Canadian Community Health Survey, Cycle 2.2, Nutrition (2004), http://www.hc-sc.gc.ca/fn-an/surveill/nutrition/commun/index-eng.php; Scientific Report of the 2015 Dietary Advisory Committee, http://www.health.gov/dietaryguidelines/2015-scientific-report; R. S. Sebastian et al., »Older Adults Who Use Vitamin/Mineral Supplements Differ from Nonusers in Nutrient Intake Adequacy and Dietary Attitudes«, *Journal of the American Dietetic Association* 107, 8 (2007): 1322–1332.

6 Standing Senate Committee on Social Affairs, Science and Technology: *Obesity in Canada – A Whole-of-Society Approach for a Healthier Canada*, March 2016, http://www.parl.gc.ca/content/sen/committee/421/SOCI/Reports/2016-02-25_Revised_report_Obesity_in_Canada_e.pdf.

7 B. T. Burton, Hg.: *Heinz Handbook of Nutrition* (New York: McGraw-Hill, 1959).

8 M. Fenech et al.: »Nutrigenetics and Nutrigenomics: Viewpoints on the Current Status and Applications in Nutrition Research and Practice«, *Journal of Nutrigenetics and Nutrigenomics* 4, 2 (2011): 69–89.

9 E. M. Bik: »The Hoops, Hopes and Hypes of Microbiome Research«, *Yale Journal of Biology and Medicine* 89,3 (2016): 363–373

1. Kapitel: Eine Zeitreise

1 A. Mobley et al.: »A Survey on Data Reproducibility in Cancer Research Provides Insights into Our Limited Ability to Translate Findings from the Laboratory to the Clinic«, PLOS ONE 8, 5 (2013), e63 221.

2 J. D. Van Horn et al.: »Mapping Connectivity Damage in the Case of Phineas Gage«, PLOS ONE 7, 5 (2012): e37 454.

3 R. Hooke: »Micrographia: Some Physiological Descriptions of Minute Bodies Made by Magnifying Glasses with Observations and Inquiries Thereupon«, 1667, http://www.gutenberg.org.

2. Kapitel: Natur oder Kultur?

1 S. Jinno: »Aging Affects New Cell Production in the Adult Hippocampus: A Quantitative Anatomic Review«, *Journal of Chemical Neuroanatomy* 76, Part B (2016): 64–67.

2 B. Kolb und I. Q. Whishaw: *Fundamentals of Human Neuropsychology*, 5th ed. (New York: Worth Publishers, 2003). Dt.: *Neuropsychologie*. Heidelberg: Spektrum, 1996.

3 S. Chen et al.: »Reinstatement of Long-Term Memory Following Erasure of Its Behavioral and Synaptic Expression in *Aplysia*«, *eLife*, 17. November 2014, e03 896.

4 P. M. Dash et al.: »Molecular Activity Underlying Working Memory«, *Learning and Memory* 14 (2007): 554–563.

5 D. Gilbert, interviewt von H. Reese, »Psychology: ›An Owner's Manual for Your Own Mind‹«, *Atlantic*, 11. März 2014, https://www.theatlantic.com/education/archive/2014/03/psychology-an-owner-s-manual-for-your-own-mind/284329.

6 K. C. Berridge und M. L. Kringelbach: »Building a Neuroscience of Pleasure and Well-being«, *Psychology of Well-Being* 1, 1 (2011): 1–3.

7 A. J. Oswald und E. Proto: »National Happiness and Genetic Distance: A Cautious Exploration«, IZA Diskussionspapier No. 8300, Juli 2014, http://ftp.iza.org/dp8300.pdf.

8 L. D. Kubzansky und R. C. Turston: »Emotional Vitality and Incident Coronary Heart Disease: Benefits of Healthy Psychological Functioning«, *Archives of General Psychiatry* 64, 12 (2007): 1393–1401.

9 M. J. Lambiase et al.: »Positive Psychological Health and Stroke Risk: The Benefits of Emotional Vitality«, *Health Psychology* 34, 10 (2015): 1043–1046; H. Achat et al.: »Optimism and Depression As Predictors of Physical and

Mental Health Functioning: The Normative Aging Study«, *Annals of Behavioral Medicine* 22, 2 (2000): 127–130.

10 L. D. Kubzansky et al.: »Early Manifestations of Personality and Adult Health: A Life Course Perspective«, *Health Psychology* 28, 3 (2009): 364–372.

11 M. Mazza et al.: »Affective and Cognitive Empathy in Adolescents with Autism Spectrum Disorder«, *Frontiers in Human Neuroscience* 8 (2014): 791.

12 O. Schunke et al.: »Mirror Me: Imitative Responses in Adults with Autism«, *Autism* 20, 2 (2016): 134–144.

13 B. Chakrabarti et al.: »Genes Related to Sex Steroids, Neural Growth, and Social-Emotional Behavior Are Associated with Autistic Traits, Empathy, and Asperger Syndrome«, *Autism Research* 2, 3 (2009): 157–177.

14 P. L. Lockwood et al.: »Neurocomputational Mechanisms of Prosocial Learning and Links to Empathy«, *Proceedings of the National Academy of Sciences of the* USA 113, 35 (2016): 9763–9768.

15 Canadian Council on Learning: *Bullying in Canada – How Intimidation Affects Learning*, 20. März 2008, http://en.copian.ca/library/research/ccl/bullying_ in_canada/bullying_in_canada.pdf.

16 P. Stavrinides et al.: »Bullying and Empathy: A Short-Term Longitudinal Investigation«, *Educational Psychology* 30, 7 (2010): 793–802.

17 A. Duncan und C. Miller: »The Impact of an Abusive Family Context on Childhood Animal Cruelty and Adult Violence«, *Aggression and Violent Behavior* 7, 4 (2002): 365–383.

18 A. Kimberly et al.: »Promoting Children's Prosocial Behaviors in School: Competence of School-Aged Children. Impact of the ›Roots of Empathy‹ Program on the Social and Emotional Competence of School-Aged Children«, *School Mental Health* 4 (2012): 1–21.

19 O. Van der Rest et al.: »Dietary Patterns, Cognitive Decline, and Dementia: A Systematic Review«, *Advances in Nutrition* 6, 2 (2015): 154–168.

3. Kapitel: Der Zusammenhang zwischen Ernährung und Kognition

1 T. C. Durazzo et al.: »Smoking and Increased Alzheimer's Disease Risk: A Review of Potential Mechanisms«, *Alzheimer's and Dementia* 10, S3 (2014): S122–145.

2 S. Haller et al.: »Acute Caffeine Administration Impact on Working Memory-Related Brain Activation and Functional Connectivity in the Elderly: A BOLD and Perfusion MRI Study«, *Neuroscience* 250 (2013): 364–371.

3 Harvard Medical School: »Glycemic Index and Glycemic Load for 100+ Foods«, letzte Aktualisierung 27. August 2015, http://www.health.harvard.edu/diseases-and-conditions/glycemic_index_and_glycemic_load_for_100_foods (abgerufen am 1. April 2017).
4 E. R. Seaquist: »The Impact of Diabetes on Cerebral Structure and Function«, *Psychosomatic Medicine* 77, 6 (2015): 616–621.
5 R. Elango et al.: »Evidence That Protein Requirements Have Been Significantly Underestimated«, *Current Opinion in Clinical Nutrition and Metabolic Care* 13, 1 (2010): 52–57.
6 T. B. Symons et al.: »A Moderate Serving of High-Quality Protein Maximally Stimulates Skeletal Muscle Protein Synthesis in Young and Elderly Subjects«, *Journal of the American Dietetic Association* 109, 9 (2009): 1582–1586.
7 R. J. Wurtman: »Behavioural Effects of Nutrients«, *Lancet* 1, 8334 (1983): 1145–1147.
8 H. R. Lieberman et al.: »Mood, Performance and Pain Sensitivity: Changes Induced by Food Constituents«, *Journal of Psychiatric Research* 17, 2 (1982–83): 135–145.
9 R. P. Patrick und B. N. Ames: »Vitamin D and the Omega-3 Fatty Acids Control Serotonin Synthesis and Action, Part 2: Relevance for ADHD, Bipolar Disorder, Schizophrenia, and Impulsive Behavior«, *FASEB Journal* 29, 6 (2015): 2207–2222.
10 M. de Lorgeril und P. Salen: »New Insights into the Health Effects of Dietary Saturated and Omega-6 and Omega-3 Polyunsaturated Fatty Acids«, *BMC Medicine* 10 (2012): 50.
11 Patrick und Ames: »Vitamin D and the Omega-3 Fatty Acids.«
12 D. Kromhout: »Where the Latest U. S. Dietary Guidelines Are Heading«, *BMJ* 35 (2015): h4034.
13 P. W. Siri-Tarino et al.: »Meta-analysis of Prospective Cohort Studies Evaluating the Association of Saturated Fat with Cardiovascular Disease«, *American Journal of Clinical Nutrition* 91, 3 (2010): 535–546.
14 J. Yerushalmy und H. E. Hilleboe: »Fat in the Diet and Mortality from Heart Disease: A Methodologic Note«, *New York State Journal of Medicine* 57 (1957): 2343–2354.
15 C. Hryhorczuk et al.: »Dampened Mesolimbic Dopamine Function and Signaling by Saturated but Not Monounsaturated Dietary Lipids«, *Neuropsychopharmacology* 41, 3 (2016): 811–821.
16 L. Morgan et al.: »Comparison of the Effects of Four Commercially Availa-

ble Weight-Loss Programmes on Lipid-Based Cardiovascular Risk Factors«, *Public Health Nutrition* 23 (2008): 1–9.

17 J. W. Rankin und A. D. Turpyn: »Low Carbohydrate, High Fat Diet Increases C-Reactive Protein during Weight Loss«, *Journal of the American College of Nutrition* 26, 2 (2007): 163–169.

18 R. Schmidt et al.: »Early Inflammation and Dementia: A 25-Year Follow-up of the Honolulu-Asia Aging Study«, *Annals of Neurology* 52, 2 (2002): 168–174.

19 B. A. Golomb und A. K. Bui: »A Fat to Forget: Trans Fat Consumption and Memory«, PLOS ONE 10, 6 (2015): e0128129.

20 Grocery Manufacturers Association, Executive summary of GMA's Food Additive Petition, 5. August 2015, Center for Science in the Public Interest, http://cspinet.org/new/pdf/gma_trans_fat_fap_executive_summary_8-5-15.pdf.

4. Kapitel: Vitamine, Mineralstoffe und Hirnfunktion

1 E. V. McCollum: *A History of Nutrition* (Cambridge, MA: Riverside Press, 1957); S. A. Goldblith and M. A. Joslyn, Hg.: *Milestones in Nutrition*, vol. 2 (Westport, CT: AVI Publishing, 1964).

2 L. A. Bazzano et al.: »Effects of Low-Carbohydrate and Low-Fat Diets: A Randomized Trial«, *Annals of Internal Medicine* 161, 5 (2014): 309–318.

3 J. P. Blass: »Brain Metabolism and Brain Disease: Is Metabolic Deficiency the Proximate Cause of Alzheimer Dementia?« *Journal of Neuroscience Research* 66 (2001): 851–856.

4 D. Mulleman und P. Goupille: »Medical Mystery: Extensive Ecchymosis – The Answer«, *New England Journal of Medicine* 354, 4 (2006): 419–420.

5 Y. Wang et al.: »Effects of Vitamin C and Vitamin D Administration on Mood and Distress in Acutely Hospitalized Patients«, *American Journal of Clinical Nutrition* 98, 3 (2013): 705–711.

6 B. J. Kaplan et al.: »A Randomised Trial of Nutrient Supplements to Minimise Psychological Stress after a Natural Disaster«, *Psychiatry Research* 228, 3 (2015): 373–379.

7 D. O. Kennedy et al.: »Effects of High-Dose B Vitamin Complex with Vitamin C and Minerals on Subjective Mood and Performance in Healthy Males«, *Psychopharmacology* (Berlin) 211, 1 (2010): 55–68.

8 J. P. Spencer: »Food for Tought: The Role of Dietary Flavonoids in Enhan-

cing Human Memory, Learning and Neurocognitive Performance«, *Proceedings of the Nutrition Society* 67, 2 (2008): 238–252.

9 P. H. Warnke et al.: »The Ongoing Battle against Multi-resistant Strains: In-vitro Inhibition of Hospital-Acquired *MRSA, VRE, Pseudomonas, ESBL E. coli* and *Klebsiella* Species in the Presence of Plant-Derived Antiseptic Oils«, *Journal of Cranio-maxillo-facial Surgery* 41, 4 (2013): 321–326.

10 O. Oyebode et al.: »Fruit and Vegetable Consumption and All-Cause, Cancer and CVD Mortality: Analysis of Health Survey for England Data«, *Journal of Epidemiology and Community Health* 68, 9 (2014): 856–862.

11 S. Seetharaman et al.: »Blood Glucose, Diet-Based Glycemic Load and Cognitive Aging among Dementia-Free Older Adults«, *Journals of Gerontology, Series A, Biological Sciences and Medical Sciences* 70, 4 (2015): 471–479.

12 M. C. Morris et al.: »MIND Diet Slows Cognitive Decline with Aging«, *World Review of Nutrition and Dietetics* 115 (2016): 98–108.

13 G. H. Beaton und E. W. McHenry, Hg.: »Nutrition and Public Health«, *Quarterly Bulletin of the Health Organization of the League of Nations* 1 (1935): 1–152.

14 Health Canada: »Dietary Reference Intakes«, 23. Januar 2006, http://www.hc-sc.gc.ca/fn-an/nutrition/reference/table/ref_macronutr_tbl-eng.php (abgerufen am 31. August 2015).

15 J. Bauer et al.: »Evidence-Based Recommendations for Optimal Dietary Protein Intake in Older People: A Position Paper from the PROT-AGE Study Group«, *Journal of the American Medical Directors Association* 14, 8 (2013): 542–559.

5. Kapitel: Alzheimer und Demenz: unsere größten Ängste

1 E. Dawkins und D. H. Small: »Insights into the Physiological Function of the β-Amyloid Precursor Protein: Beyond Alzheimer's Disease«, *Journal of Neurochemistry* 129, 5 (2014): 756–769.

2 T. A. Pascoal et al.: »Amyloid-β and Hyperphosphorylated Tau Synergy Drives Metabolic Decline in Preclinical Alzheimer's Disease«, *Molecular Psychiatry* 22, 2 (2017): 306–311.

3 L. S. Schneider: »Estrogen and Dementia: Insights from the Women's Health Initiative Memory Study«, JAMA 291, 24 (2004): 3005–3007.

4 J. P. Reis et al.: »Subclinical Atherosclerotic Calcification and Cognitive Functioning in Middle-Aged Adults: The CARDIA Study«, *Atherosclerosis* 231, 1 (2013): 72–77.

5 S. Gauthier et al.: »Mild Cognitive Impairment«, *Lancet* 367 (2006): 1262–1270.

6 G. P. Morris et al.: »Inconsistencies and Controversies Surrounding the Amyloid Hypothesis of Alzheimer's Disease«, *Acta Neuropathologica Communications* 2 (2014): 135.

7 C. B. Parker: »Scientifc Evidence Does Not Support the Brain Game Claims, Stanford Scholars Say«, Stanford News Service, October 20, 2014, http://news.stanford.edu/pr/2014/pr-brain-games-carstensen-102014.html.

8 L. Oberman und A. Pascual-Leone: »Changes in Plasticity across the Lifespan: Cause of Disease and Target for Intervention«, *Progress in Brain Research* 207 (2013): 91–120.

9 EClipSE Collaborative Members: »Education, the Brain and Dementia: Neuroprotection or Compensation?« *Brain* 133, 8 (2010): 2210–2216.

10 E. Rieman et al.: »Brain Imaging and Fluid Biomarker Analysis in Young Adults at Genetic Risk for Autosomal Dominant Alzheimer's Disease in the Presenilin 1 E280A Kindred: A Case-Control Study«, *Lancet Neurology* 11, 12 (2012): 1048–1056.

11 World Health Organization: *Tobacco and Dementia,* Juni 2014, http://apps.who. int/iris/bitstream/10 665/128 041/1/WHO_NMH_PND_CIC_TKS_14.1_eng.pdf.

12 B. Shakersain et al.: »Prudent Diet May Attenuate the Adverse Effects of Western Diet on Cognitive Decline«, *Alzheimer's and Dementia* 12, 2 (2016): 100–109.

13 S. M. de la Monte und J. R. Wand: »Alzheimer's Disease Is Type 3 Diabetes – Evidence Reviewed«, *Journal of Diabetes Science and Technology* 2, 6 (2008): 1101–1113.

14 S. Berntsen et al.: »Alcohol Consumption and Mortality in Patients with Mild Alzheimer's Disease: A Prospective Cohort Study«, BMJ *Open* 5, 12 (2015): e007 851.

15 J. J. Iliff et al.: »A Paravascular Pathway Facilitates CSF Flow through the Brain Parenchyma and the Clearance of Interstitial Solutes, Including Amyloid β«, *Science Translational Medicine* 4, 147 (2012): 147ra111.

16 J. Zhang und Q. Liu: »Cholesterol Metabolism and Homeostasis in the Brain«, *Protein and Cell* 6, 4 (2015): 254–264.

17 U. S. Food and Drug Administration: »Controlling Cholesterol with Statins«, 29. Februar 2012, http://www.fda.gov/ForConsumers/ConsumerUpdates/ucm293330.htm (abgerufen am 10. Dezember 2016).

18 B. L. Strom et al.: »Statin Terapy and Risk of Acute Memory Impairment«, *JAMA Internal Medicine* 175, 8 (2015): 1399–1405.

19 L. Spinney: »Alzheimer's Disease: The Forgetting Gene«, *Nature* 510 (2014): 26–28.

20 E. Hjorth et al.: »Omega-3 Fatty Acids Enhance Phagocytosis of Alzheimer's Disease-Related Amyloid-β42 by Human Microglia and Decrease Inflammatory Markers«, *Journal of Alzheimer's Disease* 35, 4 (2013): 697–713.

21 J. Nishihira et al.: »Associations between Serum Omega-3 Fatty Acid Levels and Cognitive Functions among Community-Dwelling Octogenarians in Okinawa, Japan: The KOCOA Study«, *Journal of Alzheimer's Disease* 51, 3 (2016): 857–866.

22 A. Oulhaj et al.: »Omega-3 Fatty Acid Status Enhances the Prevention of Cognitive Decline by B Vitamins in Mild Cognitive Impairment«, *Journal of Alzheimer's Disease* 50, 2 (2016): 547–557.

23 N. Tajuddin et al.: »Neuroinflammation and Neurodegeneration in Adult Rat Brain from Binge Ethanol Exposure: Abrogation by Docosahexaenoic Acid«, PLOS ONE 9, 7 (2014): e101223.

24 M. S. Morris et al.: »Folate and Vitamin B-12 Status in Relation to Anemia, Macrocytosis, and Cognitive Impairment in Older Americans in the Age of Folic Acid Fortification«, *American Journal of Clinical Nutrition* 85 (2007): 193–200.

25 A. Vogiatzoglou et al.: »Vitamin B12 Status and Rate of Brain Volume Loss in Community-Dwelling Elderly«, *Neurology* 71, 11 (2008): 826–832.

26 D. Bunce et al.: »Apolipoprotein E, B Vitamins, and Cognitive Function in Older Adults«, *Journals of Gerontology, Series B, Psychological Sciences and Social Sciences* 60, 1 (2005): 41–48.

27 A. D. Smith et al.: »Homocysteine-Lowering by B Vitamins Slows the Rate of Accelerated Brain Atrophy in Mild Cognitive Impairment: A Randomized Controlled Trial«, PLOS ONE 5, 9 (2010): e12244.

28 D. J. Llewellyn et al.: »Vitamin D and the Risk of Cognitive Decline in Elderly Persons«, *Archives of Internal Medicine* 170 (2010): 1135–1141.

29 T. J. Littlejohns et al.: »Vitamin D and the Risk of Dementia and Alzheimer Disease«, *Neurology* 83, 10 (2014): 920–928.

30 I. Karakis et al.: »Association of Serum Vitamin D with the Risk of Incident Dementia and Subclinical Indices of Brain Aging: The Framingham Heart Study«, *Journal of Alzheimer's Disease* 51, 2 (2016): 451–461.

31 M. T. Mizwicki et al.: »1α,25-dihydroxyvitamin D3 and Resolvin D1 Retune the Balance between Amyloid-β Phagocytosis and Inflammation in Alz-

heimer's Disease Patients«, *Journal of Alzheimer's Disease* 34, 1 (2013): 155–70.
32 J. D. Spence: »Metabolic Vitamin B12 Deficiency: A Missed Opportunity to Prevent Dementia and Stroke«, *Nutrition Research* 36, 2 (2016): 109–116.

6. Kapitel: Wie das Gehirn auf Stress reagiert

1 T. C. Russ: »Association between Psychological Distress and Mortality: Individual Participant Pooled Analysis of 10 Prospective Cohort Studies«, BMJ 345 (2012): e4933.
2 F. Calabrese et al.: »Neuronal Plasticity: A link between Stress and Mood Disorders«, *Psychoneuroendocrinology* 34S (2009): S208–216.
3 A. Machado et al.: »Chronic Stress As a Risk Factor for Alzheimer's Disease«, *Reviews in the Neurosciences* 25, 6 (2014): 785–804.
4 A. F. Arnsten: »Stress Weakens Prefrontal Networks: Molecular Insults to Higher Cognition«, *Nature Neuroscience* 18, 10 (2015): 1376–1385.
5 C. Anacker et al.: »Glucocorticoid-Related Molecular Signaling Pathways Regulating Hippocampal Neurogenesis«, *Neuropsychopharmacology* 38, 5 (2013): 872–883.
6 L. S. Colzato et al.: »Food for Creativity: Tyrosine Promotes Deep Thinking«, *Psychological Research* 79, 5 (2015): 709–714.
7 A. W. Flaherty: »Frontotemporal and Dopaminergic Control of Idea Generation and Creative Drive«, *Journal of Complementary Neurology* 493 (2005): 147–153.
8 L. S. Colzato et al.: »Eating to Stop: Tyrosine Supplementation Enhances Inhibitory Control but Not Response Execution«, *Neuropsychologia* 62 (2014): 398–402.
9 A. Hase et al.: »Behavioral and Cognitive Effects of Tyrosine Intake in Healthy Human Adults«, *Pharmacology, Biochemistry, and Behavior* 133 (2015): 1–6.
10 N. A. Coull et al.: »Effect of Tyrosine Ingestion on Cognitive and Physical Performance Utilising an Intermittent Soccer Performance Test (iSPT) in a Warm Environment«, *European Journal of Applied Physiology* 115, 2 (2015): 373–386.
11 C. A. Salter et al.: »Dietary Tyrosine As an Aid to Stress Resistance among Troops«, *Military Medicine* 154, 3 (1989): 144–146.
12 L. Cahill et al.: »Vitamin C Deficiency in a Population of Young Canadian Adults«, *American Journal of Epidemiology* 170, 4 (2009): 464–471.

13 M. L. Yew: »›Recommended Daily Allowances‹ for Vitamin C«, *Proceedings of the National Academy of Sciences of the USA* 70, 4 (1973): 969–972.

14 A. Sadeghpour et al.: »Impact of Vitamin C Supplementation on Post-Cardiac Surgery ICU and Hospital Length of Stay«, *Anesthesiology and Pain Medicine* 5, 1 (2015): e25 337.

15 A. E. Carrillo et al.: »Vitamin C Supplementation and Salivary Immune Function Following Exercise-Heat Stress«, *International Journal of Sports Physiology and Performance* 3, 4 (2008): 516–530.

16 A. Moshfegh et al., *What We Eat in America,* NHANES *2005–2006,* 2009, U. S. Department of Agriculture, Agricultural Research Service, https://www.ars.usda.gov/SP2UserFiles/Place/80400530/pdf/0506/usual_nutrient_intake_vitD_ca_phos_mg_2005-06.pdf.

17 Health Canada: »Do Canadian Adults Meet Their Nutrient Requirements through Food Intake Alone?« 2012, http://www.hc-sc.gc.ca/fn-an/surveill/nutrition/commun/art-nutr-adult-eng.php#a33, (abgerufen am 25. November 2015).

18 G. Grases et al.: »Anxiety and Stress among Science Students: Study of Calcium and Magnesium Alterations«, *Magnesium Research* 19, 2 (2006): 102–106.

19 K. A. Barbour et al.: »Exercise As a Treatment for Depression and Other Psychiatric Disorders: A Review«, *Journal of Cardiopulmonary Rehabilitation and Prevention* 27, 6 (2007): 359–367.

20 A. T. Ludlow et al.: »Relationship between Physical Activity Level, Telomere Length, and Telomerase Activity«, *Medicine and Science in Sports and Exercise* 40, 10 (2008): 1764–1771.

21 A. Chiesa et al.: »Mindfulness-Based Stress Reduction for Stress Management in Healthy People: A Review and Meta-analysis«, *Journal of Alternative and Complementary Medicine* 15, 5 (2009): 593–600.

7. Kapitel: Hirnverletzungen: Trauma und Schlaganfall

1 H. S. Martland: »Punch Drunk«, JAMA 91, 15 (1928): 1103–1107.

2 A. C. McKee et al.: »The Spectrum of Disease in Chronic Traumatic Encephalopathy«, *Brain* 136, 1 (2013): 43–64.

3 J. M. Silver, T. W. McAllister und D. B. Arciniegas: »Depression and Cognitive Complaints Following Mild Traumatic Brain Injury«, *American Journal of Psychiatry* 166 (2009): 653–661.

4 J. M. Stamm et al.: »Age of First Exposure to Football and Later-Life Cognitive Impairment in Former NFL Players«, *Neurology* 84, 11 (2015): 1114–1120.

5 Z. Y. Kerr et al.: »Concussion Symptoms and Return to Play Time in Youth, High School, and College American Football Athletes«, *JAMA Pediatrics* 170, 7 (2016): 647–653.

6 D. J. Wiebe et al.: »Identifcation and Validation of Prognostic Criteria for Persistence of Mild Traumatic Brain Injury-Related Impairment in the Pediatric Patient«, *Pediatric Emergency Care* 28, 6 (2012): 498–502.

7 Quoted in M. Walker: »Debate on Youth Football and Concussions«, *MedPage Today*, December 24, 2015, http://www.medpagetoday.com/Pediatrics/GeneralPediatrics/55426.

8 R. R. Leker und E. Shohami: »Cerebral Ischemia and Trauma-Different Etiologies Yet Similar Mechanisms: Neuroprotective Opportunities«, *Brain Research, Brain Research Reviews* 39 (2002): 55–73.

9 »Same Symptoms, Different Cause: TIAs May Arise from Different Mechanisms«, http://www.medscape.com/viewarticle/786270.

10 M. Houston et al.: »Te Role of Magnesium in Hypertension and Cardiovascular Disease«, *Journal of Clinical Hypertension* (Greenwich, CT) 13, 11 (2011): 843–847.

11 W. W. Oppelt et al.: »Magnesium Exchange between Blood and Cerebrospinal Fluid«, *American Journal of Physiology* 205 (1963): 959–962.

12 Z. Ram et al.: »Magnesium Sulfate Reverses Experimental Delayed Cerebral Vasospasm after Subarachnoid Hemorrhage in Rats«, *Stroke* 22 (1991): 922–927.

13 K. W. Muir: »Magnesium for Neuroprotection in Ischaemic Stroke: Rationale for Use and Evidence of Effectiveness«, *CNS Drugs* 15, 12 (2001): 921–930.

14 H. Morisaki et al.: »Hypermagnesemia-Induced Cardiopulmonary Arrest before Induction of Anesthesia for Emergency Cesarean Section«, *Journal of Clinical Anesthesia* 12, 3 (2000): 224–226.

15 V. Trapani et al.: »Magnesium and the Yin-Yang Interplay in Apoptosis«, in *Magnesium in the Central Nervous System*, R. Vink und M. Nechifor, Hg. (Adelaide, Australia: University of Adelaide Press, 2011), 85–98.

16 C.-Y. Yang: »Calcium and Magnesium in Drinking Water and Risk of Death from Cerebrovascular Disease«, *Stroke* 29 (1998): 411–414.

17 S. C. Larsson et al.: »Dietary Magnesium Intake and Risk of Stroke: A Meta-analysis of Prospective Studies«, *American Journal of Clinical Nutrition* 95, 2 (2012): 362–366.

18 T. Wahls et al.: »Assessment of Dietary Adequacy for Important Brain Micronutrients in Patients Presenting to a Traumatic Brain Injury Clinic for Evaluation«, *Nutritional Neuroscience* 17, 6 (2014): 252–259.

19 K. E. Saatman et al.: »Acute Cytoskeletal Alterations and Cell Death Induced by Experimental Brain Injury Are Attenuated by Magnesium Treatment and Exacerbated by Magnesium Deficiency«, *Journal of Neuropathology and Experimental Neurology* 60, 2 (2001): 183–194.

20 M. J. Berridge et al.: »The Versatility and Universality of Calcium Signalling«, *Nature Reviews in Molecular and Cellular Biology* 1 (2000): 11–21.

21 J.B Anderson und P. J. Klemmer: »Risk of High Dietary Calcium for Arterial Calcification in Older Adults«, *Nutrients* 5, 10 (2013): 3964–3974.

22 J. Adams und J. Pepping: »Vitamin K in the Treatment and Prevention of Osteoporosis and Arterial Calcification«, *American Journal of Health-System Pharmacology* 62, 15 (2005): 1574–1581.

23 Z. A. Fazeel und G. Fazeelath: »Efficacy of Vitamin K as a Supplement in Osteoporosis«, *European Journal of Biotechnology and Bioscience* 2, 6 (2014): 25–29.

24 E. Teuwissen et al.: »The Role of Vitamin K in Soft-Tissue Calcification«, 3, 2 (2012): 166–173.

25 D. Bos et al.: »Calcifcation in Major Vessel Beds Relates to Vascular Brain Disease«, *Arteriosclerosis Trombosis and Vascular Biology* 31, 10 (2011): 2331–2337.

26 N. Inaba et al.: »Low-Dose Daily Intake of Vitamin K (2) (Menaquinone-7) Improves Osteocalcin γ-Carboxylation: A Double-Blind, Randomized Controlled Trial«, *Journal of Nutritional Science and Vitaminology* (Tokio) 61, 6 (2015): 471–480.

27 M. K. Shea et al.: »Association between Circulating Vitamin K1 and Coronary Calcium Progression in Community-Dwelling Adults: The Multi-Ethnic Study of Atherosclerosis«, *American Journal of Clinical Nutrition* 98, 1 (2013): 197–208.

28 Linus Pauling Institute Micronutrient Information Center, Oregon State University, »Vitamin K«, http://lpi.oregonstate.edu/mic/vitamins/vitamin-K.

29 M. H. Rabadi et al.: »Intensive Nutritional Supplements Can Improve Outcomes in Stroke Rehabilitation«, *Neurology* 71, 23 (2008): 1856–1861.

30 D. Vauzour et al.: »The Neuroprotective Potential of Flavonoids: A Multiplicity of Effects«, *Genes and Nutrition* 3, 3–4 (2008): 115–126.

31 G. C. Chen et al.: »Vitamin C Intake, Circulating Vitamin C and Risk of

Stroke: A Meta-analysis of Prospective Studies«, *Journal of the American Heart Association* 2, 6 (2013): e000329.

32 H. Dong et al.: »Efficacy of Supplementation with B Vitamins for Stroke Prevention: A Network Meta-Analysis of Randomized Controlled Trials«, PLOS ONE 10, 9 (2015): e0137533.

33 Wahls et al.: »Assessment of Dietary Adequacy.«

34 N. W. Liles et al.: »Diversity and Severity of Adverse Reactions to Quinine: A Systematic Review«, *American Journal of Hematology* 91, 5 (2016): 461–466.

35 F. W. Heaton et al.: »External Factors Affecting Diurnal Variation in Electrolyte Excretion with Particular Reference to Calcium and Magnesium«, *Clinica Chimica Acta* 8, 2 (1963): 246–254.

36 G. Scott et al.: »Amyloid Pathology and Axonal Injury after Brain Trauma«, *Neurology* 86, 9 (2016): 821–828.

37 K. Shinozuka et al.: »Melatonin-Based Therapeutics for Neuroprotection in Stroke«, *International Journal of Molecular Sciences* 14, 5 (2013): 8924–8947.

38 S. H. Su et al.: »Elevated C-Reactive Protein Levels May Be a Predictor of Persistent Unfavourable Symptoms in Patients with Mild Traumatic Brain Injury: A Preliminary Study«, *Brain, Behavior and Immunity* 38 (2014): 111–117.

39 G. Block et al.: »Vitamin C Treatment Reduces Elevated C-Reactive Protein«, *Free Radical Biology and Medicine* 46, 1 (2009): 70–77.

40 D. Frankenfeld: »Energy Expenditure and Protein Requirements after Traumatic Injury«, *Nutrition in Clinical Practice* 21, 5 (2006): 430–437.

41 D. R. Hill und D. S. Newburg: »Clinical Applications of Bioactive Milk Components«, *Nutrition Reviews* 2015 73(7): 463–476.

42 M. P. Lin et al.: »›Life's Simple 7‹ and Long-Term Mortality after Stroke«, *Journal of the American Heart Association* 4, 11 (2015), pii: e001470.

43 K. Matsushima et al.: »Glucose Variability Negatively Impacts Long-Term Functional Outcome in Patients with Traumatic Brain Injury«, *Journal of Critical Care* 27, 2 (2012): 125–131.

8. Kapitel: Gehirn im Aufbau: Ernährung und Schwangerschaft

1 J. E. Harding et al.: »The Nutritional Basis of the Fetal Origins of Adult Disease«, *International Journal of Epidemiology* 30, 1 (2001): 15–23.

2 T. Pongcharoen et al.: »Influence of Prenatal and Postnatal Growth on Intel-

lectual Functioning in School-Aged Children«, *Archives of Pediatrics and Adolescent Medicine* 166, 5 (2012): 411–416.

3 D. Almond und J. Currie: »Killing Me Softly: The Fetal Origins Hypothesis«, *Journal of Economic Perspective* 25, 3 (2011): 153–172.

4 C. D. Byrne und D. I. Phillips: »Fetal Origins of Adult Disease: Epidemiology and Mechanisms«, *Journal of Clinical Pathology* 53 (2000): 822–828.

5 R. S. Strauss: »Adult Functional Outcome of Those Born Small for Gestational Age: Twenty-Six-Year Follow-up of the 1970 British Birth Cohort«, JAMA 283, 5 (2): 625–632.

6 D. J. P. Barker: »The Malnourished Baby and Infant: Relationship with Type 2 Diabetes«, *British Medical Bulletin* 60, 1(2001): 69–88.

7 P. Sable et al.: »Maternal Micronutrients and Brain Global Methylation Patterns in the Offspring«, *Nutrition and Neuroscience* 18 (2015): 30–36.

8 M. Lane et al.: »Peri-Conception Parental Obesity, Reproductive Health, and Transgenerational Impacts«, *Trends in Endocrinology and Metabolism* 26, 2 (2015): 84–90.

9 M. E. Pembrey et al.: »Sex-Specifc, Male-Line Transgenerational Responses in Humans«, *European Journal of Human Genetics* 14 (2006): 159–166.

10 K. G. Harly et al.: »Prenatal and Early Childhood Bisphenol A Concentrations and Behavior in School-Aged Children«, *Environmental Research* 126 (2013): 43–50.

11 A. Baccarelli und V. Bollati: »Epigenetics and Environmental Chemicals«, *Current Opinion in Pediatrics* 21, 2 (2009): 243–251.

12 J. L. Bolton und S. D. Bilbo: »Developmental Programming of Brain and Behavior by Perinatal Diet: Focus on Inflammatory Mechanisms«, *Dialogues in Clinical Neuroscience* 16, 3 (2014): 307–320.

13 W. D. Lassek et al.: »Linoleic and Docosahexaenoic Acids in Human Milk Have Opposite Relationships with Cognitive Test Performance in a Sample of 28 Countries«, *Prostaglandins, Leukotrienes and Essential Fatty Acids* 91, 5 (2014): 195–201.

14 I. P. Tzanetakou et al.: »Nutrition during Pregnancy and the Effect of Carbohydrates on the Offspring's Metabolic Profle: In Search of the ›Perfect Maternal Diet‹«, *Open Cardiovascular Medicine Journal* 5 (2011): 103–109.

15 U. Nurmatov, G. Devereux und A. Sheikh: »Nutrients and Foods for the Primary Prevention of Asthma and Allergy: Systematic Review and Meta-analysis«, *Journal of Allergy and Clinical Immunology* 127, 3 (2011): 724–733.

16 T. V. Stephens et al.: »Protein Requirements of Healthy Pregnant Women

during Early and Late Gestation Are Higher Than Current Recommendations«, *Journal of Nutrition* 145, 1 (2015): 73–78.

17 M. M. Mamerow et al.: »Dietary Protein Distribution Positively Influences 24-h Muscle Protein Synthesis in Healthy Adults«, *The Journal of Nutrition* 144, 6 (2014): 876–880.

18 M. P. Judge et al.: »Maternal Consumption of a DHA-Containing Functional Food Benefits Infant Sleep Patterning: An Early Neurodevelopmental Measure«, *Early Human Development* 88, 7 (2012): 531–537.

19 P. C. De Velasco et al.: »A Critical Period for Omega-3 Nutritional Supplementation in the Development of the Rodent Visual System«, *Brain Research* 1615 (2015): 106–115.

20 M. W. Markhus et al.: »Low Omega-3 Index in Pregnancy Is a Possible Biological Risk Factor for Postpartum Depression«, PLOS ONE 8 (2013): e67617.

21 U. Ramakrishman et al.: »Effects of Docosahexaenoic Acid Supplementation during Pregnancy on Gestational Age and Size at Birth: Randomized, Double-Blind, Placebo-Controlled Trial in Mexico«, *Food and Nutrition Bulletin* 31, S2 (2010): S108–S116.

22 C. Brandner: »Perinatal Choline Treatment Modifies the Effects of a Visuo-Spatial Attractive Cue upon Spatial Memory in Naive Adult Rats«, *Brain Research* 928 (2002): 85–95.

23 S. H. Zeisel et al.: »Choline: An Essential Nutrient for Public Health«, *Nutrition Reviews* 67, 11 (2009): 615–623.

24 D. D. Alexander et al.: »Meta-analysis of Egg Consumption and Risk of Coronary Heart Disease and Stroke«, *Journal of the American College of Nutrition* 35, 8 (2016): 704–716.

25 X. Jiang et al.: »Maternal Choline Intake Alters the Epigenetic State of Fetal Cortisol-Regulating Genes in Humans«, FASEB *Journal* 26, 8 (2012): 3563–3574.

26 L. Gallagher: »Nutrition and Pregnancy: Scientists Challenge ›Eat for Two‹ Myth«, Imperial College London, 28. Juli 2015, http://www3.imperial.ac.uk/newsandeventspggrp/imperialcollege/newssummary/news_28-7-2015-11-30-23.

9. Kapitel: Supplemente und Schwangerschaft

1 B. Worthington-Roberts: »The Role of Nutrition in Pregnancy Course and Outcome«, *Journal of Environmental Pathology, Toxicology and Oncology* 5, 6 (1985): 1–80.

2 M. K. Georgieff et al.: »Nutrition and the Developing Brain: Nutrient Priorities and Measurement«, *American Journal of Clinical Nutrition* 85, 2 (2007): 614S–620S.

3 C. N. Purandare: »Maternal Nutritional Deficiencies and Interventions«, *Journal of Obstetrics and Gynaecology of India* 62, 6 (2012): 621–623.

4 S. H. Zeisel: »Choline: Needed for Normal Development of Memory«, *Journal of the American College of Nutrition* 19, 5 (2000): 528S–531S.

5 K. S. Moghissi: »Risks and Benefits of Nutritional Supplements during Pregnancy«, *Obstetrics and Gynecology* 58, 5S (1981): 68S–78S.

6 F. Parisi et al.: »Multiple Micronutrient Needs in Pregnancy in Industrialized Countries«, *Annals of Nutrition and Metabolism* 65, 1 (2014): 13–21.

7 J. C. McCann und B. N. Ames: »An Overview of Evidence for a Causal Relation between Iron Deficiency during Development and Deficits in Cognitive or Behavioral Function«, *American Journal of Clinical Nutrition* 85 (2007): 931–945.

8 J. R. Hunt et al.: »Body Iron Excretion by Healthy Men and Women«, *American Journal of Clinical Nutrition* 89, 6 (2009): 1792–1798.

9 A. E. Czeizel: »The Primary Prevention of Birth Defects: Multivitamins or Folic Acid?« *International Journal of Medical Sciences* 1 (2004): 50–61.

10 J. L. Mills et al.: »Maternal Choline Concentrations during Pregnancy and Choline-Related Genetic Variants as Risk Factors for Neural Tube Defects«, *American Journal of Clinical Nutrition* 100 (2014): 1069–1074.

11 M. Gadgil et al.: »Imbalance of Folic Acid and Vitamin B12 Is Associated with Birth Outcome: An Indian Pregnant Women Study«, *European Journal of Clinical Nutrition* 68, 6 (2014): 726–729.

12 G. Goedhart et al.: »Maternal Vitamin B-12 and Folate Status during Pregnancy and Excessive Infant Crying«, *Early Human Development* 87, 4 (2011): 309–314.

13 L. Masucci und R. Goeree: »Vitamin B12 Intramuscular Injections Versus Oral Supplements: A Budget Impact Analysis«, *Ontario Health Technology Assessment Series* 13, 24 (2013): 1–24.

14 U. S. National Institutes of Health: *Vitamin B12: Dietary Supplement Fact Sheet,* 11. Februar 2016, https://ods.od.nih.gov/factsheets/VitaminB12-HealthProfessional.

15 T. O. Scholl et al.: »Low Zinc Intake during Pregnancy: Its Association with Preterm and Very Preterm Delivery«, *American Journal of Epidemiology* 137, 10 (1993): 1115–1124.

16 K. Bougma et al.: »Iodine and Mental Development of Children 5 Years Old

and Under: A Systematic Review and Meta-analysis«, *Nutrients* 5, 4 (2013): 1384–1416.

17 A. Bener und G. F. Hoffmann: »Nutritional Rickets among Children in a Sun Rich Country«, *International Journal of Pediatric Endocrinology* 2010 (2010): 410 502.

18 P. Mahon et al.: »Low Maternal Vitamin D Status and Fetal Bone Development: Cohort Study«, *Journal of Bone and Mineral Research* 25, 1 (2010): 14–19.

19 W. Högler: »Complications of Vitamin D Deficiency from the Foetus to the Infant: One Cause, One Prevention, but Who's [*sic*] Responsibility?« *Best Practice and Research: Clinical Endocrinology and Metabolism* 29, 3 (2015): 385–398.

20 D. W. Eyles et al.: »Developmental Vitamin D Deficiency Causes Abnormal Brain Development«, *Psychoneuroendocrinology* 34S (2009): S247–257.

21 E. Morales et al.: »Circulating 25-hydroxyvitamin D3 in Pregnancy and Infant Neuropsychological Development«, *Pediatrics* 130, 4 (2012): e913–920.

22 U.S. Centers for Disease Control and Prevention: »Autism Spectrum Disorder: Data and Statistics«, July 11, 2016, http://www.cdc.gov/ncbddd/autism/data.html.

23 T. Wang et al.: »Serum Concentration of 25-hydroxyvitamin D in Autism Spectrum Disorder: A Systematic Review and Meta-analysis«, *European Child and Adolescent Psychiatry* 25, 4 (2016): 341–350.

24 A. Mithal et al.: »Global Vitamin D Status and Determinants of Hypovitaminosis D«, *Osteoporosis International* 20, 11 (2009): 1807–1820.

25 E. Morales et al.: »Vitamin D in Pregnancy and Attention Deficit Hyperactivity Disorder-like Symptoms in Childhood«, *Epidemiology* 26, 4 (2015): 458–465.

26 A. A. E. Vinkhuyzen et al.: »Gestational Vitamin D Deficiency and Autism Spectrum Disorder«, British Journal of Psychiatry Open 3, 2 (2017): 85–90.

27 C. Magnusson et al.: »Migration and Autism Spectrum Disorder: Population-Based Study«, *British Journal of Psychiatry* 201 (2012): 109–115.

28 J. J. McGrath et al.: »Vitamin D3 – Implications for Brain Development«, *Journal of Steroid Biochemistry and Molecular Biology* 89–90, 1–5 (2004): 557–560.

29 P. J. Goodwin: »Vitamin D in Cancer Patients: Above All, Do No Harm«, *Journal of Clinical Oncology* 27, 13 (2009): 2117–2119.

30 S. J. Whiting et al.: »The Vitamin D Status of Canadians Relative to the 2011 Dietary Reference Intakes: An Examination in Children and Adults with

and without Supplement Use«, *American Journal of Clinical Nutrition* 94, 1 (2011): 128–135.

31 C. L. Wagner et al.: »Health Characteristics and Outcomes of Two Randomized Vitamin D Supplementation Trials during Pregnancy: A Combined Analysis«, *Journal of Steroid Biochemistry and Molecular Biology* 136 (2013): 313–320.

32 M. Robinson et al.: »Low Maternal Serum Vitamin D during Pregnancy and the Risk for Postpartum Depression Symptoms«, *Archives of Women's Mental Health* 17, 3 (2014): 213–219.

33 M. I. McBurney et al.: »Suboptimal Serum α-Tocopherol Concentrations Observed among Younger Adults and Those Depending Exclusively upon Food Sources, NHANES 2003–20 061–3«, PLOS ONE 10, 8 (2015): e0 135 510.

34 M. P. Guerrera et al.: »Therapeutic Uses of Magnesium«, *American Family Physician* 80, 2 (2009): 157–162.

35 K. S. Lee et al.: »Decreased Expression of Collagen and Fibronectin Genes in Striae Distensae Tissue«, *Clinical and Experimental Dermatology* 19, 4 (1994): 285–288.

36 J. A. Osaikhuwuomwan et al.: »Plasma Vitamin C Levels and Risk of Preterm Prelabour Rupture of Membranes«, *Archives of Gynecology and Obstetrics* 284, 3 (2011): 593–597.

37 T. I. Shireman et al.: »Docosahexaenoic Acid Supplementation (DHA) and the Return on Investment for Pregnancy Outcomes«, *Prostaglandins, Leukotrienes and Essential Fatty Acids* 111 (2016): 8–10.

10. Kapitel: Vorgeburtliche Planung: eine Checkliste

1 Health Canada: »Do Canadian Adults Meet Their Nutrient Requirements through Food Intake Alone?« 2012, http://www.hc-sc.gc.ca/fn-an/surveill/nutrition/commun/art-nutr-adult-eng.php#a33 (abgerufen am 25. November 2015).

2 A. Soubry: »Epigenetic Inheritance and Evolution: A Paternal Perspective on Dietary Influences«, *Progress in Biophysics and Molecular Biology* 118 (2015): 79–85.

3 N. Maconochie et al.: »Risk Factors for First Trimester Miscarriage – Results from a UK-Population-Based Case-Control Study«, BJOG 114, 2 (2007): 170–186.

4 Y. M. Wei et al.: »Risk of Adverse Pregnancy Outcomes Stratified for

Pre-pregnancy Body Mass Index«, *Journal of Maternal-Fetal and Neonatal Medicine* 1 (2015): 1–5.

5 E. H. Yeung et al.: »Parental Obesity and Early Childhood Development«, *Pediatrics* 139, 2 (2017), pii: e20161459.

6 C. D. Gardner et al.: »Micronutrient Quality of Weight-Loss Diets That Focus on Macronutrients: Results from the A TO Z Study«, *American Journal of Clinical Nutrition* 92, 2 (2010): 304–312.

7 M. S. Linna et al.: »Pregnancy, Obstetric, and Perinatal Health Outcomes in Eating Disorders«, *American Journal of Obstetrics and Gynecology* 211, 4 (2014): 392.e1–e8.

8 S. V. Dean et al.: »Preconception Care: Nutritional Risks and Interventions«, *Reproductive Health* 11, S3 (2014): S3.

9 B. A. Haider und Z. A. Bhutta: »Multiple-Micronutrient Supplementation for Women during Pregnancy«, *Cochrane Database of Systematic Reviews* 2015, 11 (2015): CD004905.

10 A. Stagnaro-Green et al.: »Marginal Iodine Status and High Rate of Subclinical Hypothyroidism in Washington DC Women Planning Conception«, *Tyroid* 25, 10 (2015): 1151–1154.

11 C. Mora-Esteves und D. Shin: »Nutrient Supplementation: Improving Male Fertility Fourfold«, *Seminars in Reproductive Medicine* 31, 4 (2013): 293–300.

12 C. Jacques et al.: »Long-Term Effects of Prenatal Omega-3 Fatty Acid Intake on Visual Function in School-Age Children«, *Journal of Pediatrics* 158 (2011): 83–90.

13 J. E. Chavarro et al.: »Trans Fatty Acid Intake Is Inversely Related to Total Sperm Count in Young Healthy Men«, *Human Reproduction* (Oxford) 29, 3 (2014): 429–440.

14 I. P. Tzanetakou et al.: »Nutrition during Pregnancy and the Effect of Carbohydrates on the Offspring's Metabolic Profile: In Search of the ›Perfect Maternal Diet‹«, *Open Cardiovascular Medicine Journal* 5 (2011): 103–109.

15 U. Nurmatov, G. Devereux und A. Sheikh: »Nutrients and Foods for the Primary Prevention of Asthma and Allergy: Systematic Review and Meta-analysis«, *Journal of Allergy and Clinical Immunology* 127, 3 (2011): 724–733.

16 G. K. Beauchamp und J. A. Mennella: »Early Flavor Learning and Its Impact on Later Feeding Behavior«, *Journal of Pediatric Gastroenterology and Nutrition* 48, S1 (2009): S25–S30.

17 S. Goldberg et al.: »Egg Consumption and Carotid Atherosclerosis in the Northern Manhattan Study«, *Atherosclerosis* 235, 2 (2014): 273–280.

18 L. B. Andersen et al.: »Vitamin D Insufficiency Is Associated with Increased

Risk of First-Trimester Miscarriage in the Odense Child Cohort«, *American Journal of Clinical Nutrition* 102, 3 (2015): 633–638.

19 R. P. Patrick und B. N. Ames: »Vitamin D Hormone Regulates Serotonin Synthesis, Part 1: Relevance for Autism«, *FASEB Journal* 28, 6 (2014): 2398–2413.

20 B. W. Hollis et al.: »Vitamin D Supplementation during Pregnancy: Double-Blind, Randomized Clinical Trial of Safety and Effectiveness«, *Journal of Bone and Mineral Research* 26, 10 (2011): 2341–2357.

21 E. Morales et al.: »Vitamin D in Pregnancy and Attention Deficit Hyperactivity Disorder-like Symptoms in Childhood«, *Epidemiology* 26, 4 (2015): 458–465.

22 Siehe zum Beispiel International Osteoporosis Foundation: »Calcium Calculator«, http://www.iofbonehealth.org/calcium-calculator (abgerufen am 27. November 2015).

23 R. N. Schlegel et al.: »Maternal Hypomagnesemia Causes Placental Abnormalities and Fetal and Postnatal Mortality«, *Placenta* 36, 7 (2015): 750–758.

24 R. Elin: »Magnesium Metabolism in Health and Disease«, *Disease-a-Month* 34 (1988): 161–219.

25 Q. Dai et al.: »Dietary Magnesium, Calcium: Magnesium Ratio and Risk of Reflux Oesophagitis, Barrett's Oesophagus and Oesophageal Adenocarcinoma: A Population-Based Case-Control Study«, *British Journal of Nutrition* 115, 2 (2016): 342–350.

26 J. A. Osaikhuwuomwan et al.: »Plasma Vitamin C Levels and Risk of Preterm Prelabour Rupture of Membranes«, *Archives of Gynecology and Obstetrics* 284, 3 (2011): 593–597.

27 E. Gumpricht und S. Rockway: »Can ω-3 Fatty Acids and Tocotrienol-Rich Vitamin E Reduce Symptoms of Neurodevelopmental Disorders?« *Nutrition* 30, 7–8 (2014): 733–738.

28 E. H. Ruder et al.: »Female Dietary Antioxidant Intake and Time to Pregnancy among Couples Treated for Unexplained Infertility«, *Fertility and Sterility* 101, 3 (2014): 759–766.

29 T. V. Stephens et al.: »Protein Requirements of Healthy Pregnant Women during Early and Late Gestation Are Higher Tan Current Recommendations«, *Journal of Nutrition* 145, 1 (2015): 73–78.

11. Kapitel: Das lernende Gehirn: Ernährung und schulischer Erfolg

1 C. B. Ebbeling et al.: »Childhood Obesity: Public-Health Crisis, Common Sense Cure«, *Lancet* 360 (2002): 473–482.

2 Childhood Obesity Foundation: »Statistics«, aktualisiert April 2015, http://childhoodobesityfoundation.ca/what-is-childhood-obesity/statistics.

3 K. G. Noble et al.: »Family Income, Parental Education and Brain Structure in Children and Adolescents«, *Nature Neuroscience* 18, 5 (2015): 773–778.

4 B. B. Avants et al.: »Relation of Childhood Home Environment to Cortical Thickness in Late Adolescence: Specificity of Experience and Timing«, PLOS ONE 10, 10 (2015): e0 138 217.

5 T. Smith-Jackson und J. J. Reel: »Freshmen Women and the ›Freshman 15‹: Perspectives on Prevalence and Causes of College Weight Gain«, *Journal of American College Health* 60, 1 (2012): 14–20.

6 Ibid.

7 A. Boak et al., *The Mental Health and Well-Being of Ontario Students, 1991–2013: Detailed OSDUHS Findings*, CAMH Research Document Series no. 38, https://www.camh.ca/en/research/news_and_publications/ontariostudent-drug-use-and-health-survey/Documents/2013%20OSDUHS%20Docs/2013OSDUHS_Detailed_MentalHealthReport.pdf (abgerufen am 24. Juli 2016).

8 J. Hunt und D. Eisenberg: »Mental Health Problems and Help-Seeking Behavior among College Students«, *Journal of Adolescent Health* 46, 1 (2010): 3–10.

9 J. D. Salamone und M. Correa: »The Mysterious Motivational Functions of Mesolimbic Dopamine«, *Neuron* 76, 3 (2012): 470–485.

10 H. J. Leidy et al.: »Consuming High-Protein Soy Snacks Affects Appetite Control, Satiety, and Diet Quality in Young People and Influences Select Aspects of Mood and Cognition«, *Journal of Nutrition* 145, 7 (2015): 1614–1622.

11 J. M. Bourre: »Effects of Nutrients (in Food) on the Structure and Function of the Nervous System: Update on Dietary Requirements for Brain, Part 1: Micronutrients«, *Journal of Nutrition, Health and Aging* 10, 5 (2006): 377–385.

12 D. O. Kennedy: »B Vitamins and the Brain: Mechanisms, Dose and Efficacy – A Review«, *Nutrients* 8, 2 (2016): 68.

13 J. D. Tammam et al.: »A Randomised Double-Blind Placebo-Controlled Trial Investigating the Behavioural Effects of Vitamin, Mineral and n-3 Fatty Acid Supplementation in Typically Developing Adolescent Schoolchildren«, *British Journal of Nutrition* 115, 2 (2016): 361–373.

14 J. Trebatická und Z. Ďuračková: »Psychiatric Disorders and Polyphenols:

Can They Be Helpful in Therapy?« *Oxidative Medicine and Cell Longevity* 2015 (2015): 248 529.

15 P. J. Nathan et al.: »The Neuropharmacology of L-theanine (N-ethyl-L-glutamine): A Possible Neuroprotective and Cognitive Enhancing Agent«, *Journal of Herbal Pharmacotherapy* 6, 2 (2006): 21–30.

16 M. R. Lyon et al.: »The Effects of L-Theanine (Suntheanine) on Objective Sleep Quality in Boys with Attention Deficit Hyperactivity Disorder (ADHD): A Randomized, Double-blind, Placebo-controlled Clinical Trial«, *Alternative Medicine Review* 16, 4 (2011): 348–354.

17 C. M. Carter et al.: »Effects of a Few Food Diet in Attention Deficit Disorder«, *Archives of Disease in Childhood* 69, 5 (1993): 564–568.

18 M. D. Kendig: »Cognitive and Behavioural Effects of Sugar Consumption in Rodents: A Review«, *Appetite* 80 (2014): 41–54.

19 M. Rumbo et al.: »Detection and Characterization of Antibodies Specific to Food Antigens (Gliadin, Ovalbumin and β-lactoglobulin) in Human Serum, Saliva, Colostrum and Milk«, *Clinical and Experimental Immunology* 112, 3 (1998): 453–458.

20 J. A. Lieberman und S. H. Sicherer: »Diagnosis of Food Allergy: Epicutaneous Skin Tests, in Vitro Tests, and Oral Food Challenge«, *Current Allergy and Asthma Reports* 11, 1 (2011): 58–64.

21 T. Vaa: »ADHD and Relative Risk of Accidents in Road Traffic: A Meta-analysis«, *Accident; Analysis and Prevention* 62 (2014): 415–425.

22 K. Unno et al.: »Anti-Stress Effect of Theanine on Students during Pharmacy Practice: Positive Correlation among Salivary α-Amylase Activity, Trait Anxiety and Subjective Stress«, *Pharmacology, Biochemistry and Behavior* 111 (2013): 128–135.

23 D. A. Drachman: »Memory and Cognitive Function in Man: Does the Cholinergic System Have a Specific Role?« *Neurology* 27, 8 (1977): 783.

24 S. E. Bruce et al.: »Improvements in Concentration, Working Memory, and Sustained Attention Following Consumption of a Natural Citicoline-Caffeine Beverage«, *International Journal of Food Sciences and Nutrition* 65, 8 (2014): 1003–1007.

25 E. McGlade et al.: »The Effect of Citicoline Supplementation on Motor Speed and Attention in Adolescent Males«, *Journal of Attention Disorders*, July 15, 2015, pii: 1 087 054 715 593 633.

26 J. Bradshaw: »Students Reaching for ADHD Drugs to Deal with Academic Stress«, *Globe and Mail*, October 18, 2013, http://www.theglobeandmail.

com/news/national/education/drugs-as-study-aid-a-growing-trend-on-campuses/ article14 945 567.

12. Kapitel: In der Arbeitswelt

1 D. O. Kennedy et al.: »Multivitamins and Minerals Modulate Whole-Body Energy Metabolism and Cerebral Blood-Flow during Cognitive Task Performance: A Double-Blind, Randomised, Placebo-Controlled Trial«, *Nutrition and Metabolism* (London) 13 (2016): 11.

2 T. Knight: »Gorilla Natural History«, January 2012, http://web.archive.org/web/20 120 114 083 413/http://homepage.mac.com/wildlifeweb/gorillas/info/nh.html (abgerufen am 30. Juli 2016).

3 Smithsonian's National Zoo and Conservation Biology Institute: »Western Lowland Gorilla«, fact sheet, https://nationalzoo.si.edu/animals/western-lowland-gorilla.

4 »Gorillas Go Green: Apes Shed Pounds While Doubling Calories on Leafy Diet, Researcher Finds«, Science Daily, 21. Februar 2011, https://www.sciencedaily.com/releases/2011/02/110217091130.htm.

5 S. Savage: »Apes Shed Pounds While Doubling Calories«, redOrbit.com, 17. Februar 2011, http://www.redorbit.com/news/science/1998953/apes_shed_pounds_while_doubling_calories.

6 J. C. Moubarac et al.: »Consumption of Ultra-processed Foods Predicts Diet Quality in Canada«, *Appetite* 108 (2017): 512–520.

7 S. Lindeberg: »Paleolithic Diets As a Model for Prevention and Treatment of Western Disease«, *American Journal of Human Biology* 24, 2 (2012): 110–115.

8 E. M. Steel et al.: »Ultra-Processed Foods and Added Sugars in the US Diet: Evidence from a Nationally Representative Cross-Sectional Study«, BMJ *Open* 6 (2016): e009 892.

9 Standing Senate Committee on Social Affairs, Science and Technology: *Obesity in Canada – A Whole-of-Society Approach for a Healthier Canada*, March 2016, http://www.parl.gc.ca/content/sen/committee/421/SOCI/Reports/2016-02-25_Revised_report_Obesity_in_Canada_e.pdf.

10 K. Kimura et al.: »Theanine Reduces Psychological and Physiological Stress Responses«, *Biological Psychology* 74, 1 (2007): 39–45.

11 S. L. Naismith et al.: »Circadian Misalignment and Sleep Disruption in Mild Cognitive Impairment«, *Journal of Alzheimer's Disease* 38, 4 (2014): 857–866.

12 R. J. Wurtman und J. J. Wurtman: »Brain Serotonin, Carbohydrate-Craving, Obesity and Depression«, *Obesity Research* 3, S4 (1995): 477S–480S.
13 J. S. Durmer und D. F. Dinges: »Neurocognitive Consequences of Sleep Deprivation«, *Seminars in Neurology* 25, 1 (2005): 117–129.
14 Y. Wei et al.: »Synaptic Mechanisms of Memory Consolidation during Sleep Slow Oscillations«, *Journal of Neuroscience* 36, 15 (2016): 4231.
15 C. A. Palmer und C. A. Alfano: »Sleep and Emotion Regulation: An Organizing, Integrative Review«, *Sleep Medicine Reviews* 2016, pii: S1087–0792(16)00 004–6.
16 C. M. Stonnington et al.: »Double-Blind Crossover Study of the Cognitive Effects of Lorazepam in Healthy Apolipoprotein E (APOE)-epsilon4 Carriers«, *Journal of Clinical Psychiatry* 70, 10 (2009): 1379–1384.
17 W. Gomm et al.: »Association of Proton Pump Inhibitors with Risk of Dementia: A Pharmacoepidemiological Claims Data Analysis«, *JAMA Neurology* 73, 4 (2016): 410–416.
18 T. J. Bunch et al.: »Atrial Fibrillation Patients Treated with Long-Term Warfarin Anticoagulation Have Higher Rates of All Dementia Types Compared with Patients Receiving Long-Term Warfarin for Other Indications«, *Journal of the American Heart Association* 5, 7 (2016), pii: e003 932.
19 S. L. Gray et al.: »Cumulative Use of Strong Anticholinergics and Incident Dementia: A Prospective Cohort Study«, JAMA Internal Medicine 175, 3 (2015): 401–407.
20 A.-C. Granholm et al.: »Effects of a Saturated Fat and High Cholesterol Diet on Memory and Hippocampal Morphology in the Middle-Aged Rat«, *Journal of Alzheimer's Disease* 14, 2 (2008): 133–145.
21 U. S. Food and Drug Administration: »FDA Drug Safety Communication: Important Safety Label Changes to Cholesterol-Lowering Statin Drugs«, February 28, 2012, https://www.fda.gov/Drugs/DrugSafety/ucm293101.htm.
22 A. Macchia et al.: »On the Hypothetical Universal Use of Statins in Primary Prevention: An Observational Analysis on Low-Risk Patients and Economic Consequences of a Potential Wide Prescription Rate«, *European Journal of Clinical Pharmacology* 71, 4 (2015): 449–459.

13. Kapitel: Was tun, wenn das Gedächtnis versagt?

1 Kate Swaffer: »Creating Life with Words: Inspiration, Love and Truth«, https:// kateswaffer.com.

2 S. N. Young: »Folate and Depression – A Neglected Problem«, *Journal of Psychiatry and Neuroscience* 32, 2 (2007): 80–82.

3 R. P. Patrick und B. N. Ames: »Vitamin D and the Omega-3 Fatty Acids Control Serotonin Synthesis and Action, Part 2: Relevance for ADHD, Bipolar Disorder, Schizophrenia, and Impulsive Behavior«, *FASEB Journal* 29, 6 (2015): 2207–2222.

4 A. Serefko et al.: »Magnesium in Depression«, *Pharmacological Reports: PR* 65, 3 (2013): 547–554.

5 T. J. Littlejohns et al.: »Vitamin D and the Risk of Dementia and Alzheimer Disease«, *Neurology* 83, 10 (2014): 920–928.

6 A. Vogiatzoglou et al.: »Vitamin B12 Status and Rate of Brain Volume Loss in Community-Dwelling Elderly«, *Neurology* 71, 11 (2008): 826–832.

7 E. L. Doets et al.: »Interactions between Plasma Concentrations of Folate and Markers of Vitamin B(12) Status with Cognitive Performance in Elderly People Not Exposed to Folic Acid Fortification: The Hordaland Health Study«, *British Journal of Nutrition* 111, 6 (2014): 1085–1095.

8 S. H. Zeisel: »Choline: Critical Role During Fetal Development and Dietary Requirements in Adults«, *Annual Review of Nutrition* 26 (2006): 229–250.

9 Ibid.

10 M. Fioravanti und A. E. Buckley: »Citicoline (Cognizin) in the Treatment of Cognitive Impairment«, *Clinical Interventions in Aging* 1, 3 (2006): 247–251.

11 E. McGlade et al.: »Improved Attentional Performance Following Citicoline Administration in Healthy Adult Women«, *Food and Nutrition Science* 3, 6 (2012): 769–773.

12 J. Saver und J. L. Kalafut: »Combination Therapies and the Theoretical Limits of Evidence-Based Medicine«, *Neuroepidemiology* 20, 2 (2001): 57–64.

13 R. P. Heaney: »Nutrients, Endpoints and the Problem of Proof«, *Journal of Nutrition* 138 (2008): 1591–1595.

14 Y. Gopalan et al.: »Clinical Investigation of the Protective Effects of Palm Vitamin E Tocotrienols on Brain White Matter«, *Stroke* 45, 5 (2014): 1422–1428.

15 M. W. Dysken et al.: »Effect of Vitamin E and Memantine on Functional Decline in Alzheimer Disease: The TEAM-AD VA Cooperative Randomized Trial«, JAMA 311, 1 (2014): 33–44.

16 T. Morinobu et al.: »Measurement of Vitamin E Metabolites by High-Performance Liquid Chromatography during High-Dose Administration of Alpha-tocopherol«, *European Journal of Clinical Nutrition* 57, 3 (2003): 410–414.

17 F. Mangialasche et al.: »Serum Levels of Vitamin E Forms and Risk of Cognitive Impairment in a Finnish Cohort of Older Adults«, *Experimental Gerontology* 48, 12 (2013): 1428.

18 Zum Beispiel E. Lonn et al.: »Effects of Long-Term Vitamin E Supplementation on Cardiovascular Events and Cancer: A Randomized Controlled Trial«, JAMA 293, 11 (2005): 1338–1347.

19 K. Asayama et al.: »Double Blind Study of Melatonin Effects on the Sleep-Wake Rhythm, Cognitive and Non-Cognitive Functions in Alzheimer Type Dementia«, *Journal of Nippon Medical School* 70, 4 (2003): 334–341.

20 T. C. Bernardo et al.: »Physical Exercise and Brain Mitochondrial Fitness: The Possible Role against Alzheimer's Disease«, *Brain Pathology* (Zurich) 26, 5 (2016): 648–663.

21 M. C. Morris et al.: »MIND Diet Associated with Reduced Incidence of Alzheimer's Disease«, *Alzheimer's and Dementia* 11, 9 (2015): 1007–1014.

22 F. R. Ellis und S. Nasser: »A Pilot Study of Vitamin B12 in the Treatment of Tiredness«, *British Journal of Nutrition* 30 (1973): 277–283.

23 W. Li et al.: »Elevation of Brain Magnesium Prevents Synaptic Loss and Reverses Cognitive Deficits in Alzheimer's Disease Mouse Model«, *Molecular Brain* 7 (2014): 65.

24 S. Kobayashi und K. Koitabashi: »Effects of Progressive Muscle Relaxation on Cerebral Activity: An fMRI Investigation«, *Complementary Therapies in Medicine* 26 (2016): 33–39.

25 D. E. Bredesen: »Reversal of Cognitive Decline: A Novel Therapeutic Program«, *Aging* (Albany, NY) 6, 9 (2014): 707–717.

26 M. Wheeler: »Memory Loss Associated with Alzheimer's Reversed for First Time«, UCLA Newsroom, October 2, 2014, http://newsroom.ucla.edu/releases/memory-loss-associated-with-alzheimers-reversed-for-first-time.

14. Kapitel: Kaufen mit Köpfchen: Kostenbewusste Entscheidungen im Lebensmittelladen

1 O. Burger et al.: »Human Mortality Improvement in Evolutionary Context«, *Proceedings of the National Academy of Sciences of the USA* 109, 44 (2012): 18 210–18 214.

2 E. M. Steele et al.: »Ultra-processed Foods and Added Sugars in the US Diet: Evidence from a Nationally Representative Cross-Sectional Study«, *BMJ Open* 6 (2016): e009 892.

3 J. C. Moubarac et al.: »Processed and Ultra-processed Food Products:

Consumption Trends in Canada from 1938 to 2011«, *Canadian Journal of Dietetic Practice and Research* 75, 1 (2014): 15–21.

4 »Why Processed Food Is Cheaper Than Healthier Options«, *Morning Edition,* 13. März 2013, National Public Radio, http://www.npr.org/2013/03/01/173217143/why-process-food-is-cheaper-than-healthier-options.

5 J. C. Moubarac et al.: »Consumption of Ultra-Processed Foods Predicts Diet Quality in Canada«, *Appetite* 108 (2017): 512–520; E. Martínez Steele et al.: »Ultra-Processed Foods and Added Sugars in the U. S. Diet: Evidence from a Nationally Representative Cross-Sectional Study«, BMJ 6, 3 (2016): e009892.

6 Food Marketing Institute: »Marketing Costs«, August 2008, https://www.fmi.org/docs/facts-figures/marketingcosts.pdf.

7 P. Monsivais et al.: »Time Spent on Home Food Preparation and Indicators of Healthy Eating«, *American Journal of Preventive Medicine* 47, 6 (2014): 796–802.

8 K. L. Haws et al.: »Healthy Diets Make Empty Wallets: The Healthy = Expensive Intuition«, *Journal of Consumer Research* 43, 6 (2017): 992–1007.

9 C. C. Tangney et al.: »Relation of DASH- and Mediterranean-like Dietary Patterns to Cognitive Decline in Older Persons«, *Neurology* 83, 16 (2014): 1410–1416.

10 M. C. Morris et al.: »MIND Diet Associated with Reduced Incidence of Alzheimer's Disease«, *Alzheimer's and Dementia* 11, 9 (2015): 1007–1014.

11 D. Średnicka-Tober et al.: »Higher PUFA and n-3 PUFA, Conjugated Linoleic Acid, α-tocopherol and Iron, but Lower Iodine and Selenium Concentrations in Organic Milk: A Systematic Literature Review and Meta- and Redundancy Analyses«, *British Journal of Nutrition* 115 (2016): 1043–1060.

12 J. K. Virtanen et al.: »Egg Consumption and Risk of Incident Type 2 Diabetes in Men: The Kuopio Ischaemic Heart Disease Risk Factor Study«, *American Journal of Clinical Nutrition* 101 (2015): 1088–1096.

13 S. C. Larsson et al.: »Egg Consumption and Risk of Heart Failure, Myocardial Infarction, and Stroke: Results from 2 Prospective Cohorts«, *American Journal of Clinical Nutrition* 102, 5 (2015): 1007–1013.

14 T. Ohkuma et al.: »Association between Eating Rate and Obesity: A Systematic Review and Meta-analysis«, *International Journal of Obesity* (London) 39, 11 (2015): 1589–1596.

15 Jonathan Bloom: *American Wasteland: How America Throws Away Nearly*

Half of Its Food (and What We Can Do about It) (Cambridge MA: Da Capo Press, 2010).

15. Kapitel: Supplement-Protokolle

1 S. Mayor: »People Taking Proton Pump Inhibitors May Have Increased Risk of Myocardial Infarction, Study Shows«, BMJ 350 (2015): h3220.

2 J. J. Cannell et al.: »Diagnosis and Treatment of Vitamin D Deficiency«, *Expert Opinion on Pharmacotherapy* 9, 1 (2008): 107–118.

3 M. J. Bolland et al.: »Effect of Calcium Supplements on Risk of Myocardial Infarction and Cardiovascular Events: Meta-analysis«, BMJ 341 (2010): c3691.

4 J. R. Marier: »Magnesium Content of the Food Supply in the Modern-Day World«, *Magnesium* 5, 1 (1986): 1–8.

5 E. J. Brink und A. C. Beynen: »Nutrition and Magnesium Absorption: A Review«, *Progress in Food and Nutritional Science* 16, 2 (1992): 125–162.

6 R. Russo und R. Reggiani: »Variability in Antinutritional Compounds in Hempseed Meal of Italian and French Varieties«, *Plant* 1, 2 (2013): 25–29.

7 Osteoporosis Canada: »New Vitamin D Guidelines: Physicians Say Canadians Should Be Taking More Supplements«, Pressemitteilung, 14. Juli 2010, http://www.osteoporosis.ca/news/press-releases/new-vitamin-d-guidelines.

8 Health Canada: »Vitamin D and Calcium: Updated Dietary Reference Intakes«, March 22, 2012, http://www.hc-sc.gc.ca/fn-an/nutrition/vitamin/vita-d-eng.php.

9 K. Zeratsky: »What Is Vitamin D Toxicity, and Should I Worry about It Since I Take Supplements?« Mayo Clinic, http://www.mayoclinic.org/healthy-lifestyle/nutrition-and-healthy-eating/expert-answers/vitamin-d-toxicity/faq-20058108.

10 T. Judd und G. Kennedy: »Expediency-Based Practice? Medical Students' Reliance on Google and Wikipedia for Biomedical Inquiries«, *British Journal of Educational Technology* 42, 2 (2011): 351–360.

11 »Irish Student's Jarre Wiki Hoax Dupes Journalists«, Reuters, May 7, 2009, http://www.reuters.com/article/us-wikipedia-hoax-idUSTRE5461ZJ20090507.

12 Harvard T. H. Chan School of Public Health: »Supplement Studies: Sorting Out the Confusion«, *Nutrition Source*, https://www.hsph.harvard.edu/nutritionsource/supplement-studies (abgerufen am 1. Februar 2017).

13 A. R. Martineau et al.: »Vitamin D Supplementation to Prevent Acute Res-

piratory Tract Infections: Systematic Review and Meta-analysis of Individual Participant Data«, BMJ 356 (2017): i6583.

14 M. J. Bolland und A. Avenell: »Do Vitamin D Supplements Help Prevent Respiratory Tract Infections?« BMJ 356 (2017): j456.

15 J. J. Cannell et al.: »Epidemic Influenza and Vitamin D«, *Epidemiology and Infection* 134, 6 (2006): 1129–1140.

16 P. J. Zed et al.: »Incidence, Severity and Preventability of Medication-Related Visits to the Emergency Department: A Prospective Study«, CMAJ 178, 12 (2008): 1563–1569.

17 A. C. Ross et al., Hg.: »Tolerable Upper Intake Levels: Calcium and Vitamin D«, Kapitel 6 in *Dietary Reference Intakes for Calcium and Vitamin D* (Washington, DC: National Academies Press, 2011), https://www.ncbi.nlm.nih.gov/books/NBK56058.

18 Office of Dietary Supplements, National Institutes of Health: »Vitamin K: Fact Sheet for Health Professionals«, February 11, 2016, https://ods.od.nih.gov/factsheets/VitaminK-HealthProfessional (abgerufen am 3. März 2017).

19 Micronutrient Information Center, Linus Pauling Institute, Oregon State University: »Vitamin B12«, June 4, 2015, http://lpi.oregonstate.edu/mic/vitamins/vitamin-B12 (abgerufen am 6. März 2017).

Register

A

Acetylcholin 49, 110, 187, 239, 241, 254, 270
Achtsamkeit 150, 300 f.
Adderall 240
Adipositas 111, 228, 249 f., 289
Adrenalin 35, 50, 72, 91, 136 f., 139, 141, 145, 148
Aggressivität 60 f., 73, 79, 146, 155, 268
Algenöl 185, 216
Alhazen 24
Alkohol 12, 45, 73, 89, 119, 126, 136, 150, 176, 181, 313
Allergien 132, 182, 218 f.
  Nahrungsmittel-A. 236 f.
Alpha-Liponsäure 169
Altern 54, 115, 142
Alzheimer, Alois 108
Alzheimer-Krankheit 16, 62, 64, 74, 87, 101, 107–114, 116–119, 122–124, 127–130, 132, 160, 168, 230, 253, 261, 264, 271, 274, 277, 280
Aminosäuren 69 f., 72 f., 84, 89, 138–140, 170, 183, 221, 223, 234, 241, 254, 269, 316 f., 327
Amygdala 136
Angst 17, 73 f., 78, 87, 95, 108, 131, 135, 149, 156, 180 f., 189, 196, 231–234, 250, 256, 259, 278, 280, 316
Antibiotika 16, 98
  natürliche A. 98 f.
Antioxidantien 92, 97, 125, 127 f., 164 f., 169, 274
ApoE-Gen (Apolipoprotein E) 124, 127, 259
Apoptose 160 f.
Arbeitsgedächtnis 49 f., 136, 142, 218
Aristoteles 23, 62
Arterienverkalkung 163 f., 311
Arthritis 74, 107, 132, 135, 139
Aufmerksamkeitsdefizit-/Hyperaktivitätsstörung (ADHS) 75, 186, 203–205, 220, 233–236, 239 f., 252, 318
  Erwachsene mit ADHS 234, 237–239
  Kinder mit ADHS 192, 233–238, 240
Aufmerksamkeitsdefizitstörung (ADS)
  Kinder mit ADS 192, 233
Autismus-Spektrum-Störungen 11, 17, 21, 41, 55 f., 192, 202 f., 205, 219, 223
Autoimmunerkrankungen 17
Axone 32–35, 37, 46 f., 66, 87, 108, 112, 123, 155, 193

B

Barker, David 177 f.
Baron-Cohen, Simon 57
Benzodiazepane 259
Berger, Hans 33
Beta-Amyloid 109 f., 117 f., 121, 124, 128
Beta-Carotin 222
  B.-C.-Supplemente 223
Bewegung 12, 25, 55, 71, 73, 121, 150, 247, 265, 277, 280
Biotin 83
bipolare Störung 17, 75
Bisphenol A (BPA) 181
Blumberg, Jeffrey 272, 304
Blut-Hirn-Schranke 37 f., 123, 254, 262
Body-Maß-Index (BMI) 212 f.
Brainmapping 39 f.
Bredesen, Dale 280 f.
Brom 92
Brot 68, 85, 101, 103, 170, 217, 248, 286 f., 296, 298
Burns, George 131
Bush, H. W. 21
Busy-Brain-Syndrom 72, 252, 316
Butter 75–77, 79, 85, 102, 286, 293 f., 297, 299
B-Vitamine 83, 125–127, 129, 138, 143, 165, 167 f., 196, 214, 233, 244, 266
  B-V.-Supplemente 306
  B-V. und mentale Aufgaben 244
  B-V. und Stress 95 f., 143, 233

C

Cantu, Robert 156
Cerebellum 25 f.
Cheraskin, Emanuel 62
Chinin 166, 168
Chlor 92
Cholesterin 76 f., 85, 107, 111, 122–124, 138, 188, 218, 247, 259, 261 f., 327
  cholesterinreiche Lebensmittel 76
  cholesterinreiche Nahrungsmittel 188
  HDL-Ch. 79, 85 f.
  LDL-Ch. 79, 85 f.
chronische Krankheiten 11, 14, 53, 74, 107, 117 f., 150, 176, 180, 247
  chron. Alterserkrankungen 101
  chron. degenerative K. 74, 99, 107 f., 285, 289
  chron. erhöhter Blutdruck 135
  chron. Hirnentzündung 92
  chron. neurolog. K. 37, 123
chronisch traumatische Enzephalopathie CTE) 154 f.
Citicolin 239 f., 270, 275, 278, 318 f.
Cobalt 92
Co-Enzym Q10 (CoQ10) 72, 127, 138 f., 169
Collagen 89, 208, 222
Cortex
  anteriorer cingulärer C. (ACC) 57 f.
  cerebraler C. 25, 28, 44, 115, 229, 269
  frontaler C. 38
  präfrontaler C. 49, 55, 57, 135 f.
  subgenualer anteriorer cingulärer C. (sgACC) 58
  temporaler C. 229
Cortisol 35, 135 f., 144, 148, 150, 189
C-reaktives Protein (CRP) 78, 169
Crick, Sir Francis 42, 62

D
Dale, Henry 35
da Vinci, Leonardo 24, 33
Demenz 12, 16, 21, 41, 51, 62, 64, 70, 74 f., 78, 84, 87, 97, 107 f., 110–113, 115–118, 122, 126, 129, 132, 136, 176, 247 f., 260, 264, 268–270, 277, 281, 289, 311, 334
Demenzrisiko 117 f., 164, 259 f.
frontotemporale D. 112, 114, 270
leichte kognitive Beeinträchtigung (LKB) 113, 132
Lewy-Körperchen-Krankheit 112, 115
Pick-Krankheit 112–114, 123
semantische D. 263
vaskuläre D. 111 f., 127, 129, 271
Vitamin-B12-D. 129, 260
Dendriten 32–34, 44–46, 108, 112
Depressionen 11, 17, 21 f., 39, 41, 46, 61, 73, 78, 86 f., 95, 111, 131, 135, 155 f., 180 f., 185, 189, 231, 234, 253, 256, 268
D. und Ernährung 207, 232 f., 265–267, 269 f., 276
Diabetes 13, 54, 97, 107, 117 f., 120, 176, 182, 229, 231, 247, 253, 289, 334
D. in der Schwangerschaft 182, 192, 212, 217, 219
Typ-1-D. 192
Typ-2-D. 17, 65, 70, 111, 177, 197, 295
Typ-3-D. 118
Diäten
Atkins-Diät 77
DASH-Diät 277, 292
Feingold-Diät 235 f.
Low-Carb-Diät 85
MIND-Diät 241, 277, 292–294
Mittelmeer-Diät 103, 277, 292
Paleo-Diät 248
Docosahexaensäure (DHA) 74 f., 185 f., 209, 215 f., 222, 233, 311
Doidge, Norman 46
Dopamin 49 f., 61, 72 f., 77, 91, 128, 139–144, 148, 185, 193, 231–234, 239–241, 250, 254–256, 269

E
Eicosapentaensäure (EPA) 74 f., 185 f., 215 f., 311
Eier 75–77, 79, 85, 93, 102 f., 188 f., 193, 196, 218, 236, 241, 248, 270, 286, 294 f., 297, 299
Einstein, Albert 38
Eisen 81, 92, 192 f., 233, 259, 286, 305, 325
E. in der Schwangerschaft 194, 214
Eisenmangel 88, 193
E.-Supplemente 193
Elektroenzephalographie (EEG) 33 f., 39, 258
Empathie 46, 54 f., 57–61
empfohlene Tagesdosis (RDA, Recommended Daily Allowance) 15, 71, 96, 138, 143, 147 f., 164 f., 168, 170, 187, 193, 214 f., 222 f., 244 f., 247, 269, 286, 305 f., 311 f.
Entzündungen 74, 78 f., 128, 133, 135, 169, 296
Epigenetik 179–181
Erinnerungen 16, 22, 28, 42 f., 46, 48–51, 70, 114 f., 135, 187, 193, 239, 256, 259, 261, 263, 327

Ernährung 11–16, 61–63, 72, 79, 81, 93, 102, 294, 328
Ernährungsforschung 14, 81, 294
Ernährungsrichtlinien 14 f., 76, 102 f., 227, 275, 333
E. und Schwangerschaft 175–186, 211–213
Essstörungen 213
Eudämonie 52, 54
Eukalyptusöl 98

F

Fastfood 40, 79, 217, 288, 293
Fette 62, 67 f., 74–79, 81, 83 f., 89, 93, 121 f., 135, 171 f., 184–186, 190, 209, 215–217, 222, 227, 246, 248, 266, 287 f., 296 f., 299 f., 310, 313, 334
Fettverteufelung 76 f., 299
gesättigte Fette 75–79
Transfette 75, 78 f., 216
Fettleibigkeit 13 f., 118, 120, 181, 213, 228, 249, 253, 289
Fisch 74 f., 102 f., 118, 125, 184–186, 196, 215, 223, 248, 288, 292–294, 299 f.
Fischöl 167, 193, 210, 215, 266, 278, 311
F.-Supplemente 125 f., 185, 210, 215–217, 223, 311 f.
Fleisch 75, 103, 118, 169, 188 f., 196, 248, 286, 288, 290, 294, 300, 302
Flourens, Marie-Jean-Pierre 27
Folat 126, 192, 194 f., 233, 266, 269, 279
F.-Mangel 266
Folsäure 83, 126, 186, 193–195, 214 f., 266, 270, 306
F.-Mangel 266
F. und Vitamin B12 196
freie Radikale 66, 72, 86, 91 f., 97, 109, 120, 127 f., 144, 164, 277, 296

G

GABA (Gamma-Aminobuttersäure) 234, 254
Gall, Franz Josef 26–28, 62, 77
Gautam, Kul C. 228
Gedächtnis 16, 30, 34, 51, 77, 79, 104, 108, 113, 115–118, 123, 126, 130 f., 155, 163, 180, 187, 234, 239 f., 244, 270, 272, 276, 278, 328
Cholin und G. 186–190, 192 f., 195, 218 f., 239, 241, 270 f., 295
semantisches G. 229 f., 263 f.
Verbesserung 96, 98, 318 f.
Verlust 101, 123, 136, 259, 261, 263, 280, 292
Verschlechterung 79, 124, 277
Gehirn 22–24
graue Substanz 25, 32, 37, 45, 70, 117
Hirnentwicklung 17, 43–45, 49, 74, 84, 91, 178, 180, 182, 186 f., 192 f., 202, 205, 212, 215 f., 218, 270
Hirnwellen 33 f., 234, 252
Hirnzellen 35, 45 f., 67, 70, 74, 79, 111 f., 118, 120, 157 f., 179
weiße Substanz 25, 30, 32, 37, 70, 155, 169, 274
Gemüse 10, 77, 85, 88, 93, 97, 101–103, 118, 120, 128, 144, 164, 182, 194, 216, 222, 227, 241, 248, 266, 277, 286, 288–290, 292, 294–299, 301, 303, 332–334
Portionen 99–102, 164, 166, 171 f.,

217 f., 245, 275, 278, 292 f., 296 f., 302, 332 f.
Gene 52–54, 57, 61, 117, 122, 124, 144, 179–181, 211, 248, 269
Getreideprodukte 170, 248
Gewichtszunahme 17, 68, 118, 135, 213, 230, 301
G. in der Schwangerschaft 182, 190 f.
Gilbert, Daniel 51 f.
Glück 51–54, 56, 124
Glücksgene 52 f.
Glukagon 67
Glukose 39, 49, 64, 67–69, 84, 118, 120 f., 133, 144, 148, 182, 218, 241, 243, 245, 247, 296
Glutathion 127, 169
glykämische Last 69, 101, 118, 120, 172, 182, 293, 298
glykämischer Index (GI) 69, 182, 296, 298
Glykogen 67
glymphatisches System 121, 128, 168, 252
Golgi, Camillo 33
Gorillas 245–247, 249, 307

H

5-Hydroxytryptophan (5-HTP) 257 f., 317
Hedonie 52
Herzerkrankungen 13, 17, 54, 64, 74, 76–78, 97, 107 f., 117, 120, 122, 144, 176 f., 247 f., 272, 289, 312, 334
Hibbard, Elizabeth 194 f.
Hippocampus 43, 115, 117, 136, 180, 277
Hippokrates 22, 88
Histamin 254
Hooke, Robert 31
Hormone 35, 37, 49 f., 54, 57, 67, 69 f., 72, 82, 84, 123, 125, 132, 134–137, 139, 147 f., 170, 183, 188, 190, 198, 223, 252 f., 256 f., 269
Hülsenfrüchte 103, 223, 248, 286, 292–294, 297, 302
Hypothalamus 136

I

Iacoboni, Marco 59
Immunsystem 54, 74, 82, 121, 135, 198, 236, 324, 327, 333
Insulin 67–69, 120, 170 f., 247, 254 f., 298
Insulinresistenz 69, 118, 177, 182
integrative Medizin 150 f.
Intelligenzquotient (IQ) 43, 232
IQ-Tests bei Kindern 178, 186, 198

J

Jahrzehnt des Gehirns 21 f.
Jod 92, 192 f., 198 f., 214, 233
Jodmangel 198 f.
Jugendliche 11, 41, 60, 156, 231, 240
Junkfood 78, 140, 166, 213, 252

K

Kalium 92
Kalorien 61, 76 f., 103, 117, 144, 188, 190 f., 217, 223, 227 f., 247–249, 252, 278, 287, 295 f., 300, 302
Kalzium 81, 92, 111, 149, 160, 162 f., 200, 207 f., 220 f., 312 f.
K.-Supplemente 207, 220, 312
K. und Schwangerschaft 207
Kaplan, Bonnie 94

Kartoffeln 85, 101, 103, 217, 286, 296, 298
Käse 75, 100, 102, 220, 286, 288, 293 f., 299
Keys, Ancel 76 f.
Kinder 11, 27, 40 f., 43–45, 47, 50, 54 f., 58, 60 f., 79, 99, 103, 111, 125 f., 133, 147, 153, 155 f., 165, 171, 175–183, 189–195, 198–205, 207, 209–213, 215, 218, 220, 227–230, 233–240, 265, 270, 296, 307 f., 312, 316, 320, 325
klinische Studien 161, 195, 271 f.
Koffein 64, 73, 136, 150, 231, 243
  Koffeinkonsum 65
Kognition/kognitive Fähigkeiten 34, 43, 46, 51, 54, 62 f., 75, 96, 111, 113, 115 f., 125–127, 132, 150, 156, 165, 167, 193, 241, 244, 253, 255, 259 f., 268, 275, 277, 279, 295
  Kognitionswissenschaft 42, 51
Kohlehydrate 81, 84 f., 97, 120, 135, 182, 218, 255, 296
  stärkehaltige K. 68, 85, 101, 120, 140, 170, 217, 227, 236, 296, 298, 313
  stärkehaltigeK. 298
Kokosnussöl 79, 172, 217, 248, 294, 299
Krebs 99, 108, 117, 120, 253, 289, 333 f.
Kupfer 92, 127, 193, 198
Kurzzeitgedächtnis 42, 49 f., 154 f., 218, 256, 259

L

Lane, Nick 63
Langzeitgedächtnis 49, 180, 256, 259
Lawrence, Mark 263
Leber 67, 83, 86, 102, 163, 169, 186–188, 214, 270, 286, 300
Lebertran 103, 199, 286, 311
leichte kognitive Beeinträchtigung (LKB) 129
Lernen 28, 34, 42 f., 45, 49, 57, 59–61, 80, 89, 98, 104, 115 f., 118, 123, 131, 163, 227, 229 f., 233 f., 240, 256, 259, 264
limbisches System 136, 180
Loewi, Otto 35
L-Theanin 234 f., 238, 252, 278, 316–318
Lycopin 295
lymphatisches System 120 f.

M

Magnesium 13, 92, 125, 127, 143, 148 f., 159, 161 f., 208, 220 f., 232 f., 238, 258, 266, 279, 304–306, 312–315, 317 f.
  äußere Anwendung 315 f.
  M.-Mangel 148 f., 159, 162, 166, 168, 208, 220, 260
  M. nach einem Schlaganfall 160–162
  M.-Supplemente 266 f., 278
  M.-UL 314
  M. und Stress 148 f., 233
  Verhältnis zu Kalzium 162, 207 f., 221
Mangan 92, 127
Mangelernährung 89, 231
Mark Aurel 107
Martland, Harrison 154
McCarrison, Sir Robert 81
Medikamente 12, 16, 37, 61, 83, 95,

107–109, 123 f., 133, 141 f., 158, 160, 165, 167, 188 f., 197, 229, 235, 240, 250, 259–262, 265, 270–273, 280 f., 304, 313, 315, 325
Medulla oblongata 25
Melatonin 72, 169, 257 f., 277, 317 f.
metabolisches Syndrom 17
Mikrobiom 16 f.
Milch, Milchprodukte 75, 102 f., 170, 188, 196, 220 f., 236, 248, 286, 290, 294, 312
Mineralstoffe 9, 62, 69, 81, 83, 88 f., 92–94, 97, 125–127, 168, 191, 193, 196, 200, 221, 228, 248, 251, 258, 271, 295, 304, 313, 325–327, 333
  M.-Supplemente 95 f., 139, 165, 176, 214, 246, 249, 259, 278, 304 f., 315, 319, 324
Mitochondrien 65 f., 72, 86 f., 91, 109, 128, 160, 193, 198
Molybdän 92, 305
Multiple Sklerose 37 f., 74, 87
Multivitaminpräparate 95 f., 138, 143, 167 f., 194 f., 214 f., 222, 244, 246, 249, 259, 266, 279, 305 f., 310, 325
Myelin 37
  Myelinscheide 37, 65, 123

N

Nährstoffdichte 287 f., 295 f., 300
Nährstoffe 12–14
  bedingt essenzielle N. 138 f.
  essenzielle N. 15 f., 61 f., 64, 70, 73 f., 79, 87, 89, 95 f., 127, 143, 165, 179, 192, 207, 213, 243, 247, 272, 274, 285, 304, 326 f.
Nahrungsergänzungsmittel 12–14, 16, 85, 95 f., 104, 125, 138, 161, 167, 169, 186, 189 f., 206, 208, 215, 234, 239, 246, 251, 278, 319, 324–328
  Fehlinformationen 319–324
  Omega-3-N. 186
Nahrungsmittel 11, 61 f., 67–69, 73, 75–79, 83, 88, 101–103, 114, 126, 139, 144, 166, 188, 195 f., 216, 218–221, 224, 230, 232, 236 f., 245, 248, 253–255, 276 f., 286 f., 290, 292 f., 295, 298, 301, 303, 307, 313, 328
  Kosten der N. 289
  N.-Abfälle 301
  stark verarbeitete N. 68, 140, 246, 248–250, 287–289, 294, 313
Natrium 83, 92
Nebennieren 132, 134, 136, 141, 232, 245
Neurogenese 43
Neurologie 26, 34, 276
Neuromarketing 39 f., 59
Neuronen 31–35, 37 f., 43–46, 48 f., 55, 65 f., 75, 87, 92, 109, 112, 120, 123, 128, 136, 176, 232, 239, 243, 269, 279
Neuroplastizität 45 f., 51
Neurotransmitter 35, 37, 49 f., 54, 57, 61, 69–72, 82, 91, 110, 125, 128, 139 f., 148, 170, 183, 185, 187, 223, 231, 234, 241, 254, 260, 279
Nikotin 64 f., 89, 117, 255
Noradrenalin 49 f., 72, 136 f., 139, 141, 145, 148, 240 f., 254
Nudeln 85, 217, 248, 286, 296
Nüsse 217, 292, 294, 296, 299

O

Obst 10, 67, 77, 85, 88, 97, 102 f., 118, 120, 128, 144, 164, 172, 182, 194, 216, 222, 227, 241, 248, 266, 277, 286, 288–290, 292, 294, 296, 299, 303, 333 f.
  Portionen 99–102, 164, 166, 171 f., 217 f., 245, 275, 278, 293, 296 f., 331, 333 f.
Olivenöl 217, 248, 292–294, 297, 299, 302
Omega-3-Fettsäuren 74 f., 79, 125, 128, 143, 182, 185 f., 209, 215, 232, 266, 286, 294, 311 f.
Omega-6-Fettsäuren 74 f., 79, 182, 185
Oreganoöl 98 f.
Osteoporose 90, 107, 163 f., 220, 311
Oyebode, Oyinlola 99

P

Parkinson-Krankheit 37, 87, 112, 123, 154, 160, 239, 271
Pascal, Blaise 52
Pellagra 84
Penumbra 158, 162, 168
Phosphor 92, 200
Phrenologie 26–28, 62, 77
Phytochemikalien 97 f., 100, 120, 128, 164 f., 171, 182, 213, 216, 218, 278, 293, 295 f., 299, 302, 334
Plaques 109, 115 f., 125, 128
Pollan, Michael 287 f., 290
Popkin, Barry 288 f.
posttraumatische Belastungsstörung (PTBS) 51, 142 f., 316
Präeklampsie 212, 219
pränatale Multivitaminpräparate 194, 196, 198 f., 214 f., 220 f.
Präsenilin-1 117
Proteine 62, 70 f., 77, 81, 84, 93, 110, 120 f., 163 f., 166, 170, 183 f., 188, 194, 197, 223, 241, 248, 286, 295, 299 f., 313, 327
  P. in der Schwangerschaft 192
Psychologie 27 f., 42, 52, 58, 94, 213
  Neuropsychologie 156
Pugh, Emerson M. 11
Pugh, G. E. 11

R

Rachitis 103, 200 f., 219, 286, 308
Ramon y Cajal, Santiago 31–33
Rauchen 12, 45, 64, 91, 117 f., 181, 255
Reis 67, 85, 101, 103, 217, 286, 296, 298
Ritalin 240
Rochefoucauld, François de la 285

S

Sauerstoff 39, 61, 64–66, 72, 88, 97, 104, 111, 121, 133, 137, 157–159, 243
Schizophrenie 17, 21, 75, 192, 202, 253
Schlaf 16, 34, 70–73, 121 f., 136, 168 f., 185, 208, 221, 235, 252 f., 256–258, 277, 314
  Schlafstörungen 72, 169, 235, 239, 241 f., 252 f., 255–259, 280, 316 f., 327
  Schlaf-Wach-Zyklus 253–255
Schlaganfall 46, 54, 64, 97, 108, 152,

157–162, 164 f., 167–171, 177, 239, 260, 271, 274, 295, 311, 318
hämorrhagischer Sch. 157
ischämischer Sch. 157, 159
Schwangerschaft 9, 12, 45, 77, 176–181, 183 f., 186 f., 189–199, 202–210, 212 f., 215 f., 218 f., 221–224, 269 f., 286, 313
Sch. und Ernährung 175–186, 188
Schwefel 92
Selen 92, 127
Selye, Hans 132–134, 151
Serotonin 49 f., 53, 61, 72 f., 75, 79, 84 f., 87, 91, 128, 144, 185, 193, 234, 254–258, 266, 269, 317
Shaw, George Bernard 73 f., 76, 192
Skorbut 88–90, 144, 146 f., 246
Smithells, Richard 194 f.
Spiegelneuronen 55–60
Stärke 33, 67 f., 77, 89, 118, 246, 300, 311
Statine 85, 123, 138, 261 f.
Stress 61, 73, 91, 94–96, 131–135, 140–142, 150, 181, 189 f., 231 f., 243, 246, 250, 280, 316
chron. St. 16, 131, 133, 135, 139, 143
Stresshormone 72, 91, 133 f., 141, 148, 189
Stressmanagement 150 f.
St. und Magnesium 148 f.
St. und Vitamin C 144–148
Suizid 41, 60, 154, 231, 268
Superfoods 303, 313 f.
Supplemente 9, 96 f., 125, 138, 141, 143 f., 169, 186, 204, 209, 212, 232, 241, 250 f., 267, 270, 274–278, 304, 308, 312, 316, 325 f., 328
Auswahl von S. 97, 305–319
gedächtnisfördernde S. 278
S. bei ADHS 234 f., 238
S. in der Schwangerschaft 192–195, 214–216, 318
Synapsen 34 f., 38, 44, 46, 49, 66, 75, 87, 108 f., 116, 123, 131, 136
Szent-Györgyi, Albert 90 f.

T

Tangles 109 f., 115 f., 118, 155
Tauproteine 109 f., 112
Teebaumöl 98
transitorische ischämische Attacke (TIA) 157, 159, 164
Traumatische Hirnverletzungen (TBI) 46, 132, 147, 152–156, 158, 160, 162, 164 f., 168–172, 270 f.
Tryptophan 73, 84, 87, 254, 256 f.
Tyrosin 72 f., 139–143, 148, 232, 238, 251, 254, 269
L-T. 278, 316, 318 f.
T.-Supplemente 141–143, 232, 250 f., 254, 256, 267, 269, 316

U

Übergewicht 117 f., 144, 181, 212, 224, 228, 248
Unterernährung 12, 81, 178 f., 228
Untergewicht 212

V

Veganer 197, 223, 312
Vegetarier 98, 185, 197, 216, 223 f., 245, 278, 296
verborgener Hunger 228 f., 233
Vesalius, Andreas 25
Vitamin A 83, 92, 127, 222, 310

Vitamin B1 (Thiamin) 83, 305
Vitamin B2 (Riboflavin) 83
Vitamin B3 (Niacin) 83–87, 257
V.-B3-Supplemente 86
Vitamin B5 (Pantothensäure) 83
Vitamin B6 (Pyridoxin) 83, 143, 186
Vitamin B12 (Cobalamin) 83, 126 f., 186, 196 f., 215, 233, 269, 279, 306, 326 f.
V.-B12-Mangel 126 f., 129, 196 f., 223, 260
V.-B12-Supplemente 197, 215, 279, 306
V.-B12-UL 215
V. B12 und Folsäure 126, 306
Vitamin C 83, 89–92, 125, 127, 143–147, 165, 167, 222, 232, 245, 248, 259, 266, 274, 306 f., 310
V.-C-Mangel 13, 88
V.-C-Supplemente 91, 96, 144, 169, 209, 222 f., 232, 246, 266, 278, 306 f.
V.-C-UL 306
V. C und Collagen 89 f., 208, 222
V. C und Schwangerschaft 208 f., 222, 318
V. C und Stress 144–148, 246
Vitamin D 83, 95, 123, 128, 139, 163, 167, 199 f., 202, 205 f., 214, 232 f., 266, 269, 278, 305, 307–310, 313, 323 f.
bedingt essenziell 138
V.-D-Mangel 103, 128, 200–203, 205, 219, 269, 278, 286, 307 f., 323 f.
V.-D-Supplemente 202, 205 f., 219 f., 266, 278
V.-D-UL 308, 320
Vitamine 9, 14 f., 61 f., 69, 81 f., 84, 89, 92–94, 97, 125–127, 138, 143, 168 f., 186, 191, 193 f., 196, 222, 228, 233, 244, 248, 251, 258 f., 271 f., 295, 304, 319, 322, 325–327, 333
fettlösliche V. 83, 163, 216, 274, 299, 310
Vitaminforschung 14, 88, 207, 273 f.
V.-Supplemente 95 f., 139, 165, 176, 304 f., 319, 324
wasserlösliche V. 83, 143
Vitamin E 83, 92, 127, 167, 207, 222, 272, 274 f., 294, 310
Tocopherole 274 f., 310
Tocotrienole 274
V.-E-Mangel 207
V.-E-Supplemente 222 f., 278, 310
Vitamin K 83, 163 f., 310 f., 326
V.-K-Mangel 163
V.-K-Supplemente 164, 310 f.

W

Wadenkrämpfe 159, 165–168, 208, 221, 258, 314, 316, 318
Washington, Booker T. 152
Weißmehl 93, 293, 298
Wernicke, Carl 28
Wills, Lucy 194
Wilson, E. O. 7, 328
Wodehouse, P. G. 175
Wundt, Wilhelm 28

Z

Zellen 31–33, 35, 38, 63, 65–69, 72, 82, 86, 108 f., 115, 120 f., 128, 158, 160 f., 179, 183

Gliazellen 36–38, 92, 109, 120 f., 123, 125, 128
Zellkern 32, 46
Zellkörper (Soma) 32 f.
Zellmembran 74, 76, 79, 123, 127
Zerealien 103, 231, 287, 298
Zink 92, 127, 192 f., 198, 214, 222, 233, 259, 266, 306, 313
zirkadiane Fehlausrichtung 253
Zucker 67–69, 77, 85, 93, 103, 170, 184, 217, 227, 236, 246, 248 f., 255, 287, 289, 299, 313